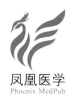

凤凰医学
Phoenix MedPub

皮肤病理学规培手册

Dermatopathology
for Standardized Residency Training

高天文　王　刚　主审
王　雷　陈凤鸣　著

江苏凤凰科学技术出版社 · 南京

图书在版编目（CIP）数据

皮肤病理学规培手册 / 王雷, 陈凤鸣著. —南京: 江苏凤凰科学技术出版社, 2024.1

ISBN 978-7-5713-3683-7

Ⅰ. ①皮… Ⅱ. ①王… ②陈… Ⅲ. ①皮肤病学—病理学—岗位培训—手册 Ⅳ. ①R751.02-62

中国国家版本馆 CIP 数据核字 (2023) 第 152947 号

皮肤病理学规培手册

著　　者	王　雷　陈凤鸣
责任编辑	程春林
责任校对	仲　敏
责任监制	刘文洋
责任设计	孙达铭

出版发行	江苏凤凰科学技术出版社
出版社地址	南京市湖南路 1 号 A 楼，邮编：210009
出版社网址	http://www.pspress.cn
印　　刷	徐州绪权印刷有限公司

开　　本	889 mm×1194 mm　1/16
印　　张	21.5
插　　页	4
字　　数	600 000
版　　次	2024 年 1 月第 1 版
印　　次	2024 年 1 月第 1 次印刷

| 标准书号 | ISBN 978-7-5713-3683-7 |
| 定　　价 | 198.00 元（精） |

图书如有印装质量问题，可随时向我社印务部调换。

著者简介（About the Authors）

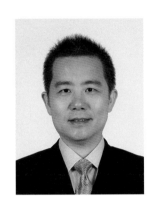

王 雷 医学博士，副主任医师，副教授，硕士研究生导师，空军军医大学西京医院皮肤科（西京皮肤医院）副主任。中华医学会皮肤性病学分会皮肤病理学组副组长，中国医师协会皮肤科医师分会皮肤病理亚专业委员会委员。主要负责西京皮肤医院皮肤病理诊断、皮肤科住院医师规范化培训和进修医师带教工作。在皮肤病理领域发表英文论文 30 篇，主编《实用皮肤组织病理学》第 2 版（2018）和《皮肤病理学》（2021）。

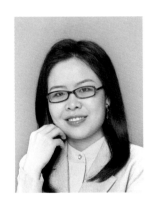

陈凤鸣 医学硕士，主治医师。2014 年毕业于重庆医科大学，现工作于空军军医大学西京医院皮肤科（西京皮肤医院），主要从事皮肤病理诊断和皮肤病理进修医师带教工作。

序（Foreword）

正确诊断是及时、有效治疗的前提。对皮肤科医师而言，要做到正确诊断，皮肤病理是不可或缺的基本技能。当我们用肉眼观察皮肤时，看到的是表面上的改变，诸如红斑、丘疹、结节、水疱、大疱等；而当借助显微镜看切片时，看到的则是纵向的变化，诸如海绵水肿、基底细胞液化变性、真皮炎症等。二者犹如横坐标与纵坐标，使病变定位清晰明了，绝大多数皮肤病可据此确诊。

皮肤病理学赋予我们透视皮肤的能力，是肉眼观察的延伸与补充！皮肤病理的重要性是不言而喻的。本人于1980年2月作为中国首批访问学者赴美，在从事大疱病研究之余，有幸师从国际著名皮肤病理大师阿克曼（A. Bernard Ackerman）教授，1982年5月回国后致力于皮肤病的教学工作。1983年8月，本人参加在黑龙江省举办的首届全国皮肤病理学学术会议，令我惊讶的是参会正式代表仅18人。皮肤病理给人以神秘莫测、高不可攀的感觉，因此我暗下决心将皮肤病理作为教学的突破口。感谢医院领导的支持，用宝贵的外汇为我科配置了12头显微镜，在王光超、郭英年教授等前辈积累的大量病理片基础上，我们于1984年开启了持续至今的皮肤病理学习班，系统介绍阿克曼"炎症性皮肤病结构型式分析方法"。这是一把金钥匙，使皮肤病理迈出金字塔，逐渐被普及。

皮肤病理学是临床皮肤病学不可缺少的组成部分，是皮肤科医师所应该具备的基本技能。基于这样的理念，本人参与起草并制定了皮肤科住院医师规范化培训细则。细则强调了皮肤病理的重要性，规定住院医师需要掌握40种常见病种的病理改变，并将皮肤病理阅片作为皮肤科住培结业考核的必试内容。2018年本人与孙建方教授合作，由人卫社电子音像出版社出版了电子版《皮肤病临床病理诊断荟萃》，作为住培的辅助读物。

今天，我欣喜地读到西京医院皮肤科青年才俊王雷教授执笔的《皮肤病理学规培手册》，全书言简意赅、图文并茂、重点突出、层次分明。这是一本为皮肤科住院医师量身定制的教程，相信本书的出版定能将我国住院医师皮肤病理培训推向新的高度！

北京大学第一医院终身教授

中国医师协会皮肤科医师分会名誉会长

朱学骏

2023年7月

前言（Preface）

致未来的皮肤科医师
（To Future Dermatologists）

  住院医师规范化培训（规培）是国家为培养未来合格的临床医师而建立的一项医学继续教育制度。医学生如果不经过规培这一关，未来将无法成为合法、合格的临床医师。

  朱学骏教授作为住院医师规范化培训皮肤科专业委员会首任主任委员，负责制定了皮肤科规培的具体方案、细则和考核标准。规培的目标是培养"同质化"的合格医师，但是从近年实施的情况来看，各省市的规培质量仍存在一定程度的差异。目前的实际现状是部分单位还没有建立完善的皮肤病理学培训课程，缺乏皮肤病理教学资料，处于老师不知道怎么教、学生不知道怎么学的状态。我们编写这本书的目的是为各规培单位以及参加规培的青年皮肤科医师提供一本相对简洁的皮肤病理学教材。

  2018 年在北京召开的规培会议上朱学骏教授列出 40 种常见的皮肤疾病，作为皮肤病理培训和考核的具体内容和要求。2022 年在最新版的皮肤科规培内容和标准中具体列出了这 40 种需要掌握的皮肤病。我曾向朱教授提议，掌握 40 种疾病对于成为一个合格的皮肤科医师远远不够，希望能再增加一些病种。朱教授考虑到目前国内皮肤病理工作开展的现状，认为这应当是目前比较现实、合理的培训和考核要求。本书在最初主要是基于这 40 种疾病进行编写，但是在初稿完成后又反复斟酌，增加了另外 10 种常见疾病，因此这本教材最终包含了 50 种常见疾病的临床和病理特征。希望本书能够帮助未来的皮肤科医师们推开皮肤病理学的大门，掌握阅读皮肤病理切片的基本方法，培养临床和病理相结合的思维方式。掌握这 50 种疾病可能有助于青年皮肤科医师通过规培考核，但是这对于成为一名合格的皮肤科医师是远远不够的。

  我对本书的编排方式进行了精心设计。每一个病种均采取条目式的方式简要描述了疾病的临床特征、病理特征和诊断要点。随后针对每种疾病分别展示了具体的典型病例，每个病例通常包含 4 张高质量的临床和病理照片，以较大的尺寸显示，并配有详细的病理描述，以便初学者学习和理解。

  在这里我想和广大青年皮肤科医师分享几点学习皮肤病学和皮肤病理学的体会：

- **病理是诊断和治疗的基础**　病理为医学之本，多数情况下病理是诊断的金标准。皮肤科医生如果不懂病理，在参加疑难病例讨论时大概率只能当一个旁观者，不敢发表自己的意见，甚至听不懂别人的发言。病理也是治疗的基础，很多疾病即使无法给出精确的诊断，但是在掌握病理特征的基础上可以给出相对合理的诊疗方案。

- **病理有局限性**　病理诊断不能解决所有的问题。病理只是形态学，而疾病的诊断不仅仅是依靠形态学，如一些感染性疾病的诊断需要病原体的鉴定和分离，快速诊断则依赖于 PCR 等分子生物学技术。

- **临床和病理是统一的** 这一点在皮肤科表现得尤为突出。临床皮疹实际上是宏观的病理形态，在病理科称为大体病理学（gross pathology）。脱离了临床的病理容易迷失方向，只见树木，不见森林。病理诊断需要服务于临床，需要结合患者的临床特征来进行综合判断。

- **要有整体观** 在病理阅片的时候医生要有整体观，既要关注低倍镜下的增生模式，也要观察高倍镜下的细胞细节。医生在面对患者的时候也需要整体观，除了要仔细观察皮疹形态之外，更要注重患者的整体状况。

- **要不断实践** 实践是检验真理的唯一标准。医学是一门以实践为主的学科，如果没有足够的临床实践，再聪明的人也无法成为合格的临床医生。刚进入临床的"菜鸟们"如果不能按规培要求参加临床训练，将很难通过最终的考核，将来更难以应对临床上遇到的各种复杂情况。

- **要更新和创造知识** 现代医学总是以惊人的速度在不断进步。过去教科书上写的很多内容很可能是错误的，疾病的种类、诊断标准和治疗方法也在不断地更新。医生需要终身学习才能跟上医学的发展。除了更新知识之外，高水平的医生必然要创造知识，这样才能推动医学的不断进步。

衷心感谢尊敬的朱学骏教授在百忙之中为本书作序。朱教授师从皮肤病理学大师阿克曼教授，在国内大力推广阿克曼教授创立的模式诊断方法，为推动我国皮肤病学和皮肤病理学的发展作出了卓越贡献。朱教授也是我国皮肤科规培工作的顶层设计者，为推进皮肤科规培工作倾注了大量心血。衷心感谢朱教授对书稿提出了宝贵的修改意见，以及他对本书的高度肯定和推荐！

本书由我和我的工作伙伴陈凤鸣主治医师合作完成。陈凤鸣医生研究生毕业后一直都在西京皮肤医院皮肤病理中心工作，具有非常丰富的皮肤病理诊断经验，也是我非常信赖的工作伙伴。本书中多数典型病例的筛选、切片的数字化和病理描述、文字校对等工作均由她完成。

希望本书能对未来的皮肤科医师们有所帮助。希望你们都能学好皮肤病理，当一名优秀的皮肤科医师！

王 雷

2023 年 7 月

目录（Contents）

1 湿疹
（Eczema）

临床特点

- 病因复杂，皮疹呈多形性，多对称分布
- 急性期有渗出倾向，慢性期表现为鳞屑、痂皮和苔藓化，瘙痒明显
- 汗疱疹、钱币状湿疹、乏脂性湿疹、传染性湿疹样皮炎等均是湿疹的特殊临床表现形式
- 特应性皮炎具有和湿疹类似的临床和病理特点，也称为特应性湿疹（atopic eczema）
- 急性期以渗出为主，表现为水肿性红斑，可形成丘疹、丘疱疹和水疱，伴有明显渗出
- 亚急性期红肿和渗出相对减轻，表现为在红斑基础上出现鳞屑和痂皮
- 慢性期以增生肥厚、苔藓化为特征，渗出不明显，与神经性皮炎、痒疹有重叠

病理特点

- 海绵水肿是湿疹最主要的病理特征
- 不同的病期伴有不同程度的表皮增生以及真皮浅层血管周围淋巴细胞浸润
- 急性期表现为显著的海绵水肿，甚至形成表皮内疱，可伴有浆液渗出
- 亚急性期海绵水肿相对较轻，伴有一定程度的表皮增生肥厚，有角化不全和痂皮形成
- 慢性期海绵水肿相对轻微，以表皮增生为主，可有致密性角化过度

诊断要点

- 湿疹病因复杂，多数诊断以临床特征为主
- 一些病因相对清楚的疾病如特应性皮炎、接触性皮炎等可以从湿疹中剥离出来
- 湿疹多有不同程度的海绵水肿，慢性湿疹可能以表皮增生为主，海绵水肿不明显
- 海绵水肿不等于湿疹，海绵水肿在很多炎症性疾病甚至是皮肤肿瘤中也可见到

1.1　急性湿疹

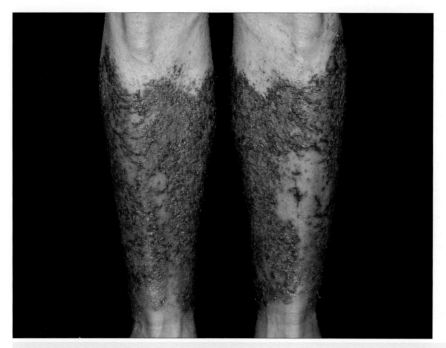

A. 双下肢对称性红斑，可见明显渗出及痂皮

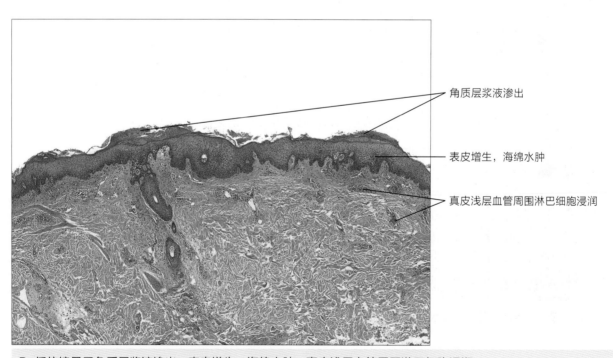

角质层浆液渗出

表皮增生，海绵水肿

真皮浅层血管周围淋巴细胞浸润

B. 低倍镜显示角质层浆液渗出；表皮增生，海绵水肿；真皮浅层血管周围淋巴细胞浸润

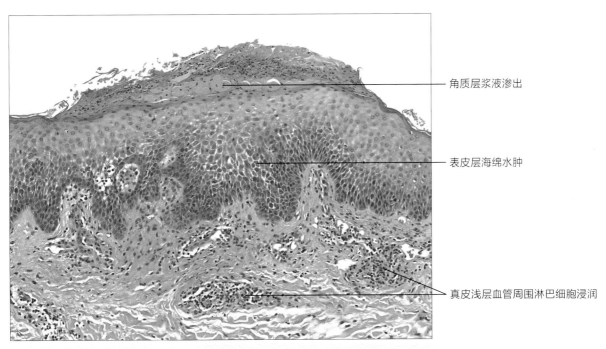

角质层浆液渗出

表皮层海绵水肿

真皮浅层血管周围淋巴细胞浸润

C. 中倍镜显示角质层浆液渗出，表皮海绵水肿，真皮浅层血管周围淋巴细胞浸润

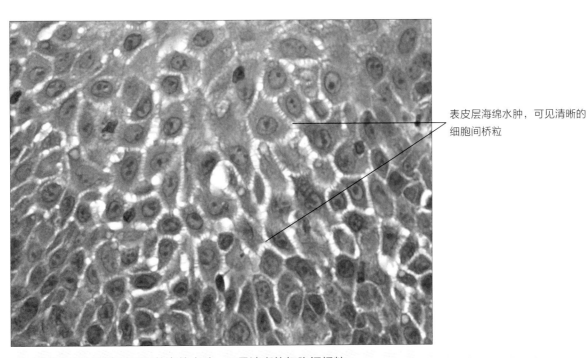

表皮层海绵水肿，可见清晰的细胞间桥粒

D. 高倍镜显示表皮层明显的海绵水肿，可见清晰的细胞间桥粒

临床与病理的联系

　　急性湿疹临床上常有明显的渗出倾向，对应于病理上所见到的海绵水肿，甚至形成海绵水肿性水疱。传染性湿疹样皮炎常因局部细菌感染继发感染部位或身体其他部位的湿疹样改变，往往伴有明显的渗出倾向。本例患者结合临床病史诊断为传染性湿疹样皮炎。

1.2　亚急性湿疹

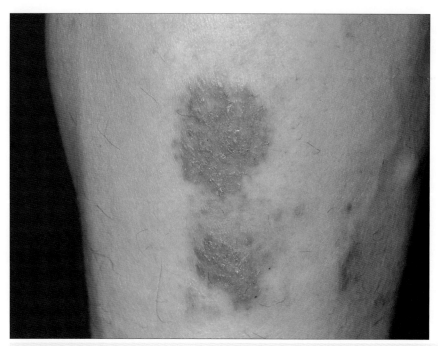

A. 下肢边界清楚的局限性红斑。本例患者临床表现为钱币状湿疹

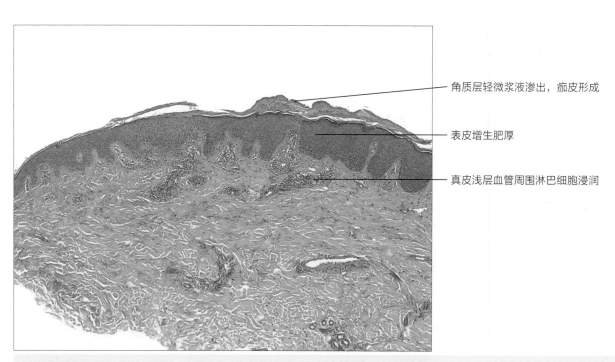

角质层轻微浆液渗出，痂皮形成

表皮增生肥厚

真皮浅层血管周围淋巴细胞浸润

B. 低倍镜显示表皮增生肥厚，同时伴有轻微的浆液渗出及痂皮形成，表皮海绵水肿；真皮浅层血管周围淋巴细胞为主的浸润

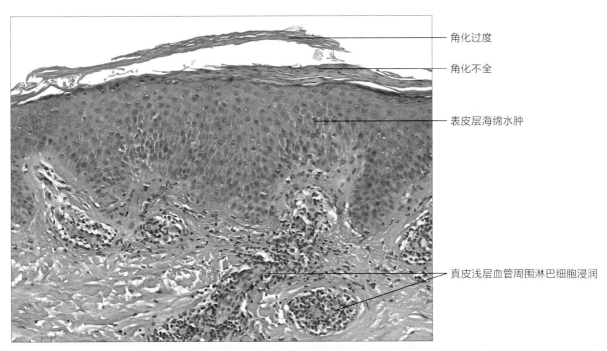

角化过度

角化不全

表皮层海绵水肿

真皮浅层血管周围淋巴细胞浸润

C. 中倍镜显示角化过度及角化不全；表皮轻度肥厚，伴有海绵水肿；真皮浅层血管周围淋巴细胞浸润

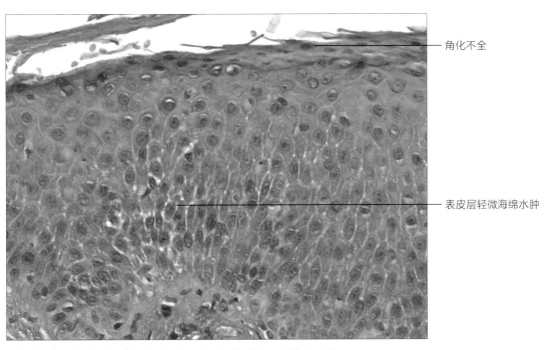

角化不全

表皮层轻微海绵水肿

D. 高倍镜可见角化不全，颗粒层变薄，表皮有轻微的海绵水肿

临床与病理的联系

　　亚急性湿疹临床渗出倾向相对较轻，对应于病理上相对轻微的浆液渗出。临床上所见到的鳞屑对应于病理上见到的角化不全。临床上出现的红斑则对应于病理上见到的表皮增生和真皮浅层血管周围炎。

1.3 慢性湿疹

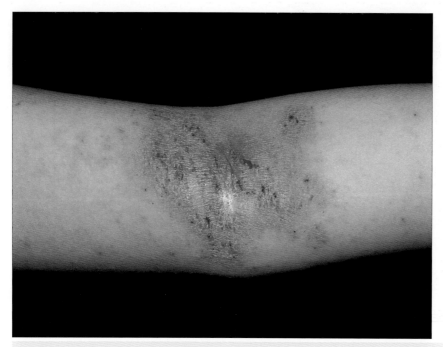

A. 发生在肘窝的暗红色斑片及苔藓样变。本例患者结合临床特征诊断为特应性皮炎

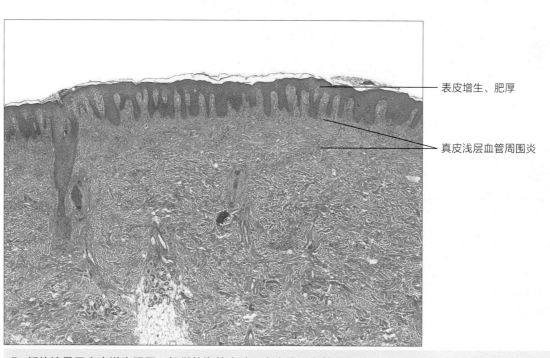

表皮增生、肥厚

真皮浅层血管周围炎

B. 低倍镜显示表皮增生肥厚、轻微的海绵水肿及真皮浅层血管周围炎

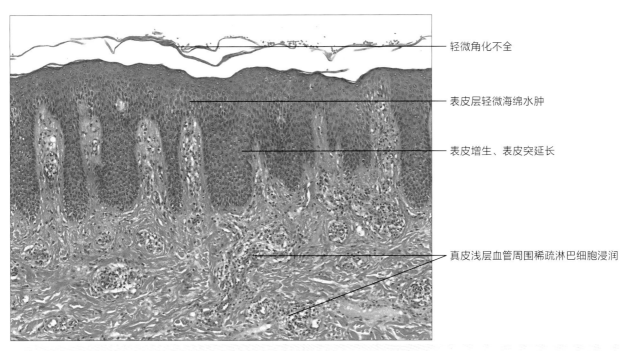

轻微角化不全

表皮层轻微海绵水肿

表皮增生、表皮突延长

真皮浅层血管周围稀疏淋巴细胞浸润

C. 中倍镜显示表皮增生，表皮突延长，有轻微的海绵水肿

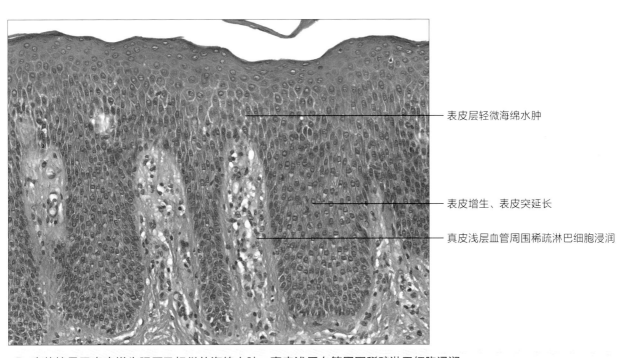

表皮层轻微海绵水肿

表皮增生、表皮突延长

真皮浅层血管周围稀疏淋巴细胞浸润

D. 高倍镜显示表皮增生肥厚及轻微的海绵水肿，真皮浅层血管周围稀疏淋巴细胞浸润

临床与病理的联系

慢性湿疹临床以皮损增生肥厚、苔藓样变为主，对应于病理上看到的表皮增生肥厚和非常轻微的海绵水肿。慢性湿疹的临床和病理特征接近于神经性皮炎的临床和病理改变。特应性皮炎又称为特应性湿疹，在不同的患者或同一患者的不同病期可出现急性、亚急性或慢性湿疹的特点，因此诊断主要是基于病史、皮疹形态和相关实验室检查，病理检查仅作为参考。

1.4 汗疱疹

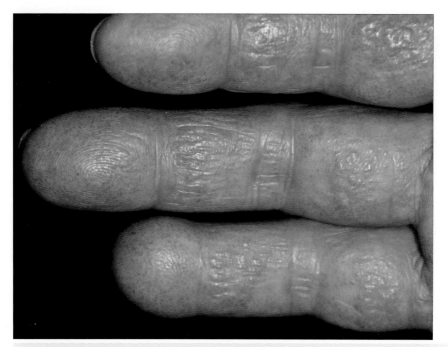

A. 手指密集分布的小丘疹及小水疱，部分水疱融合

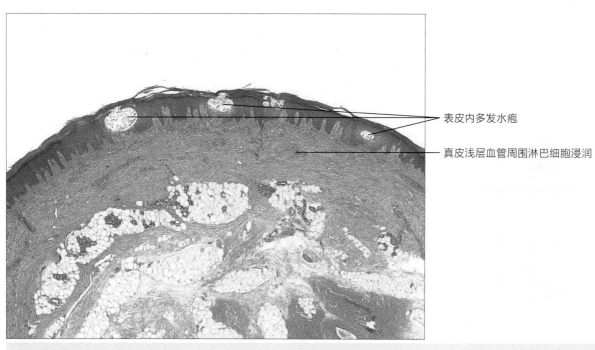

表皮内多发水疱

真皮浅层血管周围淋巴细胞浸润

B. 低倍镜显示表皮内多发的水疱，真皮浅层血管周围淋巴细胞浸润

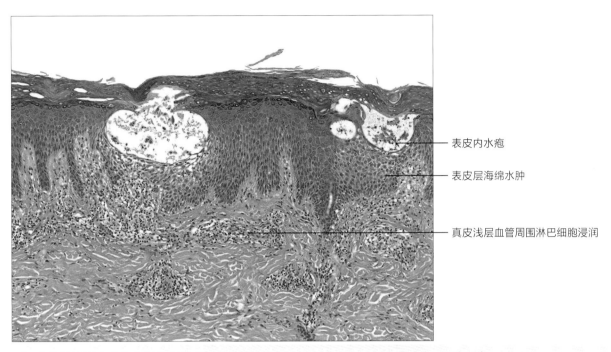

C. 中倍镜显示由表皮内海绵水肿所形成的表皮内水疱，伴真皮浅层血管周围淋巴细胞浸润

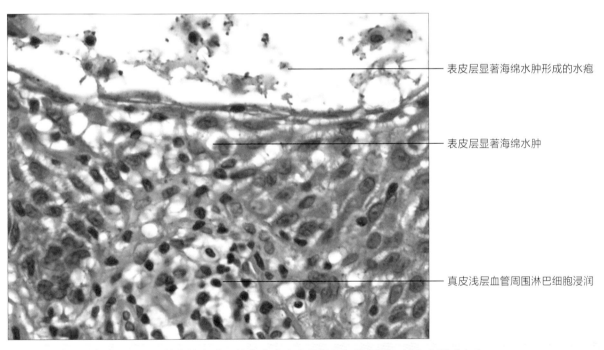

D. 高倍镜显示表皮局部明显的海绵水肿，伴有表皮内少量淋巴细胞浸润，其上方形成水疱

临床与病理的联系

　　汗疱疹是湿疹的特殊类型。临床所见到的密集水疱与病理上所见到的多发局限性水疱相对应。疱内容物无中性粒细胞，区别于掌跖脓疱病临床上见到的脓疱和病理上见到的中性粒细胞微脓疡。需注意少数掌跖脓疱病、手足癣也可出现一定程度的海绵水肿。

1.5　接触性皮炎

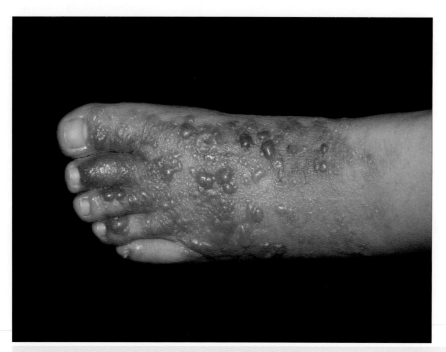

A. 左足背界限清楚的红斑基础上出现的多发张力性水疱

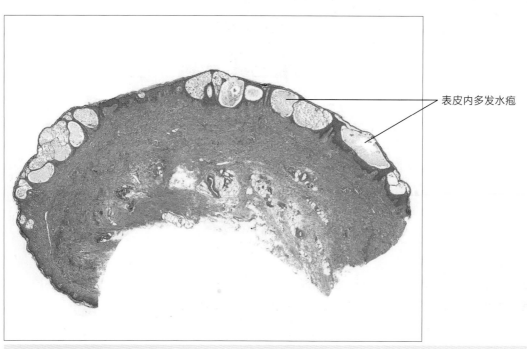

表皮内多发水疱

B. 低倍镜显示表皮内多发水疱

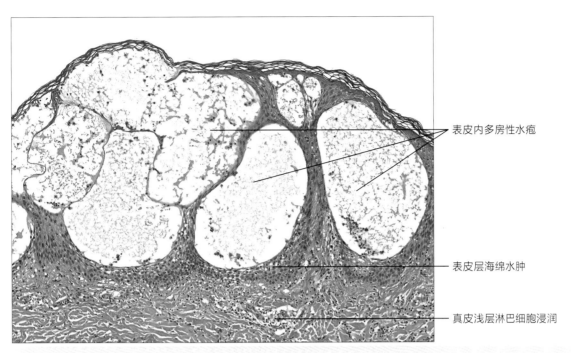

表皮内多房性水疱

表皮层海绵水肿

真皮浅层淋巴细胞浸润

C. 中倍镜显示表皮内多房性水疱，真皮浅层淋巴细胞浸润

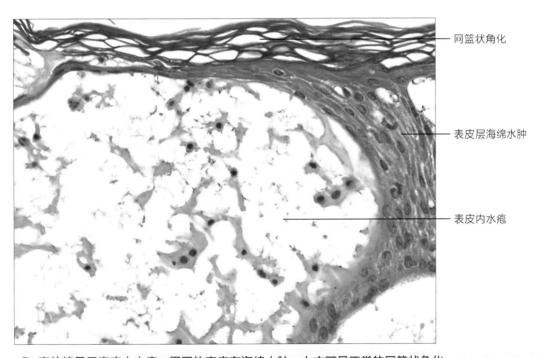

网篮状角化

表皮层海绵水肿

表皮内水疱

D. 高倍镜显示表皮内水疱，周围的表皮有海绵水肿，上方可见正常的网篮状角化

临床与病理的联系

　　本例患者是局部外用药物后引起的变应性接触性皮炎，其发生机制主要是迟发型变态反应。临床表现为接触部位的红肿、水疱和渗出，病理表现类似于急性湿疹，即出现显著的海绵水肿和水疱。患者角质层仍正常，提示海绵水肿和水疱的发生在很短的时间内，此时还未产生角化异常现象。刺激性接触性皮炎是局部刺激导致的直接损伤，病理上常出现表皮细胞的坏死现象。

2 银屑病

（Psoriasis）

- 分为寻常型、红皮病型、脓疱型和关节病型 4 种类型
- 寻常型银屑病包括点滴型和斑块型银屑病。前者多表现为躯干四肢泛发的红色鳞屑性丘疹。后者则表现为头皮、四肢等部位边界清楚的红色斑块，上覆银白色鳞屑
- 红皮病型银屑病表现为全身弥漫性潮红，伴大量鳞屑
- 脓疱型银屑病分为泛发型和局限型。前者表现为全身泛发的脓疱，后者可分为掌跖脓疱病和连续性肢端皮炎，表现为掌跖、肢端等部位的红斑、脓疱，甚至甲板破坏
- 关节病型银屑病可发生于其他类型银屑病基础之上，合并有小关节或大关节的损伤

病理特点

- 寻常型银屑病表现为角化过度及角化不全，表皮增生，表皮突延长，颗粒层变薄，真皮乳头血管迂曲扩张及血管周围淋巴细胞为主的浸润
- 典型病例可形成角质层内中性粒细胞聚集（Munro 微脓疡）或颗粒层局部中性粒细胞聚集（Kogoj 微脓疡）
- 红皮病型银屑病往往伴有一定程度的海绵水肿形成，容易和其他原因导致的红皮病混淆
- 泛发型脓疱型银屑病往往有表皮内局限型脓疱，即典型的 Kogoj 微脓疡
- 局限性脓疱型银屑病通常伴有 Munro 微脓疡和 Kogoj 微脓疡

诊断要点

- 典型病理为角化过度，角化不全，表皮增生，表皮突延长，颗粒层变薄，真皮乳头血管扩张及血管周围淋巴细胞浸润
- 红皮病型银屑病以及其他类型银屑病的消退期往往病理不典型，可出现海绵水肿
- Reiter 综合征病理与银屑病无法区别，二者依据临床特征鉴别
- 炎性线性疣状表皮痣、毛发红糠疹、二期梅毒及脂溢性皮炎等均可表现为银屑病样皮炎

2.1　寻常型银屑病

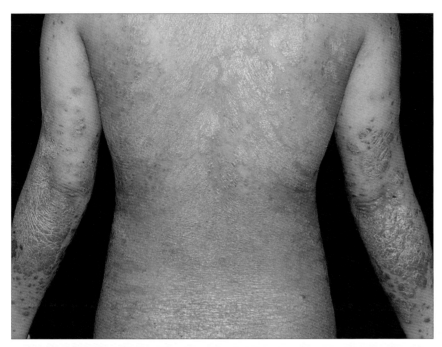

A. 躯干及上肢多发红斑、斑块，伴有银白色鳞屑

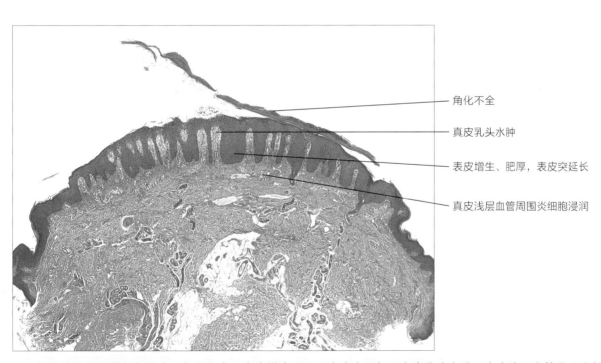

角化不全

真皮乳头水肿

表皮增生、肥厚，表皮突延长

真皮浅层血管周围炎细胞浸润

B. 低倍镜显示显著角化过度，角化不全；表皮增生肥厚，表皮突延长；真皮乳头水肿及真皮浅层血管周围炎细胞浸润

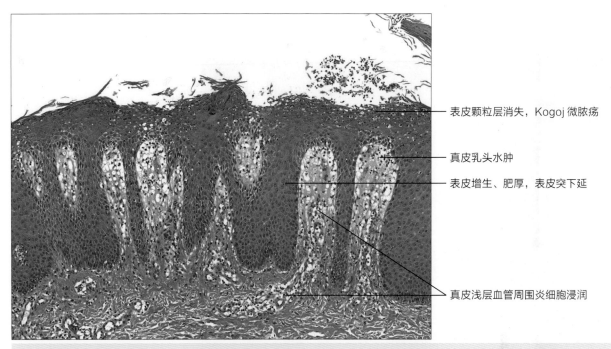

表皮颗粒层消失，Kogoj 微脓疡

真皮乳头水肿

表皮增生、肥厚，表皮突下延

真皮浅层血管周围炎细胞浸润

C. 中倍镜显示表皮增生肥厚，局部颗粒层消失；真皮乳头水肿，伴真皮浅层血管周围炎细胞浸润

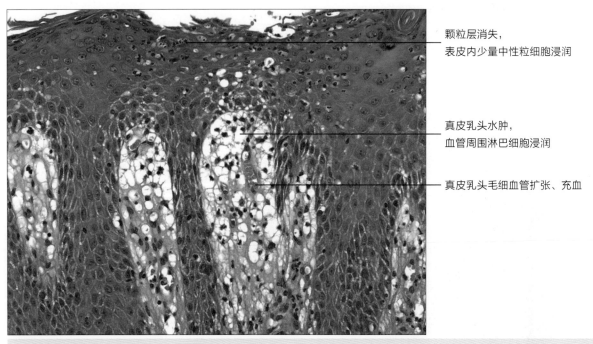

颗粒层消失，
表皮内少量中性粒细胞浸润

真皮乳头水肿，
血管周围淋巴细胞浸润

真皮乳头毛细血管扩张、充血

D. 高倍镜显示表皮增生，表皮突延长，局部颗粒层消失，表皮内有少量中性粒细胞浸润；真皮乳头水肿，毛细血管扩张，血管周围淋巴细胞浸润

临床与病理的联系

　　寻常型银屑病临床表现为伴有明显鳞屑的红色斑块。鳞屑对应于病理上看到的角化过度和角化不全，红色斑块对应于表皮增生肥厚，真皮血管扩张和淋巴细胞浸润。消退期皮疹变平，仅遗留色素沉着或色素减退斑，此时病理表现可不典型。

2.2 红皮病型银屑病

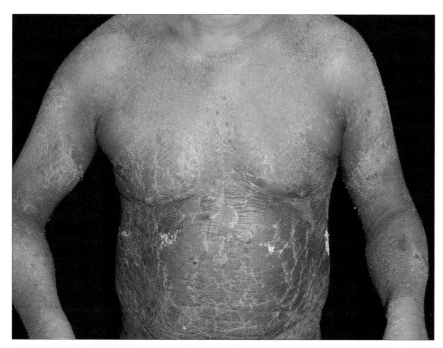

A. 躯干四肢弥漫性红斑，伴有较明显的鳞屑

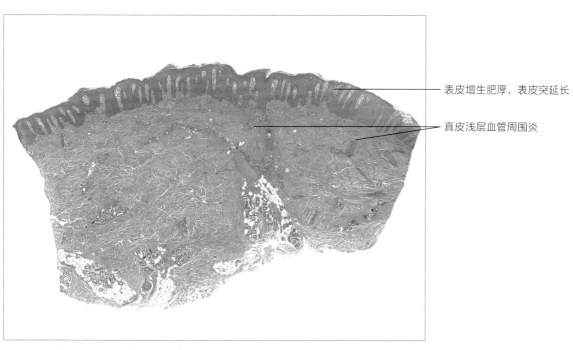

表皮增生肥厚，表皮突延长

真皮浅层血管周围炎

B. 低倍镜显示表皮增生肥厚及真皮浅层血管周围炎

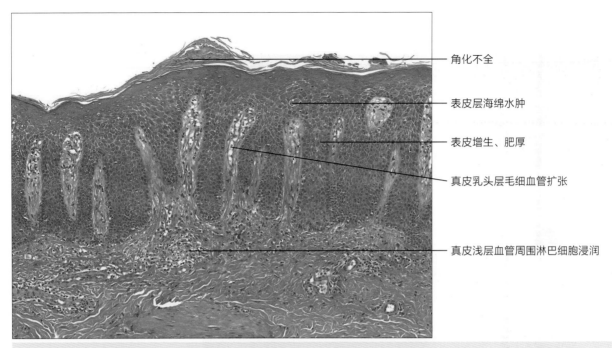

角化不全

表皮层海绵水肿

表皮增生、肥厚

真皮乳头层毛细血管扩张

真皮浅层血管周围淋巴细胞浸润

C. 中倍镜显示轻微角化不全；表皮增生，伴有海绵水肿；真皮浅层血管周围淋巴细胞浸润

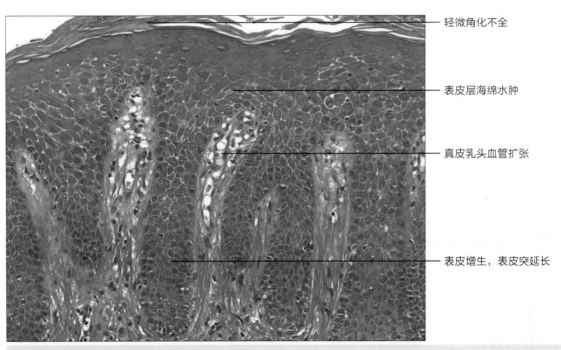

轻微角化不全

表皮层海绵水肿

真皮乳头血管扩张

表皮增生，表皮突延长

D. 高倍镜显示轻微角化不全；表皮增生，表皮突延长，颗粒层消失，海绵水肿；真皮乳头血管扩张

临床与病理的联系

　　红皮病型银屑病表现为弥漫性潮红及脱屑，对应于病理上见到的角化不全、表皮增生和海绵水肿。病理需要与其他原因（如药物过敏、毛发红糠疹、皮肤淋巴瘤等）引起的红皮病鉴别，但有时候这种鉴别是非常困难的，必要时需结合患者的临床病史，多次行病理检查，甚至是长期随访才能得出最后结论。

2.3 脓疱型银屑病

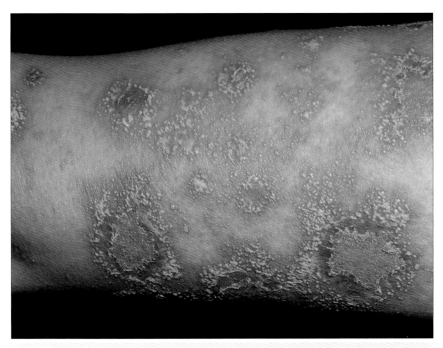

A. 上臂多发红斑基础上出现大量小脓疱，部分小脓疱呈环状排列，部分脓疱发生融合

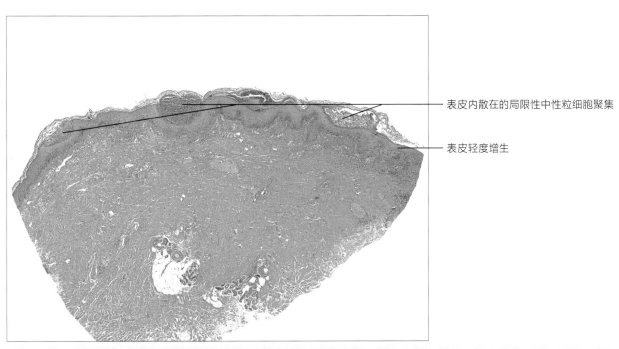

表皮内散在的局限性中性粒细胞聚集

表皮轻度增生

B. 低倍镜显示表皮轻度增生，伴有表皮内散在的局限性中性粒细胞聚集

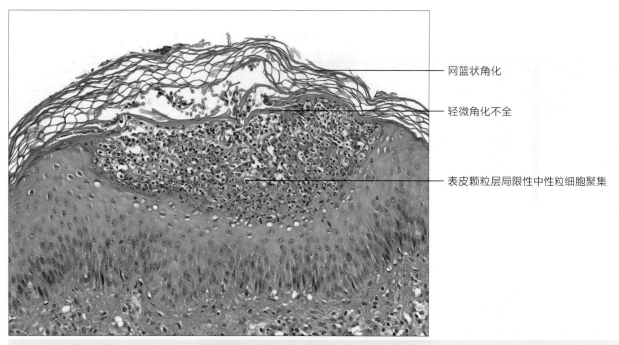

网篮状角化

轻微角化不全

表皮颗粒层局限性中性粒细胞聚集

C. 中倍镜显示颗粒层局限性中性粒细胞聚集，其上侧为网篮状角化和轻微的角化不全

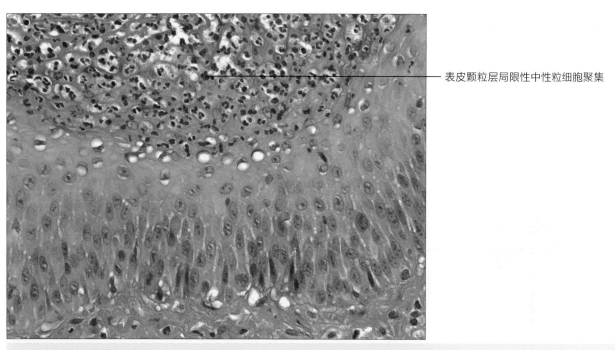

表皮颗粒层局限性中性粒细胞聚集

D. 高倍镜显示颗粒层局限性中性粒细胞聚集形成中性粒细胞微脓疡，即 Kogoj 微脓疡

临床与病理的联系

　　泛发型脓疱型银屑病表现为红斑基础上的多发脓疱，对应于病理上见到的中性粒细胞微脓疡。急性泛发型发疹性脓疱病可表现为类似的临床和病理改变，依据病理无法鉴别，诊断需结合病史和临床特征。角层下脓疱病和 IgA 天疱疮临床上见到的脓疱直径往往略大，容易形成具有半月形积脓的脓疱，病理上看到的脓疱通常更为表浅。

2.4 连续性肢端皮炎

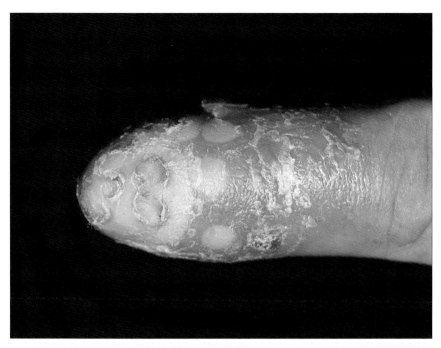

A. 指端红斑、脓疱形成，伴有甲板完全破坏

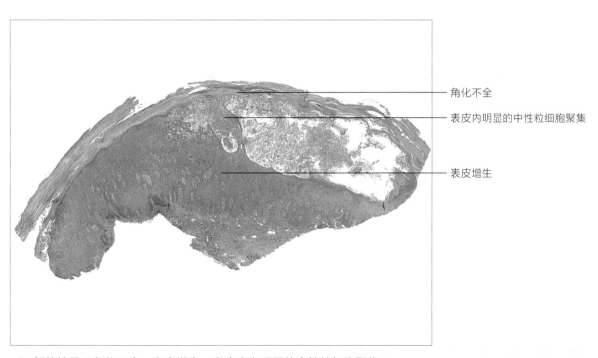

B. 低倍镜显示角化不全，表皮增生，表皮内有明显的中性粒细胞聚集

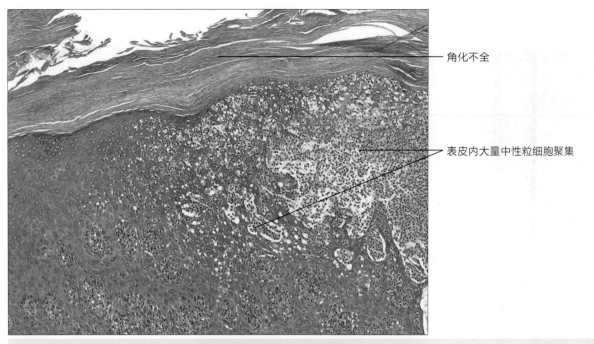

C. 中倍镜显示角化过度和角化不全，表皮内大量中性粒细胞聚集

右侧标注：
角化不全

表皮内大量中性粒细胞聚集

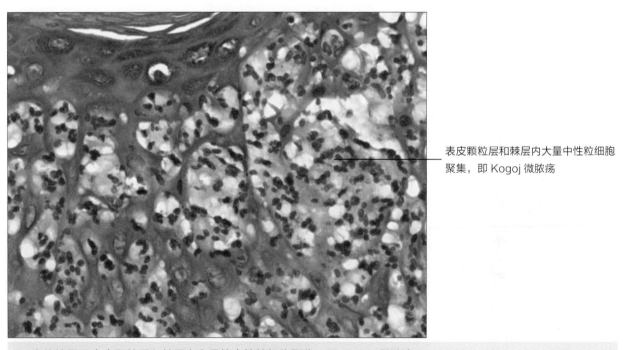

D. 高倍镜显示表皮颗粒层和棘层内大量的中性粒细胞聚集，即 Kogoj 微脓疡

右侧标注：
表皮颗粒层和棘层内大量中性粒细胞聚集，即 Kogoj 微脓疡

临床与病理的联系

　　连续性肢端皮炎是局限的脓疱型银屑病。临床上所见到的脓疱对应于病理上见到的 Kogoj 微脓疡。部分病例临床皮疹不典型，或者在病理活检的时候没有明显的脓疱，此时相应的病理上也难见到中性粒细胞聚集，这一类病例需要和湿疹鉴别。

2.5 掌跖脓疱病

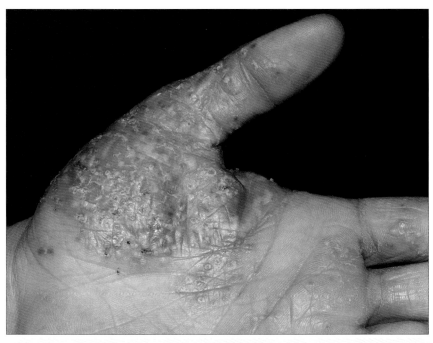

A. 发生于大鱼际部位的红斑基础上的簇集性脓疱

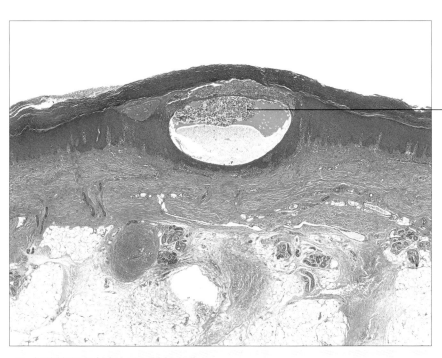

表皮内局限性的脓疱

B. 低倍镜显示表皮内局限性的脓疱

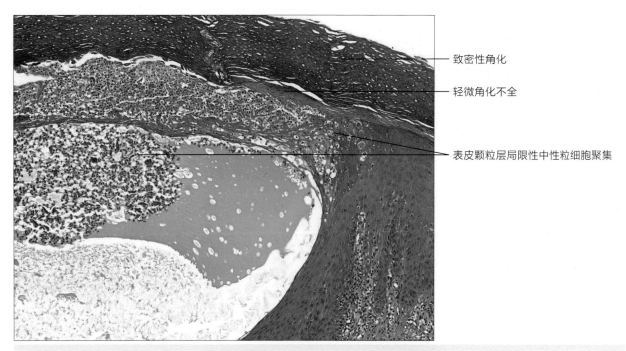

致密性角化

轻微角化不全

表皮颗粒层局限性中性粒细胞聚集

C. 中倍镜显示表皮颗粒层局限性中性粒细胞聚集，其上方为正常的致密性角化和轻微的角化不全

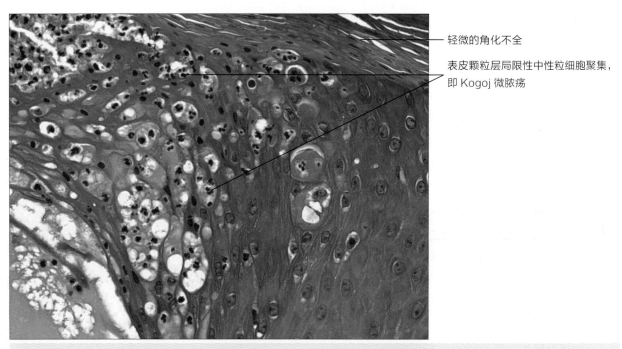

轻微的角化不全

表皮颗粒层局限性中性粒细胞聚集，即 Kogoj 微脓疡

D. 高倍镜显示表皮颗粒层局限性中性粒细胞聚集，即 Kogoj 微脓疡，可见轻微的角化不全

临床与病理的联系

　　掌跖脓疱病是局限型脓疱型银屑病。临床上所见到的脓疱对应于病理上见到的 Kogoj 微脓疡。部分患者就诊时已处于消退期，此时病理检查很难见到典型的 Kogoj 微脓疡，角质层内的角化不全及中性粒细胞聚集可作为诊断线索。临床和病理不典型的掌跖脓疱病需要和手足湿疹鉴别，有时需要密切随访才能确诊。

3 扁平苔藓
（Lichen Planus）

临床特点

- 任何部位都可发生，多表现为腕、踝等部位多发紫红色扁平丘疹，表面有蜡样薄膜，有不同程度的瘙痒
- 其他好发部位包括躯干、口腔和外阴黏膜、足底、甲和毛囊等
- 特殊的临床亚型包括肥厚性扁平苔藓、萎缩性扁平苔藓、色素性扁平苔藓、大疱性扁平苔藓、线状扁平苔藓等
- 口腔扁平苔藓多表现为口唇糜烂、颊黏膜或舌黏膜网状白斑
- 甲扁平苔藓多表现为单个或多个甲，甚至 20 个指（趾）甲的甲板均发生破坏、萎缩
- 毛囊扁平苔藓多表现为局部或多部位脱发，脱发区常伴有紫红色斑片

病理特点

- 典型改变为角化过度，表皮增生，颗粒层楔形肥厚，基底层破坏，真皮浅层苔藓样淋巴细胞浸润，表皮下侧和真皮浅层可见单个坏死的角质形成细胞（Civatte 小体）
- 萎缩性扁平苔藓表皮相对萎缩，可伴有明显的噬黑素细胞浸润，淋巴细胞浸润往往不明显
- 口腔扁平苔藓表现类似皮肤扁平苔藓，但有时因上皮糜烂脱失，仅见到淋巴细胞浸润
- 甲扁平苔藓可累及甲母质、甲床、甲皱襞或甲周围皮肤，可见到相应部位不同程度的淋巴细胞浸润，但往往因取材不完整或炎症消退后很难见到典型苔藓样界面皮炎的改变
- 毛囊扁平苔藓表现为以毛囊漏斗部周围为主的苔藓样炎症，横切片上病变更典型。炎症后期典型特征为在萎缩的毛囊漏斗部周围形成洋葱皮样纤维化

诊断要点

- 苔藓样淋巴细胞浸润是本病的典型特点
- 甲、毛囊、足后跟等部位的扁平苔藓常缺乏典型的苔藓样炎症，需结合临床诊断
- 晚期皮疹炎症消退，缺乏苔藓样炎症
- 苔藓样药疹、移植物抗宿主反应、苔藓样角化病等也可出现类似病理改变

3.1　扁平苔藓，典型病变

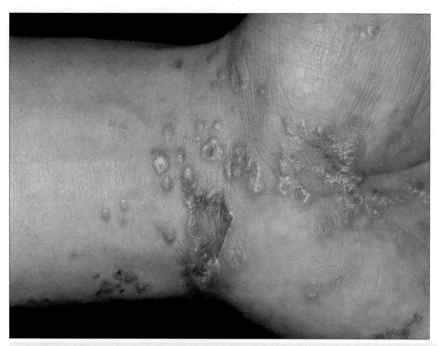

A. 发生于手腕的红色多角形扁平丘疹，表面有蜡样薄膜（Wickham 纹），部分呈轻度环状改变

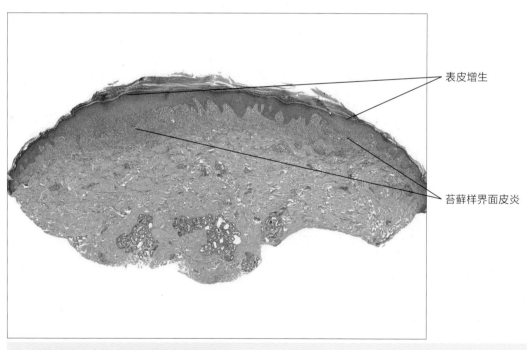

表皮增生

苔藓样界面皮炎

B. 低倍镜显示表皮增生及苔藓样界面皮炎

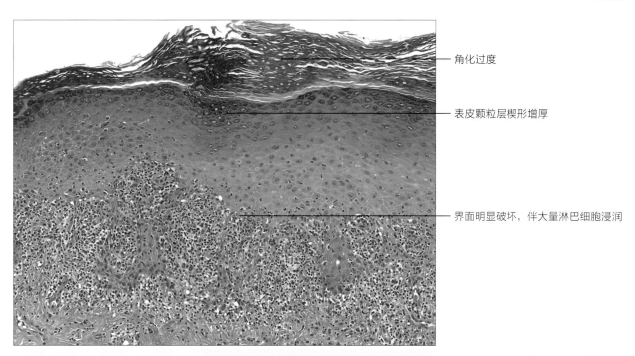

角化过度

表皮颗粒层楔形增厚

界面明显破坏，伴大量淋巴细胞浸润

C. 中倍镜显示局部角化过度，颗粒层楔形增厚，表皮增生肥厚，界面明显破坏，伴有大量淋巴细胞苔藓样浸润

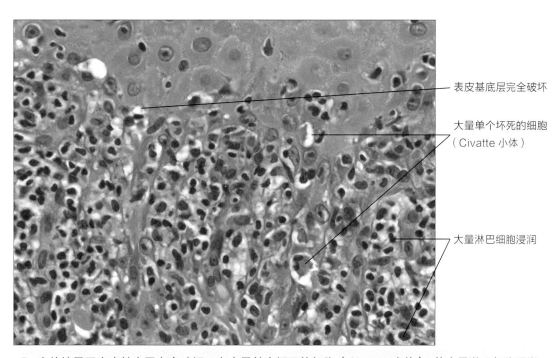

表皮基底层完全破坏

大量单个坏死的细胞
（Civatte 小体）

大量淋巴细胞浸润

D. 高倍镜显示表皮基底层完全破坏，有大量单个坏死的细胞（Civatte 小体），伴大量淋巴细胞浸润

临床与病理的联系

经典的扁平苔藓常表现为发生于四肢的紫红色扁平丘疹。临床上见到的 Wickham 纹（白色网状条纹）对应于角化过度和表皮增生，紫红色皮疹则对应于表皮增生及苔藓样淋巴细胞浸润。苔藓样药疹和苔藓样角化病有类似的病理改变，可依据临床病史和皮疹临床特点与扁平苔藓鉴别。

3.2 萎缩性扁平苔藓

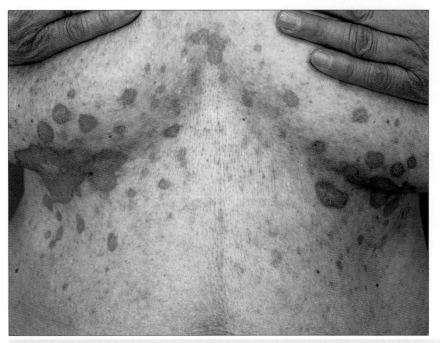

A. 主要分布于乳房下方的红褐色萎缩性斑片

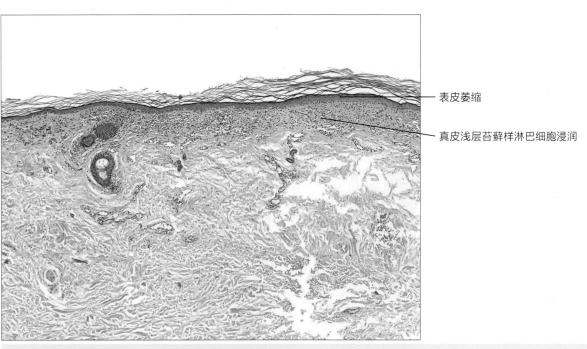

表皮萎缩

真皮浅层苔藓样淋巴细胞浸润

B. 低倍镜显示表皮萎缩，真皮浅层苔藓样淋巴细胞浸润

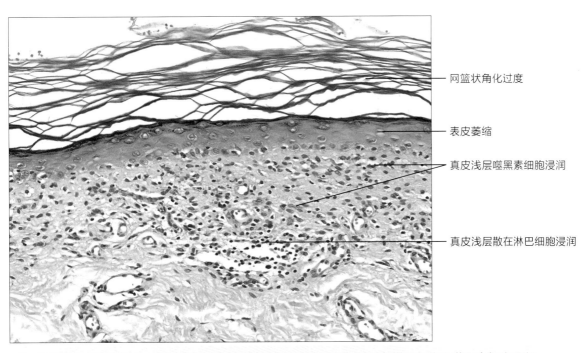

网篮状角化过度

表皮萎缩

真皮浅层噬黑素细胞浸润

真皮浅层散在淋巴细胞浸润

C. 中倍镜显示角化过度，表皮萎缩，界面明显破坏，伴真皮浅层散在的淋巴细胞及噬黑素细胞浸润

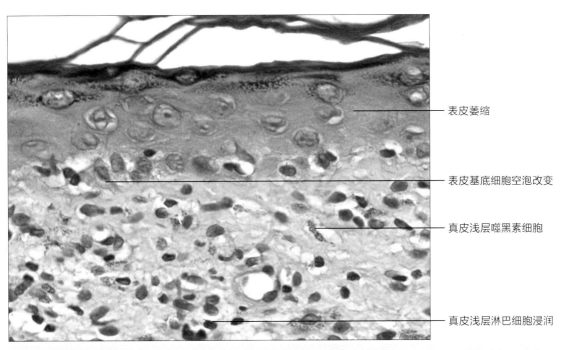

表皮萎缩

表皮基底细胞空泡改变

真皮浅层噬黑素细胞

真皮浅层淋巴细胞浸润

D. 高倍镜显示表皮萎缩，颗粒层相对明显，基底细胞空泡样变，真皮浅层淋巴细胞及噬黑素细胞浸润

临床与病理的联系

萎缩性扁平苔藓常发生于皮肤皱褶部位，如腋下、腹部、乳房下等部位，临床表现为萎缩性褐色斑片，对应于病理上见到的表皮萎缩、界面皮炎以及淋巴细胞、噬黑素细胞浸润。萎缩性扁平苔藓在炎症期尚可见到苔藓样界面皮炎，但在炎症后期仅见到表皮萎缩及噬黑素细胞浸润，此时与黑变病、灰皮病、固定性药疹消退期的病理一致，需依据病史及临床特征鉴别。

3.3　肥厚性扁平苔藓

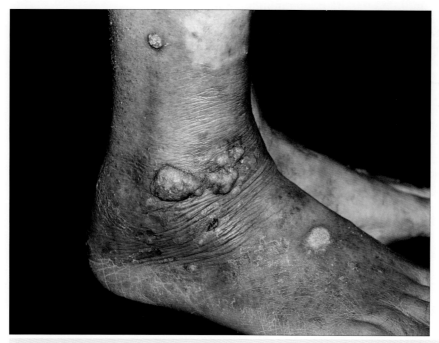

A. 下肢足踝部位的多发疣状丘疹、斑块

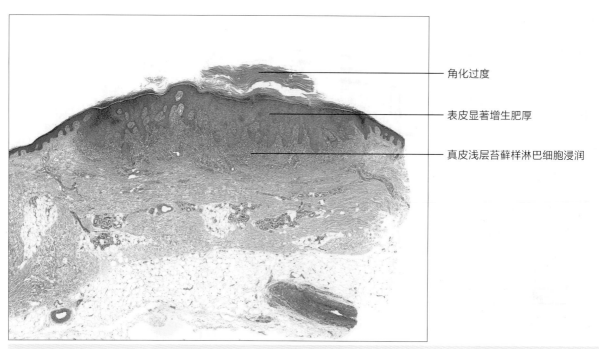

角化过度

表皮显著增生肥厚

真皮浅层苔藓样淋巴细胞浸润

B. 低倍镜显示角化过度，表皮显著增生肥厚，真皮浅层苔藓样淋巴细胞浸润

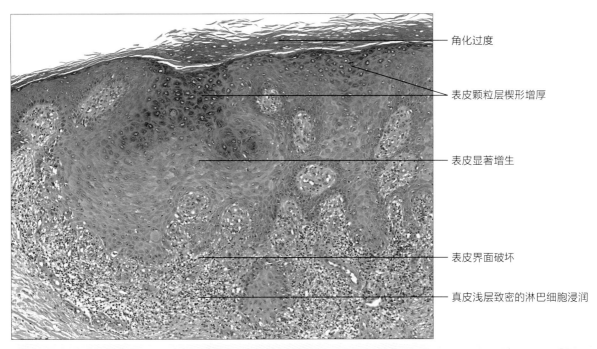

C. 中倍镜显示角化过度，表皮显著增生，颗粒层楔形增厚，界面明显破坏，伴真皮浅层致密的淋巴细胞浸润

- 角化过度
- 表皮颗粒层楔形增厚
- 表皮显著增生
- 表皮界面破坏
- 真皮浅层致密的淋巴细胞浸润

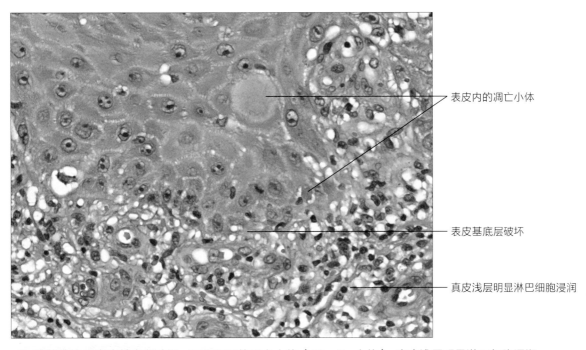

D. 高倍镜显示表皮基底层破坏，可见明显的凋亡小体（Civatte 小体），真皮浅层明显淋巴细胞浸润

- 表皮内的凋亡小体
- 表皮基底层破坏
- 真皮浅层明显淋巴细胞浸润

临床与病理的联系

　　肥厚性扁平苔藓常表现为疣状增生的丘疹或斑块，与病理上所见到的表皮显著增生相对应。肥厚性扁平苔藓常伴有明显瘙痒，因此表皮的增生肥厚可能与剧烈的搔抓反应有关，严重时病理上可形成假上皮瘤样增生。

3.4 口腔扁平苔藓

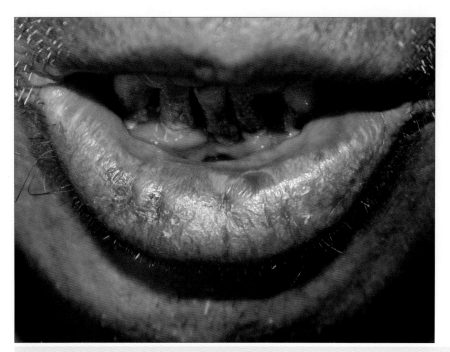

A. 下唇黏膜部位白斑，局部可见散在的红斑

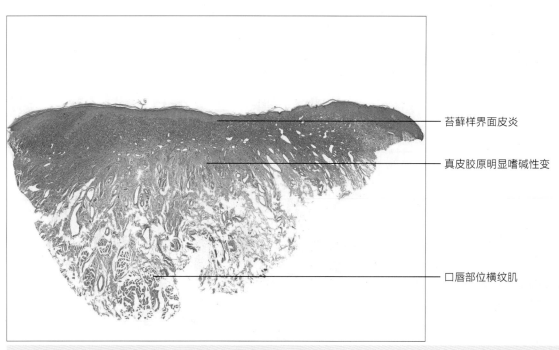

苔藓样界面皮炎

真皮胶原明显嗜碱性变

口唇部位横纹肌

B. 低倍镜显示苔藓样界面皮炎，真皮内有明显的胶原嗜碱性变

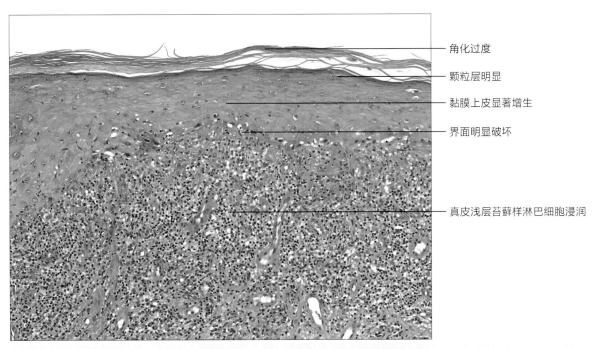

C. 中倍镜显示角化过度，黏膜上皮显著增生，颗粒层明显，界面明显破坏，伴有真皮浅层苔藓样淋巴细胞浸润

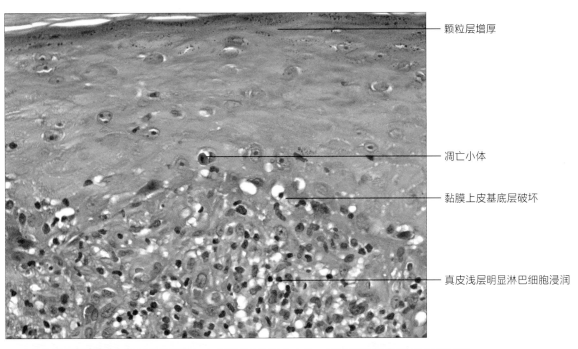

D. 高倍镜显示黏膜上皮基底层破坏，可见明显的凋亡小体，真皮浅层明显淋巴细胞浸润

临床与病理的联系

　　口腔扁平苔藓可发生于口腔黏膜任何部位，常表现为白斑，也可出现红斑、糜烂或溃疡，其典型病理改变与皮肤扁平苔藓一致。手术取材时有时会出现黏膜上皮的缺失，此时很难捕捉到典型界面皮炎的改变，仅见到大量淋巴细胞和浆细胞浸润，此时需和浆细胞性唇炎鉴别，作者认为此二者之间的共性多于区别。另外，根据作者单位的经验，很多诊断为光线性唇炎的病例实际上应该是扁平苔藓。

3.5　毛囊扁平苔藓

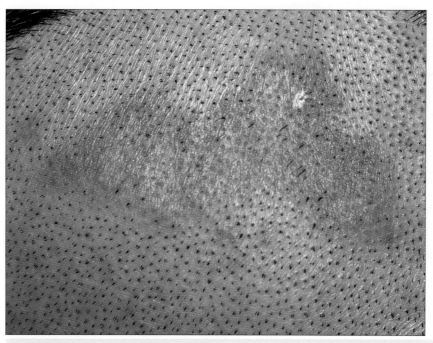

A. 头皮局限性脱发，伴脱发区轻度红斑

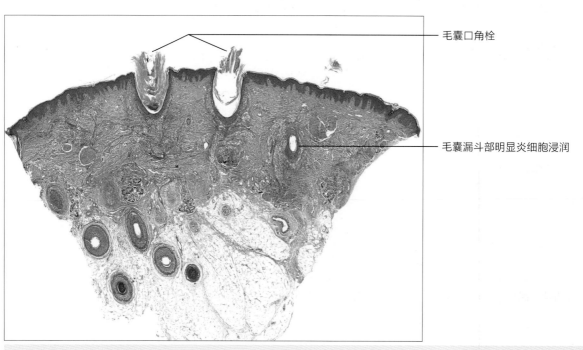

毛囊口角栓

毛囊漏斗部明显炎细胞浸润

B. 低倍镜显示终毛数量明显减少，毛囊口角栓，毛囊漏斗部明显的炎细胞浸润

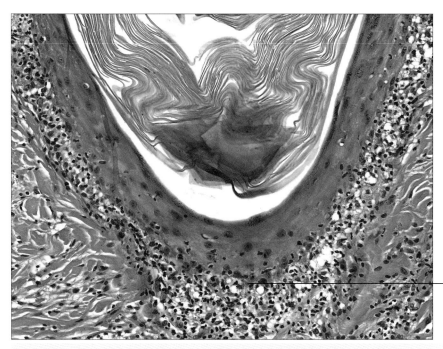

毛囊漏斗部苔藓样淋巴细胞浸润

C. 中倍镜显示毛囊漏斗部界面皮炎，苔藓样淋巴细胞浸润

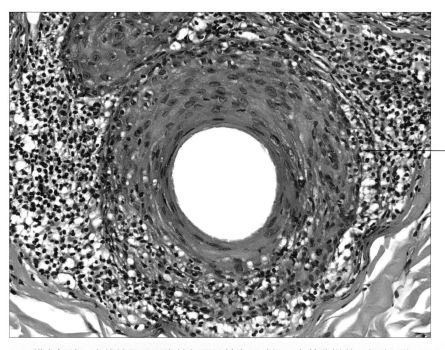

横向切片，毛囊峡部周围基底层破坏，有苔藓样淋巴细胞浸润

D. 横向切片，高倍镜显示毛囊峡部周围基底层破坏，有苔藓样淋巴细胞浸润

临床与病理的联系

　　有文献将毛囊扁平苔藓称为毛发扁平苔藓，病理上炎症主要破坏毛囊漏斗部，并导致终毛消失，因此称为毛囊扁平苔藓更合适。临床上毛囊扁平苔藓脱发区的红斑与真皮内的炎症相关，脱发则对应于病理上终毛数量的减少。典型病理为毛囊漏斗部、峡部为主的苔藓样淋巴细胞浸润。横向切片更容易辨认毛囊漏斗部周围的淋巴细胞浸润，有时伴有毛囊周围纤维化，形成洋葱皮样改变。毛囊扁平苔藓取材需在炎症活动期，炎症后期毛囊被完全破坏，炎症消退，此时病理只能诊断为瘢痕性脱发。

3.6 甲扁平苔藓

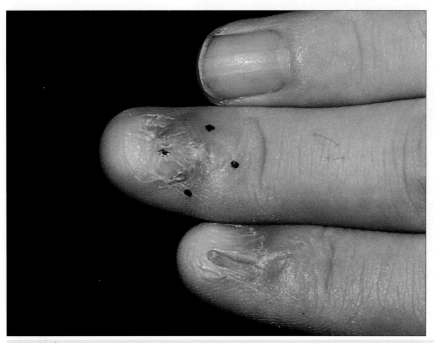

A. 左手中指和环指出现的甲板破坏，甲板萎缩

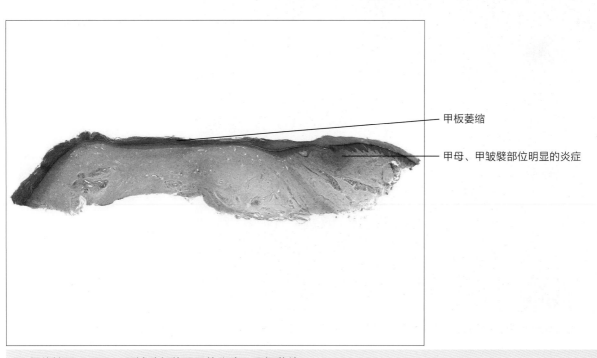

甲板萎缩

甲母、甲皱襞部位明显的炎症

B. 低倍镜显示甲母、甲皱襞部位明显的炎症，甲板萎缩

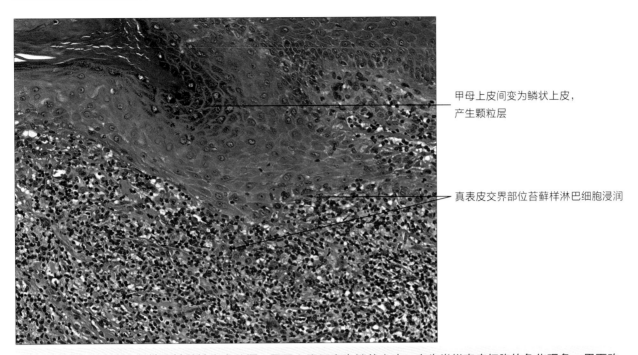

甲母上皮间变为鳞状上皮，产生颗粒层

真表皮交界部位苔藓样淋巴细胞浸润

C. 中倍镜显示甲母及近端甲皱襞被完全破坏，甲母上皮间变为鳞状上皮，产生类似表皮细胞的角化现象。界面改变，苔藓样淋巴细胞浸润

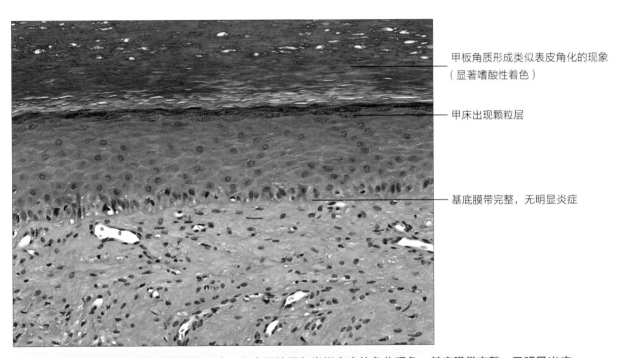

甲板角质形成类似表皮角化的现象（显著嗜酸性着色）

甲床出现颗粒层

基底膜带完整，无明显炎症

D. 中倍镜显示甲床上皮间变为鳞状上皮，产生颗粒层和类似表皮的角化现象，基底膜带完整，无明显炎症

临床与病理的联系

　　甲扁平苔藓可发生于甲的各个部位，发生于甲母部位的扁平苔藓可导致苔藓样炎症，同时继发甲母结构的破坏，甲母上皮间变为鳞状上皮，产生颗粒层，无法形成正常甲板，导致临床可见的甲板萎缩。在炎症后期，淋巴细胞浸润不明显，此时难以出现苔藓样界面皮炎。

4 皮肤红斑狼疮
（Cutaneous Lupus Erythematosus）

临床特点

- 红斑狼疮是谱系性自身免疫病，以育龄期女性多见，但也可见于其他人群，可累及全身各个系统，其中多数病例具有皮肤表现
- 皮肤红斑狼疮可以仅有皮肤损害，也可以是系统性红斑狼疮的皮肤表现
- 皮肤红斑狼疮可表现为蝶形红斑、盘状红斑、浸润性红斑、肢端红斑、带状红斑、皮肤肿胀、脱发、脂膜炎等
- 特殊皮肤表现包括多形红斑样皮疹、中毒性表皮坏死松解型药疹、大疱性皮疹等
- 具有系统累及的红斑狼疮常伴有自身抗体的异常

病理特点

- 皮肤红斑狼疮主要表现为空泡性界面皮炎，以盘状红斑狼疮最为多见
- 典型病理为表皮萎缩，毛囊漏斗部角栓，基底层空泡变性，基底膜带增厚，真皮浅深层血管及附属器周围淋巴细胞浸润，胶原间黏蛋白沉积
- 皮损直接免疫荧光可见基底膜带 IgG、IgM、C3 等呈带状 / 颗粒状沉积
- 急性发作的病例可出现中性粒细胞浸润及核尘，有时可有淋巴细胞核尘
- 狼疮性脂膜炎可单独累及皮下脂肪或合并有真表皮改变，其中脂肪病变表现为淋巴细胞性小叶性脂膜炎，可伴有脂肪坏死，脂肪细胞间形成透明样变或硬化

诊断要点

- 完整的红斑狼疮诊断应包括明确是否是红斑狼疮，明确受累的靶器官及严重程度
- 皮肤病理对红斑狼疮有重要诊断价值，典型表现为空泡性界面皮炎
- 基底膜带增厚和黏蛋白沉积是诊断的重要线索
- 面部相对致密的淋巴细胞浸润，形成类似假性淋巴瘤样的病理模式需考虑到皮肤红斑狼疮的可能性

4.1 盘状红斑狼疮

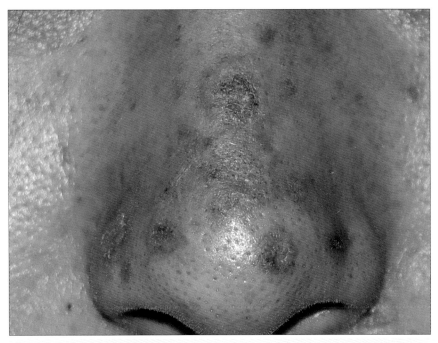

A. 鼻部轻度萎缩的浸润性红斑

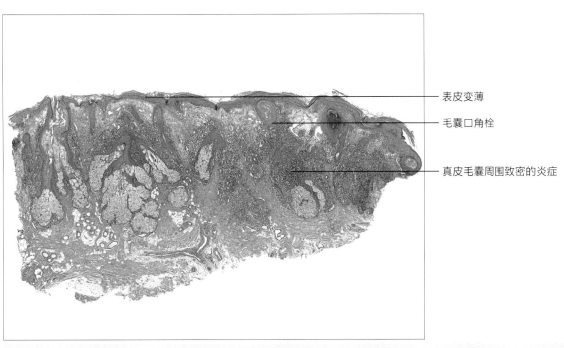

表皮变薄

毛囊口角栓

真皮毛囊周围致密的炎症

B. 低倍镜显示表皮局部萎缩，可见毛囊口角栓及真皮毛囊周围致密的炎症

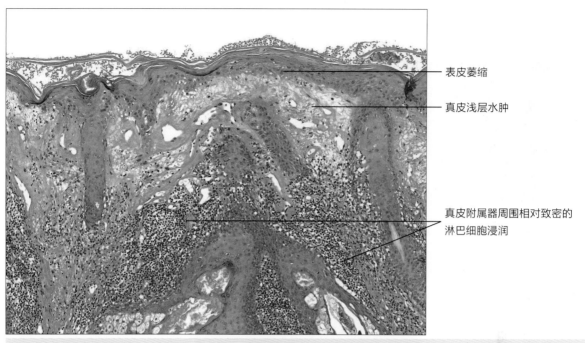

C. 中倍镜显示表皮萎缩，真皮浅层水肿和附属器周围相对致密的淋巴细胞浸润

表皮萎缩

真皮浅层水肿

真皮附属器周围相对致密的
淋巴细胞浸润

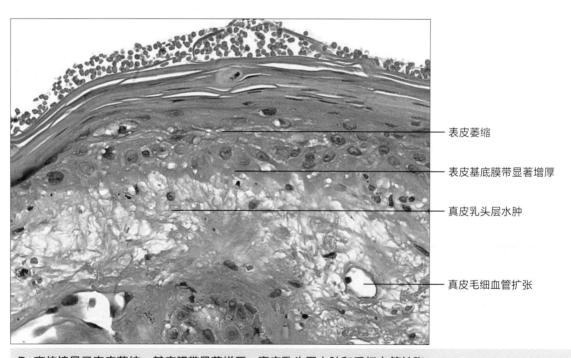

表皮萎缩

表皮基底膜带显著增厚

真皮乳头层水肿

真皮毛细血管扩张

D. 高倍镜显示表皮萎缩，基底膜带显著增厚，真皮乳头层水肿和毛细血管扩张

临床与病理的联系

　　盘状红斑狼疮的萎缩性红斑对应于病理上见到的表皮萎缩与炎症浸润，黏着性鳞屑对应于病理上见到的毛囊口角栓。基底膜带增厚是盘状红斑狼疮的典型病理改变。真皮内，尤其是血管和附属器周围致密的淋巴细胞浸润是红斑狼疮常见的病理改变。

4.2 亚急性皮肤红斑狼疮

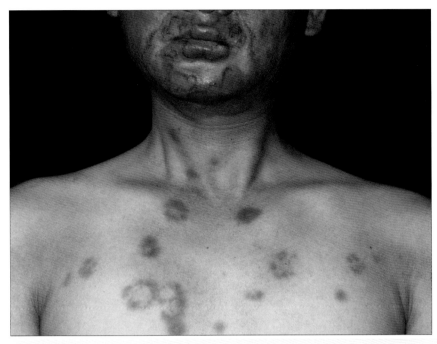

A. 面部及躯干部位多发浸润性红斑，部分皮疹呈环状或弓形

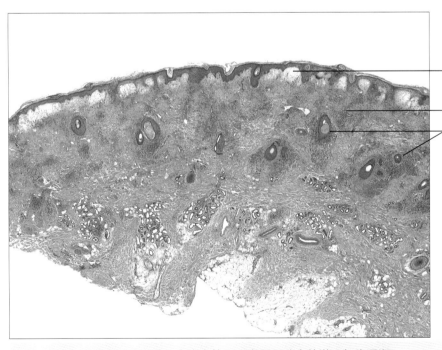

真皮乳头水肿

真皮血管周围致密的淋巴细胞浸润

真皮毛囊周围致密的淋巴细胞浸润

B. 低倍镜显示真皮乳头水肿，真皮血管及毛囊周围致密的淋巴细胞浸润

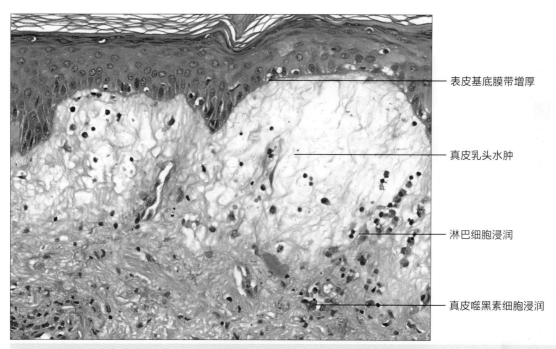

表皮基底膜带增厚

真皮乳头水肿

淋巴细胞浸润

真皮噬黑素细胞浸润

C. 中倍镜显示基底膜带增厚，真皮乳头水肿，少量淋巴细胞及噬黑素细胞浸润

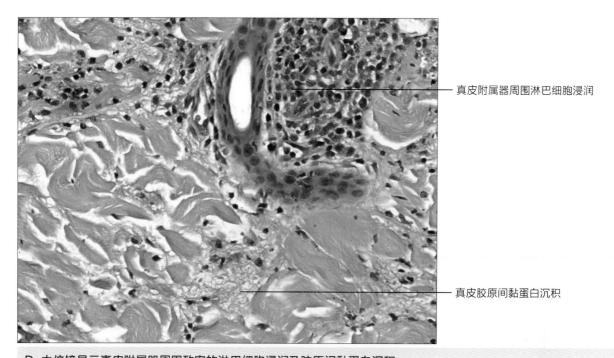

真皮附属器周围淋巴细胞浸润

真皮胶原间黏蛋白沉积

D. 中倍镜显示真皮附属器周围致密的淋巴细胞浸润及胶原间黏蛋白沉积

临床与病理的联系

　　亚急性皮肤红斑狼疮常表现为面部、胸背上部及上臂伸侧等日光暴露的部位多发浸润性红斑或斑块，通常伴有轻微的系统性损害和自身抗体的异常。因此，亚急性皮肤红斑狼疮多数情况下也接近或符合系统性红斑狼疮的诊断标准。临床上见到的浸润性红斑和斑块对应于病理上的真皮浅层水肿和淋巴细胞浸润。空泡性界面皮炎、基底膜带增厚和胶原间黏蛋白沉积是诊断红斑狼疮的重要线索。

4.3 系统性红斑狼疮

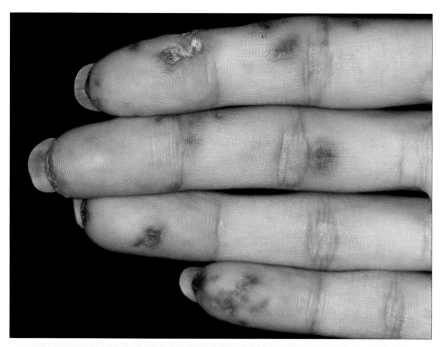

A. 发生于手指的萎缩性红斑及浅表糜烂，此表现常见于系统性红斑狼疮

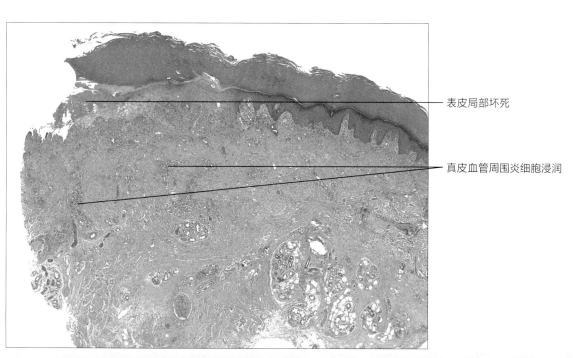

B. 低倍镜显示表皮局部坏死及真皮血管周围炎细胞浸润

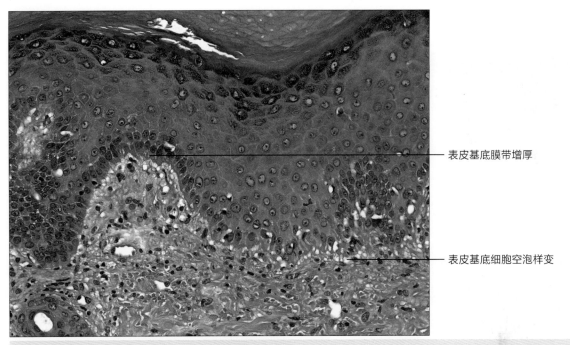

— 表皮基底膜带增厚

— 表皮基底细胞空泡样变

C. 高倍镜显示表皮基底膜带增厚及基底细胞空泡样变

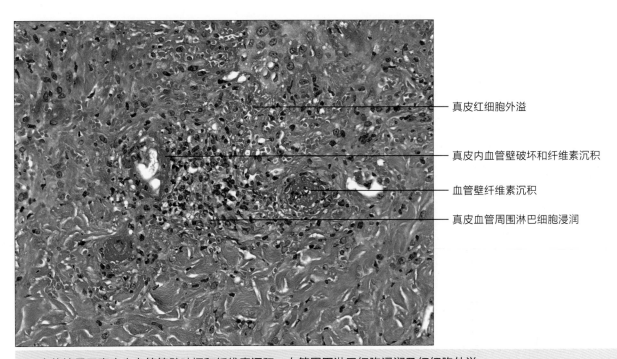

— 真皮红细胞外溢

— 真皮内血管壁破坏和纤维素沉积

— 血管壁纤维素沉积

— 真皮血管周围淋巴细胞浸润

D. 高倍镜显示真皮内血管管壁破坏和纤维素沉积，血管周围淋巴细胞浸润及红细胞外溢

临床与病理的联系

　　系统性红斑狼疮多数情况下有皮肤表现。肢端红斑和甲周毛细血管扩张是系统性红斑狼疮比较常见的临床表现。严重患者可形成明显的红斑、糜烂、溃疡，这种情况下往往提示有明确的血管损伤，病理上常见到淋巴细胞性血管炎，此种情况需和青斑样血管病鉴别。

4.4　狼疮性脱发

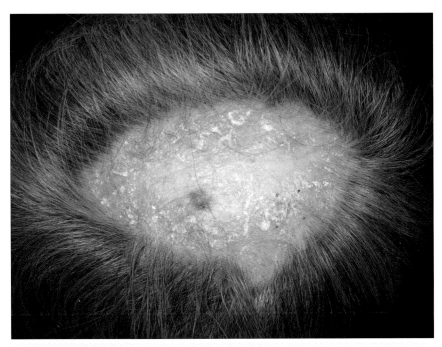

A. 头顶部界限清楚的脱发，可见头皮红斑及鳞屑

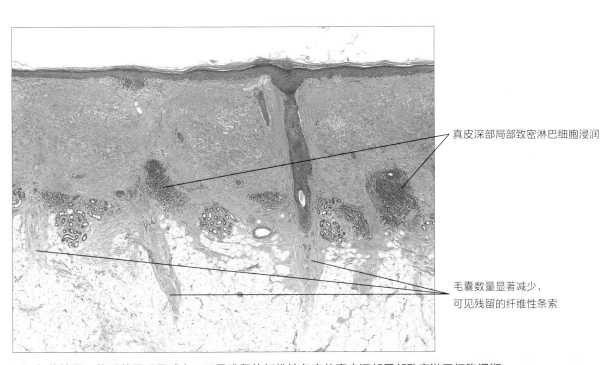

真皮深部局部致密淋巴细胞浸润

毛囊数量显著减少，
可见残留的纤维性条索

B. 低倍镜显示终毛数量明显减少，可见残留的纤维性条索伴真皮深部局部致密淋巴细胞浸润

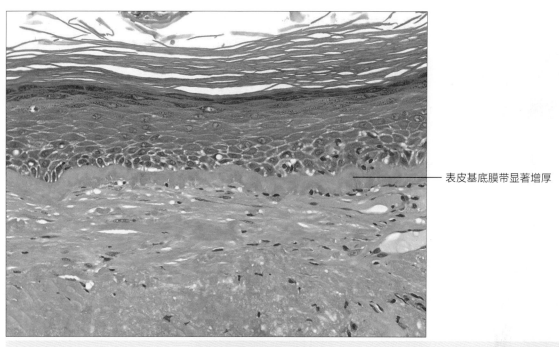

表皮基底膜带显著增厚

C. 高倍镜显示表皮基底细胞空泡样变，基底膜带显著增厚

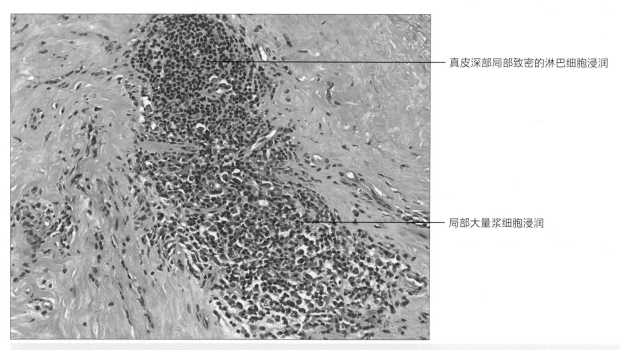

真皮深部局部致密的淋巴细胞浸润

局部大量浆细胞浸润

D. 高倍镜显示真皮深部局部淋巴细胞及浆细胞浸润

临床与病理的联系

　　狼疮性脱发可表现为局限性或弥漫性脱发，有时可形成环形或弓形脱发。临床上见到的脱发对应于病理上终毛数量明显减少。毛囊的破坏源于淋巴细胞和浆细胞的浸润。狼疮性脱发也可出现基底膜带增厚、基底细胞空泡样变、胶原间黏蛋白沉积等病理表现，这些可以作为诊断线索。

4.5 狼疮性脂膜炎

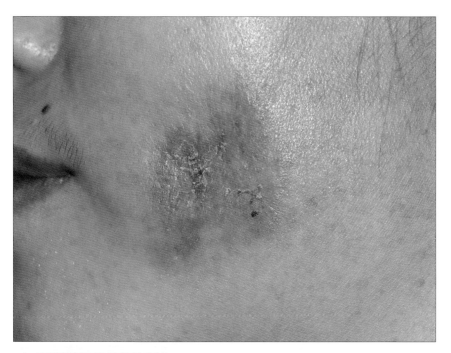

A. 面颊部暗红色浸润性斑块

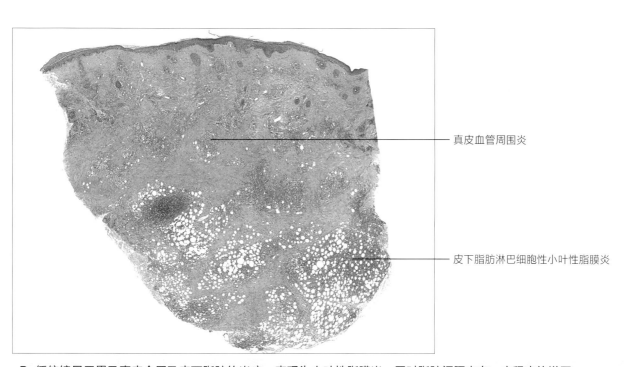

真皮血管周围炎

皮下脂肪淋巴细胞性小叶性脂膜炎

B. 低倍镜显示累及真皮全层及皮下脂肪的炎症，表现为小叶性脂膜炎，同时脂肪间隔也有一定程度的增厚

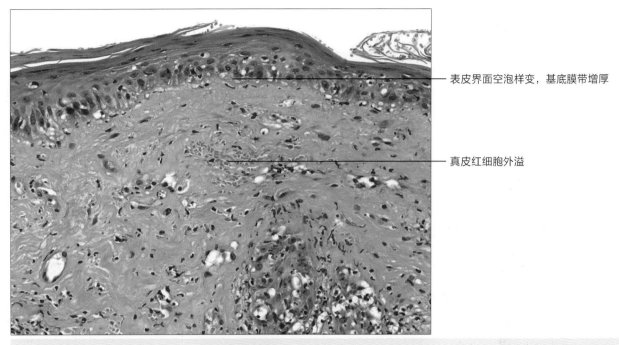

表皮界面空泡样变，基底膜带增厚

真皮红细胞外溢

C. 中倍镜显示表皮界面空泡样变，基底膜带增厚

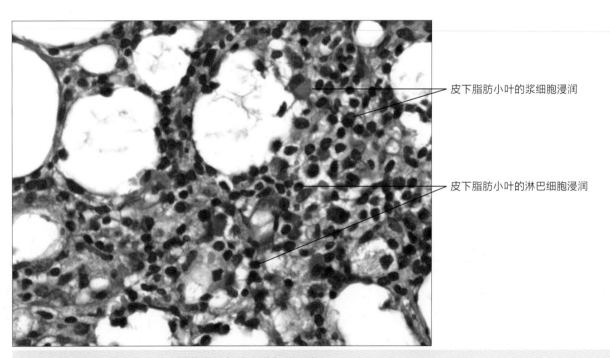

皮下脂肪小叶的浆细胞浸润

皮下脂肪小叶的淋巴细胞浸润

D. 高倍镜显示累及皮下脂肪小叶的淋巴细胞和浆细胞浸润

临床与病理的联系

　　狼疮性脂膜炎通常无系统损害，因此病理具有重要诊断价值。本病可单独累及脂肪或真表皮、脂肪同时累及。真表皮部位病变类似皮肤型红斑狼疮。皮下脂肪病变为淋巴细胞、浆细胞浸润为主的小叶性脂膜炎，可继发小叶坏死，皮下脂肪间隔纤维化以及脂肪萎缩。鉴别诊断主要是累及脂肪的淋巴瘤，如 NK/T 细胞淋巴瘤和皮下脂膜炎样 T 细胞淋巴瘤，需依靠细胞形态和免疫组化鉴别。

5 皮肌炎
（Dermatomyositis）

- 皮肌炎是谱系性自身免疫病，常累及皮肤和肌肉，也可累及肺脏等其他系统，不同患者皮炎和肌炎的严重程度有明显差异
- 皮肤表现包括光敏感、眶周水肿性红斑、皮肤异色症、近端甲皱襞毛细血管扩张、掌指及指间关节伸侧角化性丘疹（Gottron 丘疹）等
- MDA-5 抗体阳性的患者常伴有皮肤溃疡形成，可出现间质性肺炎及不良预后
- 部分皮肌炎可形成皮下钙化，尤其以儿童皮肌炎多见

病理特点

- 与皮肤红斑狼疮的病理类似，表现为空泡性界面皮炎
- 表皮变薄，基底膜带增厚，基底层细胞空泡样变，真皮浅层血管周围淋巴细胞浸润，真皮胶原间黏蛋白沉积
- 真皮乳头层血管扩张以及噬黑素细胞沉积在皮肌炎较为常见
- Gottron 丘疹（Gottron 征）具有类似的病理改变

诊断要点

- 临床上表现为不同程度的皮炎和肌炎的组合，可伴有其他系统损害和自身抗体异常
- 光敏感、眶周红肿、皮肤异色症样表现、甲皱襞毛细血管扩张和 Gottron 丘疹具有特征性
- 病理与红斑狼疮类似，二者需依靠临床鉴别
- 需要和 Kindler 综合征、杜氏肌营养不良症等鉴别

5.1　皮肌炎，典型病变

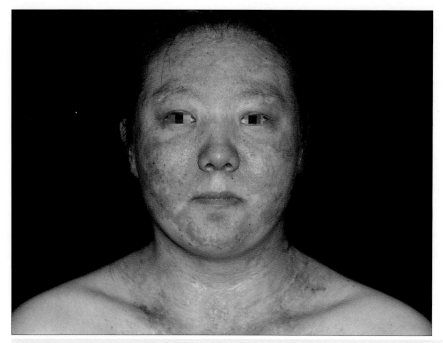

A. 面额、眼周弥漫性红斑，胸前 V 区有累及

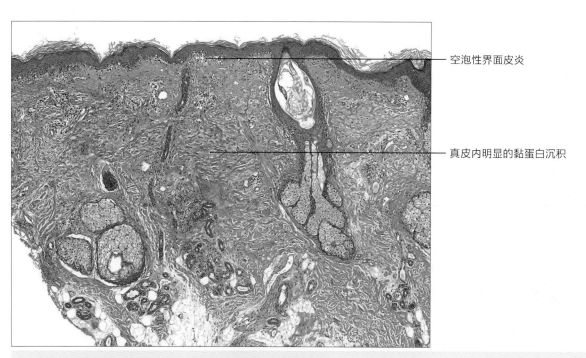

空泡性界面皮炎

真皮内明显的黏蛋白沉积

B. 低倍镜显示空泡性界面皮炎，真皮内有明显的黏蛋白沉积

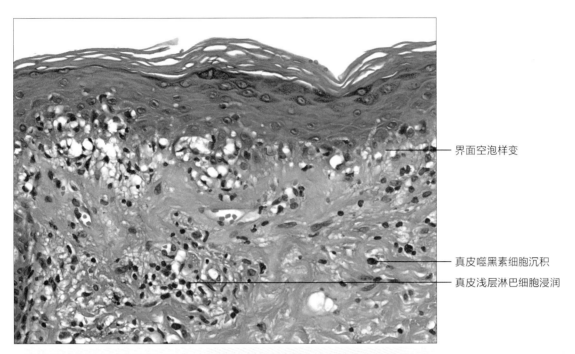

C. 高倍镜显示界面空泡样变，真皮浅层淋巴细胞浸润及噬黑素细胞沉积

右侧标注：
界面空泡样变
真皮噬黑素细胞沉积
真皮浅层淋巴细胞浸润

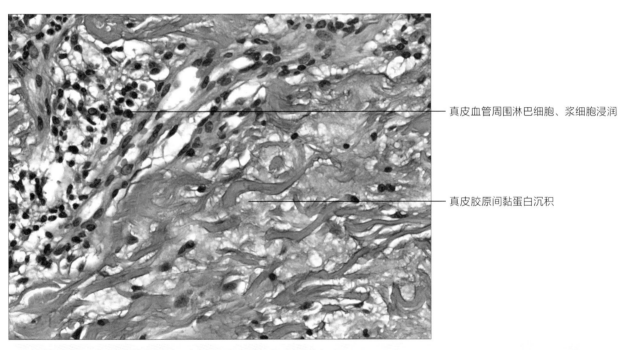

D. 高倍镜显示真皮血管周围淋巴细胞浸润及胶原间黏蛋白沉积

右侧标注：
真皮血管周围淋巴细胞、浆细胞浸润
真皮胶原间黏蛋白沉积

临床与病理的联系

　　皮肌炎临床主要表现为曝光部位的红斑，对应于病理上见到的空泡性界面皮炎和炎症浸润。噬黑素细胞在皮肌炎比较常见，是界面破坏后的继发改变，在红斑狼疮也可见到类似表现。黏蛋白沉积在结缔组织病比较常见，是有用的诊断线索。

5.2 皮肌炎 Gottron 丘疹

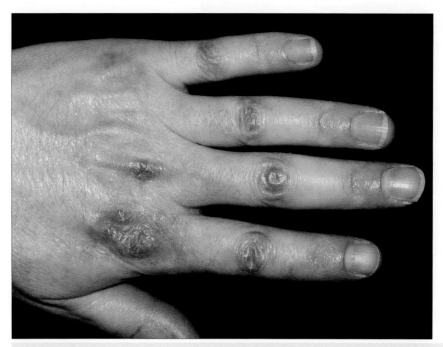

A. 左手掌指关节及近端指间关节伸侧的多发红色斑丘疹,可见近端甲皱襞毛细血管扩张

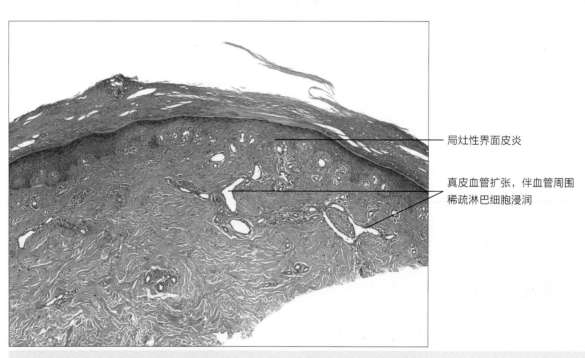

局灶性界面皮炎

真皮血管扩张,伴血管周围
稀疏淋巴细胞浸润

B. 低倍镜显示局灶性界面破坏,真皮血管扩张,伴血管周围稀疏淋巴细胞浸润

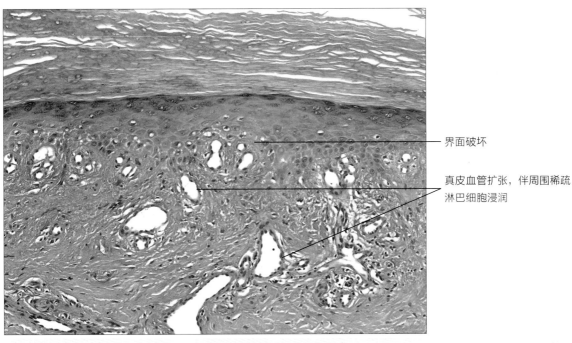

界面破坏

真皮血管扩张，伴周围稀疏
淋巴细胞浸润

C. 中倍镜显示界面破坏，真皮血管扩张及稀疏的淋巴细胞浸润

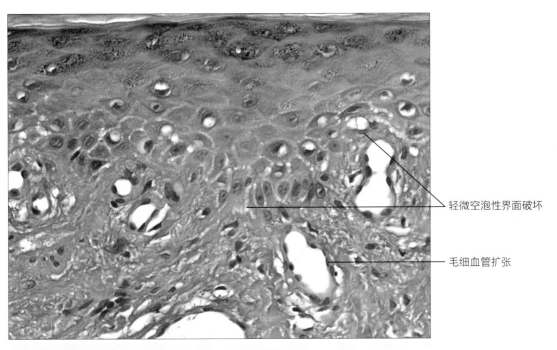

轻微空泡性界面破坏

毛细血管扩张

D. 高倍镜显示轻微的空泡性界面破坏，伴毛细血管扩张

临床与病理的联系

　　Gottron 丘疹是皮肌炎的典型表现，临床表现为掌指关节及指间关节伸侧的红斑或鳞屑性红斑。临床上见到的红斑与病理上看到的毛细血管扩张相对应。Gottron 丘疹病理也表现为空泡性界面皮炎，与皮肌炎其他部位的皮疹病理是一致的，只是界面空泡样变的程度相对较为轻微。

6 多形红斑
（Erythema Multiforme）

- 多发生于成年人，表现为靶样皮疹
- 好发于四肢，但也可累及口腔、眼等黏膜部位
- 与疱疹病毒感染、药物过敏等相关，也有很多病例病因不明
- Stevens-Johnson 综合征、中毒性表皮坏死松解型药疹的早期具有类似的临床表现，后期则形成片状或大范围的表皮坏死

病理特点

- 表皮单个或成片的角质形成细胞坏死
- 界面破坏，形成空泡性界面皮炎
- 真皮浅层血管周围以淋巴细胞为主的浸润，偶可见嗜酸性粒细胞
- Stevens-Johnson 综合征和中毒性表皮坏死松解型药疹的炎细胞数量相对较少
- 通常为正常角化，无角化不全，消退期可出现角化不全

诊断要点

- 多形红斑临床为靶样皮疹
- 病理为单个或片状角质形成细胞坏死，伴有界面破坏
- 通常为正常角化，提示病变在短期内发生，苔藓样糠疹和移植物抗宿主反应往往有角化不全
- Stevens-Johnson 综合征和中毒性表皮坏死松解型药疹临床倾向于形成融合成片的表皮坏死，病理上角质形成细胞坏死更明显，炎细胞浸润相对较轻

6.1　多形红斑，典型病变

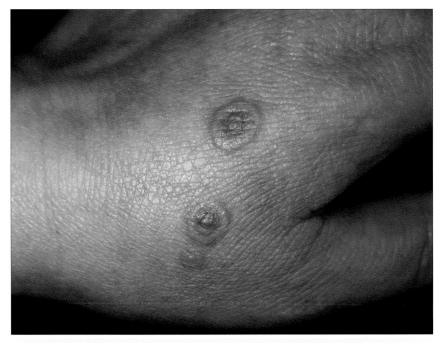

A. 手背环形红斑，皮疹边缘水肿，中央区坏死，呈明显的靶样形态

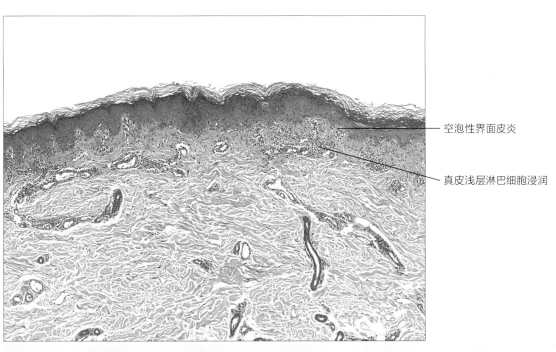

空泡性界面皮炎

真皮浅层淋巴细胞浸润

B. 低倍镜显示空泡性界面皮炎，伴有真皮浅层淋巴细胞浸润

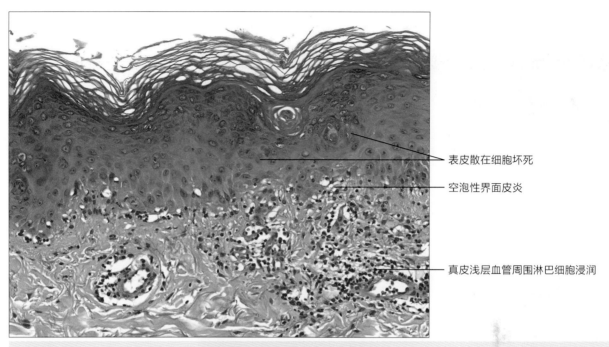

表皮散在细胞坏死

空泡性界面皮炎

真皮浅层血管周围淋巴细胞浸润

C. 中倍镜显示表皮散在细胞坏死，界面破坏，伴真皮浅层淋巴细胞浸润

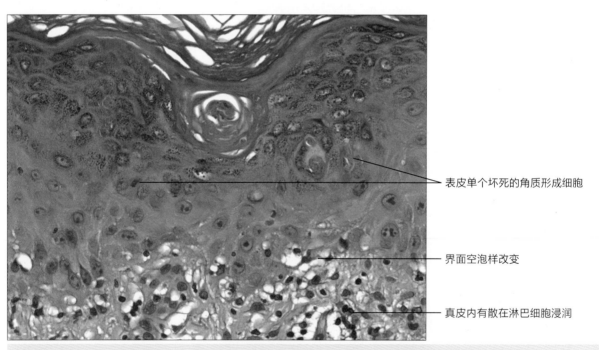

表皮单个坏死的角质形成细胞

界面空泡样改变

真皮内有散在淋巴细胞浸润

D. 高倍镜显示轻微的界面空泡样改变，伴表皮散在角质形成细胞坏死，真皮内有散在淋巴细胞浸润

临床与病理的联系

　　典型的多形红斑表现为靶样皮疹，皮疹边缘的水肿性红斑对应于病理上的血管周围炎，中央的坏死则对应于病理上的空泡性界面皮炎和表皮角质形成细胞坏死。早期皮疹病理常表现为散在的角质形成细胞坏死，典型的靶样皮疹则可以在病理上见到片状角质形成细胞坏死。

6.2　多形红斑型药疹

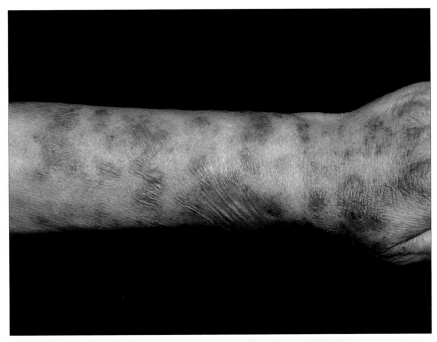

A. 发生在手背及前臂的红斑、水疱，此患者在两周前曾注射疫苗

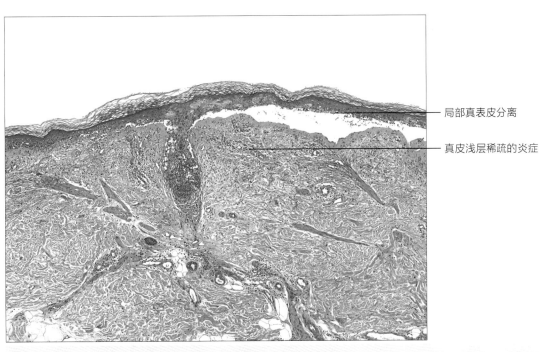

局部真表皮分离

真皮浅层稀疏的炎症

B. 低倍镜显示发生在真皮浅层的炎症，伴有局部真表皮分离

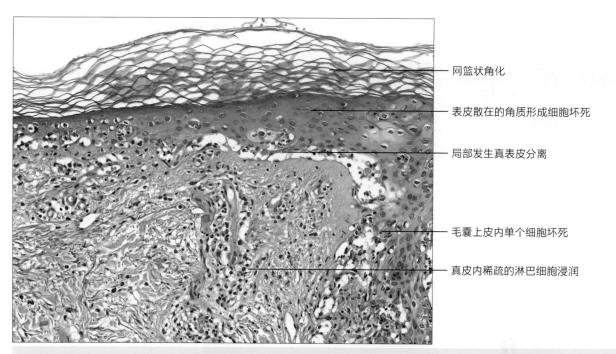

网篮状角化

表皮散在的角质形成细胞坏死

局部发生真表皮分离

毛囊上皮内单个细胞坏死

真皮内稀疏的淋巴细胞浸润

C. 中倍镜显示表皮和毛囊上皮散在的细胞坏死，局部发生真表皮分离，真皮内稀疏的淋巴细胞浸润

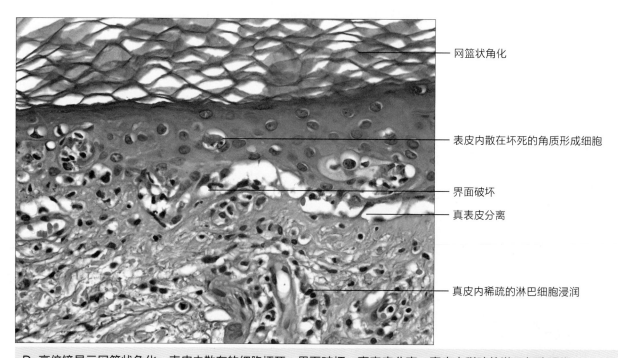

网篮状角化

表皮内散在坏死的角质形成细胞

界面破坏

真表皮分离

真皮内稀疏的淋巴细胞浸润

D. 高倍镜显示网篮状角化，表皮内散在的细胞坏死，界面破坏，真表皮分离，真皮内稀疏的淋巴细胞浸润

临床与病理的联系

　　多形红斑型药疹表现为系统应用药物后出现的靶形红斑，严重者形成水疱。因病变发生迅速，病理往往表现为正常角化，没有角化不全。多形红斑型药疹的病理与多形红斑类似，轻度红斑与散在的表皮角质形成细胞坏死相关，重度红斑或水疱则与成片的表皮细胞坏死或继发的真表皮分离相关。

6.3　中毒性表皮坏死松解型药疹

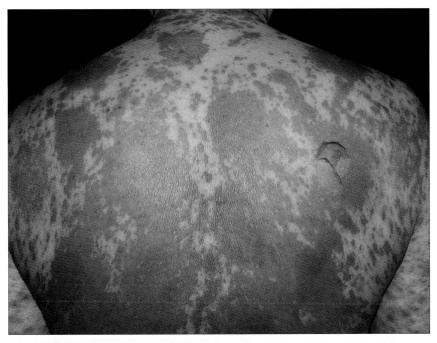

A. 全身皮肤大面积坏死，部分发生剥脱

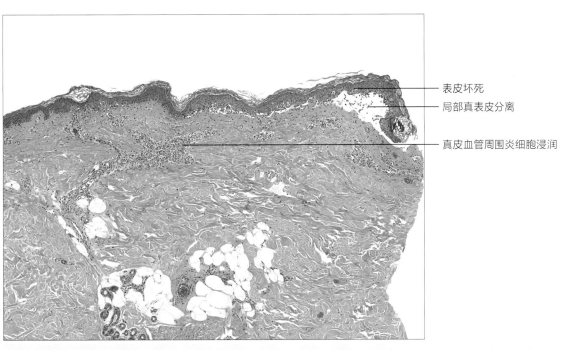

B. 低倍镜显示表皮坏死，局部出现真表皮分离，真皮内血管周围炎细胞浸润

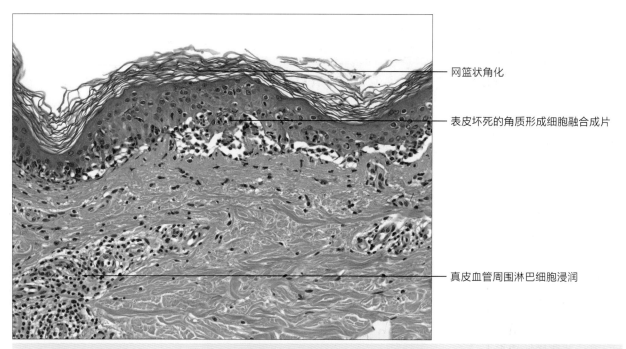

网篮状角化

表皮坏死的角质形成细胞融合成片

真皮血管周围淋巴细胞浸润

C. 中倍镜显示网篮状角化，表皮坏死，融合成片，真皮血管周围淋巴细胞浸润

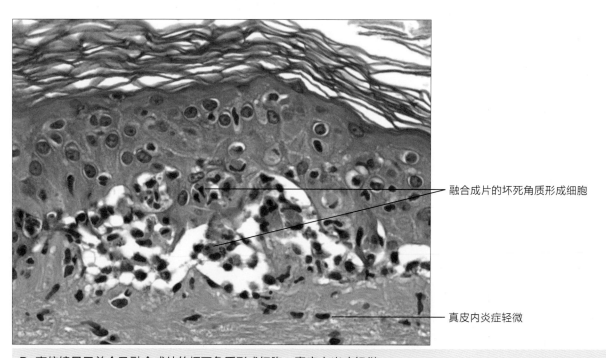

融合成片的坏死角质形成细胞

真皮内炎症轻微

D. 高倍镜显示单个及融合成片的坏死角质形成细胞，真皮内炎症轻微

临床与病理的联系

　　Stevens-Johnson 综合征和中毒性表皮坏死松解型药疹属于重症药疹，具有类似的临床和病理改变，二者之间的界限在于临床皮疹面积不同，前者可迅速演变为后者。临床上表皮的坏死对应于病理上见到的散在及片状角质形成细胞坏死。二者与多形红斑有类似的病理改变，但坏死更为明显，淋巴细胞浸润则相对少见。

7 苔藓样糠疹
（Pityriasis Lichenoid）

临床特点

- 多见于青年和儿童，包括急性痘疮样苔藓样糠疹和慢性苔藓样糠疹，二者为谱系性改变
- 急性痘疮样苔藓样糠疹多表现为全身散在的坏死性丘疹，主要分布于躯干和四肢，常急性发作，缓慢消退，皮疹可反复发生
- 发热性溃疡坏死性急性痘疮样苔藓样糠疹常伴有高热、淋巴结肿大等系统症状，皮疹坏死明显，愈后留有明显瘢痕
- 慢性苔藓样糠疹多表现为多发性鳞屑性斑疹或丘疹，坏死程度相对较轻

病理特点

- 急性痘疮样苔藓样糠疹表现为角化不全，表皮散在角质形成细胞坏死，界面破坏，真皮内楔形淋巴细胞浸润
- 急性痘疮样苔藓样糠疹可伴有表皮内和真皮血管周围淋巴细胞浸润，但淋巴细胞无明显异型性。部分病例可见到血管炎改变，称为淋巴细胞性血管炎
- 慢性苔藓样糠疹病理改变相对轻微，也伴有角化不全、细胞坏死和界面破坏，但病变相对轻微，一般无淋巴细胞性血管炎

诊断要点

- 急性痘疮样苔藓样糠疹常表现为中央坏死的小丘疹，病理表现为淋巴细胞性血管炎及表皮细胞坏死
- 慢性苔藓样糠疹常表现为鳞屑性斑疹或丘疹，坏死不明显，病理上界面破坏也相对轻微
- 急性痘疮样苔藓样糠疹和慢性苔藓样糠疹的临床和病理在很多情况下是无法区分的，也不宜过度区分，无法区分的病例宜统称为苔藓样糠疹
- 急性痘疮样苔藓样糠疹需与 D 型淋巴瘤样丘疹病鉴别，有时无法绝对区分，二者之间存在谱系性改变
- 慢性苔藓样糠疹有时需和早期蕈样肉芽肿鉴别，临床特征有助于鉴别

7.1　急性痘疮样苔藓样糠疹

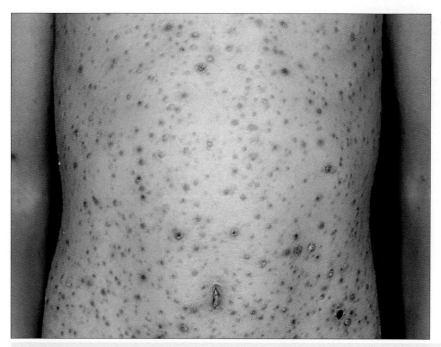

A. 发生于儿童躯干的泛发性鳞屑性丘疹，部分皮疹有明显的坏死

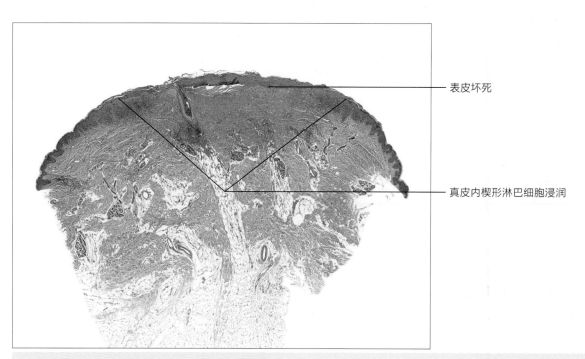

表皮坏死

真皮内楔形淋巴细胞浸润

B. 低倍镜显示表皮坏死和真皮内楔形淋巴细胞浸润

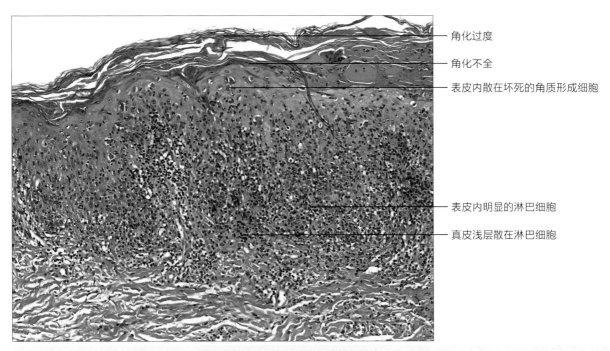

角化过度

角化不全

表皮内散在坏死的角质形成细胞

表皮内明显的淋巴细胞

真皮浅层散在淋巴细胞

C. 中倍镜显示角化过度和角化不全，表皮内和真皮浅层淋巴细胞浸润，伴有表皮内散在角质形成细胞坏死

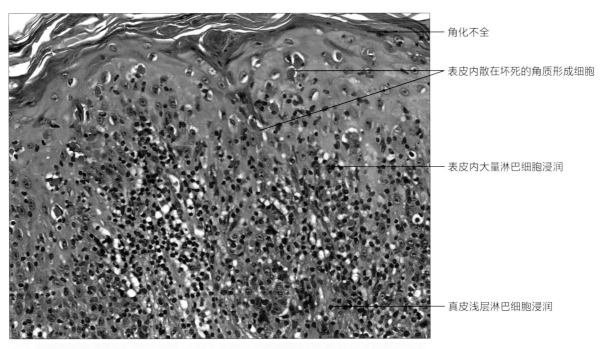

角化不全

表皮内散在坏死的角质形成细胞

表皮内大量淋巴细胞浸润

真皮浅层淋巴细胞浸润

D. 高倍镜显示角化不全，表皮内散在的角质形成细胞坏死，表皮内和真皮浅层有明显的淋巴细胞浸润

临床与病理的联系

　　急性痘疮样苔藓样糠疹常表现为坏死性丘疹，对应于病理上的角质形成细胞坏死、界面皮炎和淋巴细胞性血管炎，这些淋巴细胞具有细胞毒免疫表型。角化不全和角质形成细胞坏死是诊断本病的线索之一。本病需要和 D 型淋巴瘤样丘疹病鉴别，二者的共性多于区别，其治疗和预后类似。作者曾见到同一患者的两个皮损病理分别表现为急性痘疮样苔藓样糠疹和 D 型淋巴瘤样丘疹病。

7.2　慢性苔藓样糠疹

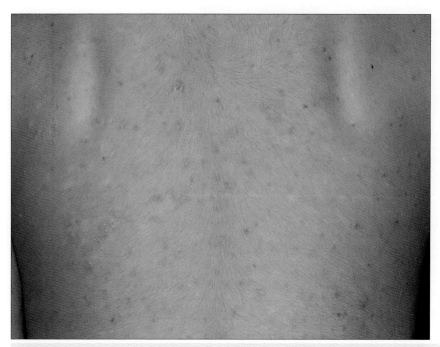

A. 发生于儿童背部的散在鳞屑性丘疹，无明显的坏死现象

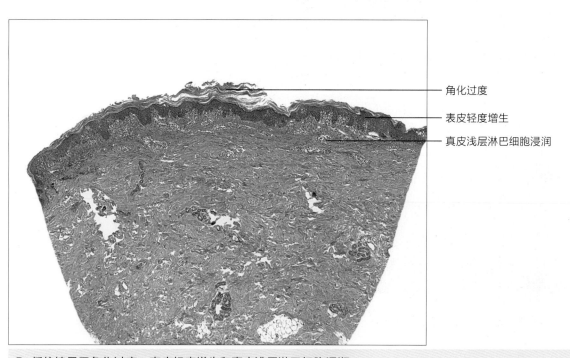

角化过度

表皮轻度增生

真皮浅层淋巴细胞浸润

B. 低倍镜显示角化过度，表皮轻度增生和真皮浅层淋巴细胞浸润

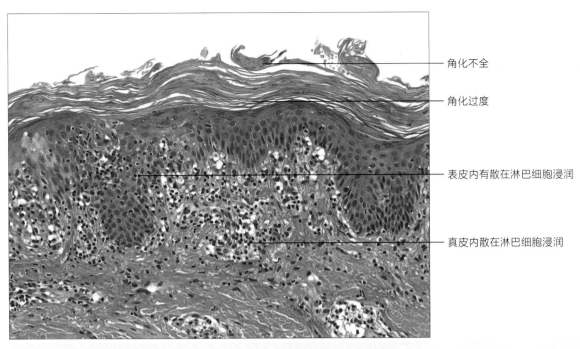

C. 中倍镜显示角化过度和角化不全，表皮和真皮内有散在淋巴细胞浸润

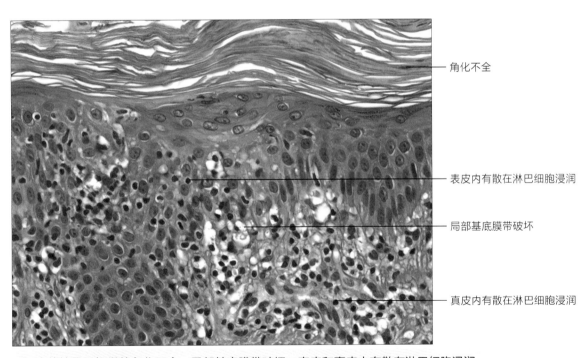

D. 高倍镜显示轻微的角化不全，局部基底膜带破坏，表皮和真皮内有散在淋巴细胞浸润

临床与病理的联系

　　慢性苔藓样糠疹的角质形成细胞坏死现象相对轻微，通常没有淋巴细胞性血管炎，角化不全也相对轻微，因此临床多表现为轻微的鳞屑性斑疹或丘疹，很少出现坏死现象。本例患者病理出现表皮内散在淋巴细胞浸润，需要和斑片期蕈样肉芽肿鉴别，二者主要靠临床特征进行区分。

8 黑变病和灰皮病
（Riehl's Melanosis and Ashy Dermatosis）

临床特点

- 黑变病多发生于成年人，表现为面颈部皮肤弥漫性黑变
- 病因不明，可能和化妆品使用、日晒等有关
- 少数红斑狼疮或其他类型的结缔组织病可能会表现为类似的临床特征
- 灰皮病是主要发生于躯干部位的皮肤黑变，部分患者早期表现为红斑，称为持久性色素异常性红斑
- Civatte 皮肤异色症有类似的病理改变，但临床同时有面颈部色素沉着和色素脱失表现。作者认为 Civatte 皮肤异色症可能与黑变病、灰皮病有类似的发病机制

病理特点

- 以真皮内噬黑素细胞浸润为主要特征
- 炎症期有较多淋巴细胞浸润，伴有明显的界面破坏
- 炎症后期仅见噬黑素细胞，淋巴细胞少见，界面破坏不明显

诊断要点

- 病理特征为空泡性界面皮炎和继发的噬黑素细胞沉积
- 大多数活检取材为炎症后期表现，此时界面破坏和炎细胞浸润并不明显
- 少数红斑狼疮或其他类型的结缔组织病可表现为皮肤黑变，因此有必要对这类患者进行系统检查和自身抗体检测
- 噬黑素细胞沉积在萎缩性扁平苔藓、固定性药疹的消退期均可见到，因此诊断需结合临床特征

8.1 黑变病

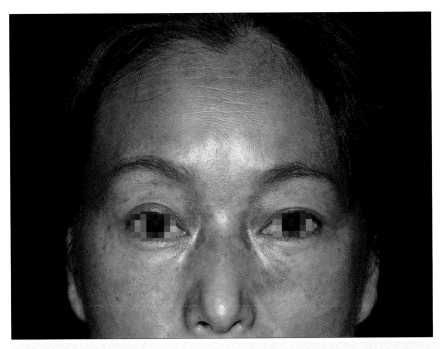

A. 面额部弥漫性皮肤黑变

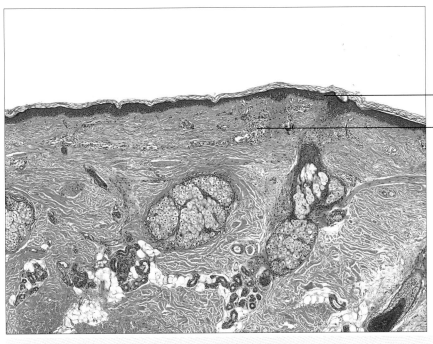

表皮大致正常

真皮浅层血管周围炎
及噬黑素细胞沉积

B. 低倍镜显示真皮浅层血管周围炎及噬黑素细胞沉积

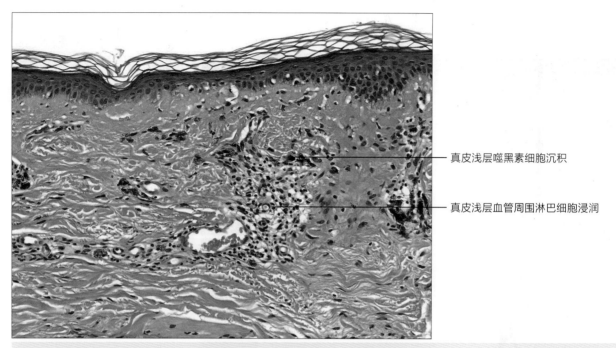

真皮浅层噬黑素细胞沉积

真皮浅层血管周围淋巴细胞浸润

C. 中倍镜显示真皮浅层明显的噬黑素细胞沉积，伴血管周围淋巴细胞浸润

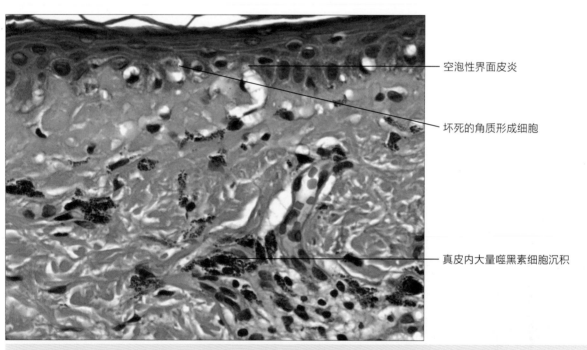

空泡性界面皮炎

坏死的角质形成细胞

真皮内大量噬黑素细胞沉积

D. 高倍镜显示局部空泡性界面皮炎，可见个别角质形成细胞坏死，真皮内大量噬黑素细胞沉积

临床与病理的联系

临床上见到的面部弥漫性黑变对应于病理上看到的大量噬黑素细胞沉积。噬黑素细胞的存在提示存在界面的破坏。本病例为炎症期患者，可见到空泡性界面皮炎和淋巴细胞浸润，在炎症后期则仅残留噬黑素细胞沉积。部分红斑狼疮临床可表现为皮肤黑变，此类患者需全面查体及检测自身抗体。

8.2 灰皮病

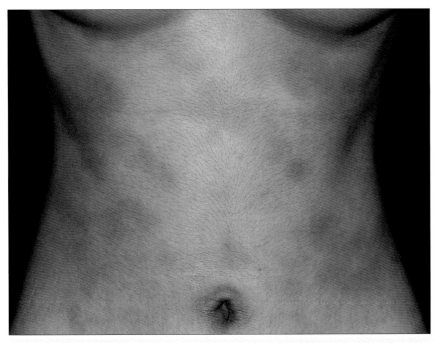

A. 躯干多发褐色斑片

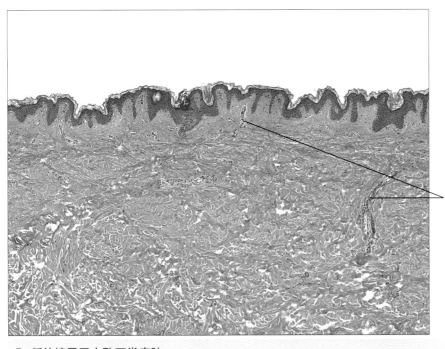

真皮非常轻微的血管周围炎

B. 低倍镜显示大致正常皮肤

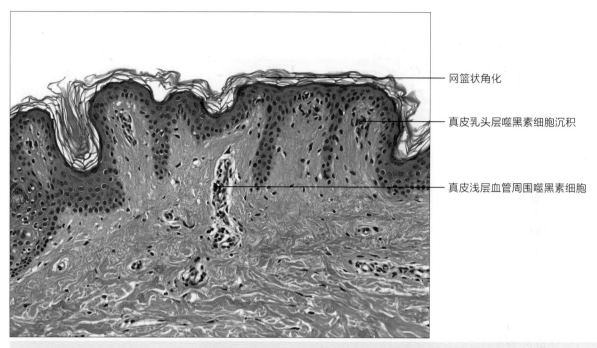

网篮状角化

真皮乳头层噬黑素细胞沉积

真皮浅层血管周围噬黑素细胞

C. 中倍镜显示网篮状角化，表皮大致正常，真皮乳头层和真皮浅层血管周围有噬黑素细胞沉积

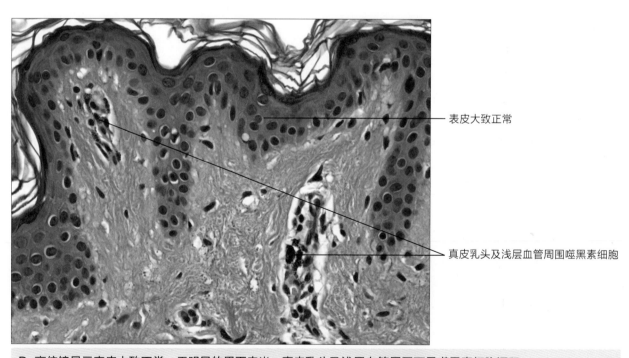

表皮大致正常

真皮乳头及浅层血管周围噬黑素细胞

D. 高倍镜显示表皮大致正常，无明显的界面皮炎，真皮乳头及浅层血管周围可见噬黑素细胞沉积

临床与病理的联系

　　灰皮病通常是以躯干为主的边界不清的多发暗褐色斑片，早期可呈轻度暗红斑表现。灰皮病病理与黑变病一致，早期有轻微的空泡性界面皮炎，后期则为噬黑素细胞沉积，炎症不明显。本病例展示了炎症后期的病理改变，表皮无明显破坏，真皮内仅有噬黑素细胞沉积。

9 硬化性苔藓
（Lichen Sclerosus）

临床特点

- 常见于女性外阴、男性包皮和龟头，也可发生于身体其他部位
- 受累女阴表现为大、小阴唇白斑，皮肤萎缩，可因瘙痒继发苔藓样变，少数可癌变
- 部分发生于男性外生殖器的皮疹可形成包皮系带萎缩、包茎、龟头皮肤萎缩甚至尿道狭窄，称为干燥闭塞性龟头炎
- 躯干部位皮疹可表现为单发或多发的瓷白色萎缩性斑片
- 部分皮疹可形成紫癜或大疱样皮疹

病理特点

- 典型病理为真皮乳头层的胶原均质化改变
- 表皮通常萎缩，也可因瘙痒而搔抓刺激，继发形成增生性改变，基底层可完整或有空泡样改变
- 真皮乳头层均质的胶原下方常有带状淋巴细胞浸润
- 部分病例可伴有明显的真皮乳头层水肿或红细胞外溢
- 部分女阴硬化性苔藓可出现表皮增生异常，甚至继发鳞状细胞癌

诊断要点

- 典型病理改变为真皮乳头层胶原均质化及下侧带状淋巴细胞浸润
- 部分病例因取材原因胶原均质化不明显，但有较多淋巴细胞及浆细胞浸润，此时可结合临床特征进行诊断
- 硬化性苔藓实际上是表浅的硬斑病，有时会合并真皮深部的硬斑病

9.1 硬化性苔藓，外阴

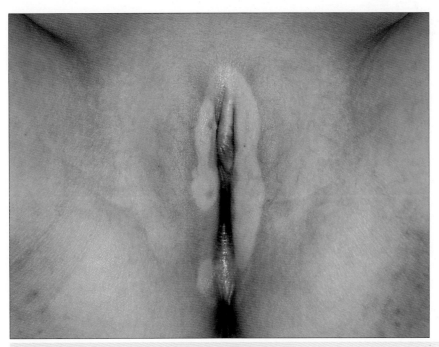

A. 发生在女童外阴的白斑，同时伴有大阴唇的萎缩

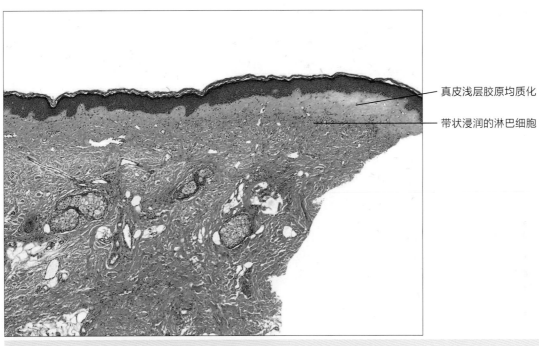

真皮浅层胶原均质化

带状浸润的淋巴细胞

B. 低倍镜显示真皮浅层局部胶原均质化改变，其下侧可见带状淋巴细胞浸润

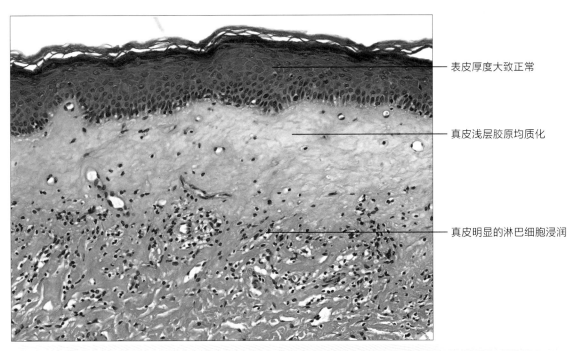

C. 中倍镜显示表皮厚度大致正常，但缺乏色素，真皮浅层胶原均质化，其下方有明显淋巴细胞浸润

表皮厚度大致正常

真皮浅层胶原均质化

真皮明显的淋巴细胞浸润

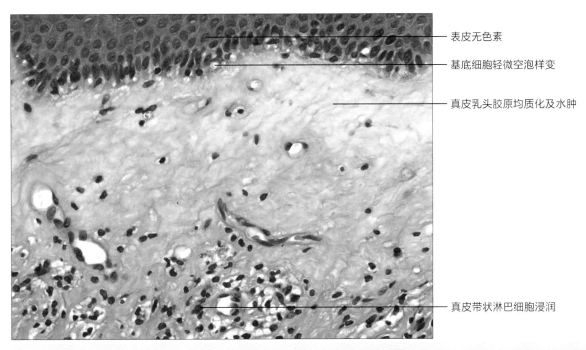

表皮无色素

基底细胞轻微空泡样变

真皮乳头胶原均质化及水肿

真皮带状淋巴细胞浸润

D. 高倍镜显示表皮无色素，基底细胞轻度空泡样变，真皮乳头层胶原均质化及水肿，下侧有明显淋巴细胞浸润

临床与病理的联系

　　外生殖器是硬化性苔藓的好发部位，因炎症同时破坏黑素细胞，所以临床表现为白斑，常伴有局部皮肤萎缩及剧烈瘙痒。病理表现为真皮乳头层胶原的均质化，并伴有下方带状淋巴细胞浸润。生殖器部位的硬化性苔藓因瘙痒和长期炎症刺激可导致皮损肥厚，发生不典型增生，甚至出现癌变。

9.2 硬化性苔藓，躯干

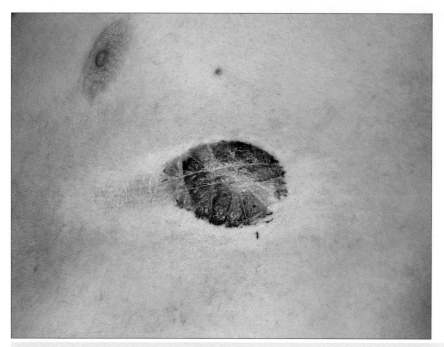

A. 前胸淡白色萎缩性斑片，中央有瘀斑形成

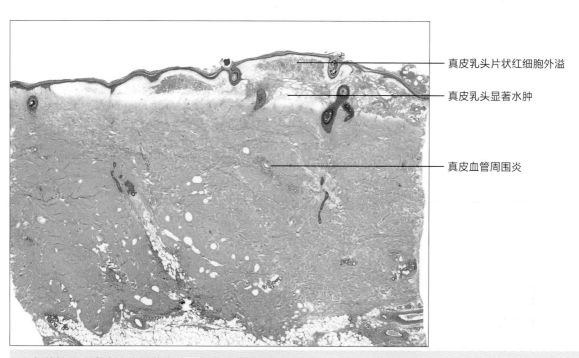

真皮乳头片状红细胞外溢

真皮乳头显著水肿

真皮血管周围炎

B. 低倍镜显示真皮乳头显著水肿，伴有片状红细胞外溢

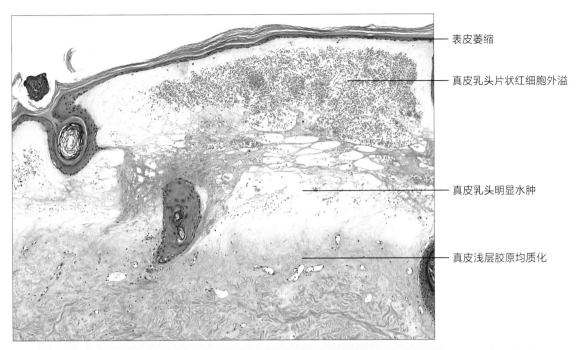

表皮萎缩

真皮乳头片状红细胞外溢

真皮乳头明显水肿

真皮浅层胶原均质化

C. 中倍镜显示表皮萎缩，真皮乳头明显水肿，真皮浅层胶原均质化

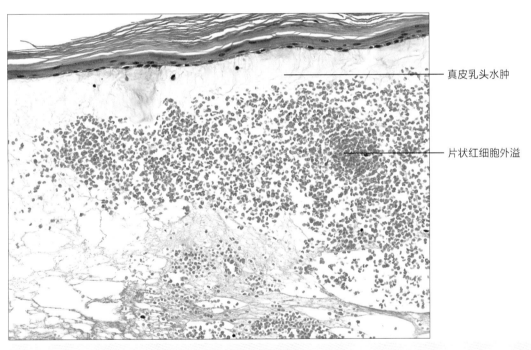

真皮乳头水肿

片状红细胞外溢

D. 高倍镜显示真皮乳头层显著水肿，片状红细胞外溢

临床与病理的联系

　　发生在躯干部位的硬化性苔藓通常表现为萎缩性白斑，呈羊皮纸样外观。病理上表现为真皮浅层的水肿和胶原均质化。本例患者临床合并有紫癜，对应于病理上见到的片状红细胞外溢。紫癜是硬化性苔藓比较常见的合并现象。

10 硬皮病
（Scleroderma）

临床特点

- 包括局限性硬斑病（localized scleroderma, morphea）和系统性硬化症（systemic sclerosis）
- 局限性硬斑病表现为单个或多个部位出现的皮肤硬化性斑块，无系统累及
- 特殊的局限性硬斑病包括带状硬斑病、深在型硬斑病、颜面偏侧萎缩等
- 系统性硬化症是一种多器官受累的结缔组织病，表现为全身的皮肤硬化，以腊肠样手指、肢端溃疡、雷诺现象、面部皮肤硬化等表现为特征，严重患者可出现肺脏、消化道等系统累及
- 系统性硬化症可伴有自身抗体的异常

病理特点

- 局限性硬斑病和系统性硬化症二者均以胶原硬化为典型表现
- 局限性硬斑病早期表现为胶原之间弥漫性淋巴细胞浸润，散布于胶原束之间
- 充分发展的皮疹表现为真皮胶原明显粗大或均质化，淋巴细胞浸润多位于血管周围
- 炎症后期胶原均质化明显，血管周围稀疏淋巴细胞浸润
- 系统性硬化症在多数情况下胶原的硬化和均质化相对轻微

诊断要点

- 局限性硬斑病和系统性硬化症是两种相对独立的疾病，二者依靠临床特征可鉴别
- 胶原硬化是二者共同的病理表现，局限性硬斑病胶原硬化更为显著
- 胶原间淋巴细胞浸润是早期硬斑病的特点

10.1　硬斑病，典型病变

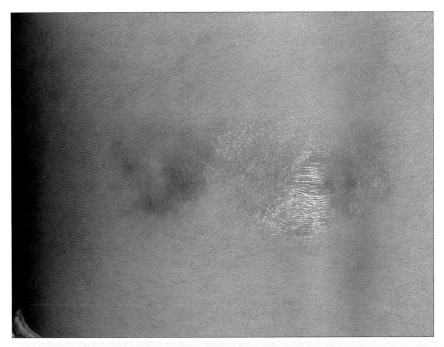

A. 腰背部局限性皮肤硬化，表面轻度萎缩并有光泽

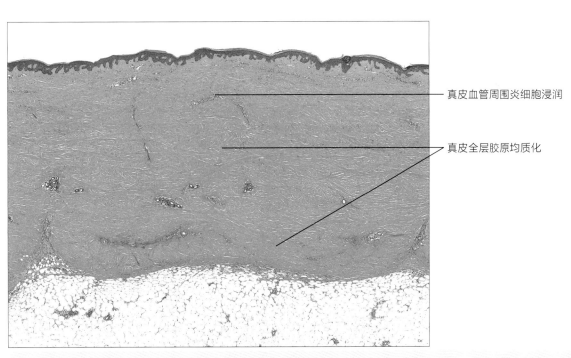

B. 低倍镜显示真皮全层胶原均质化，血管周围炎细胞浸润

真皮血管周围炎细胞浸润

真皮全层胶原均质化

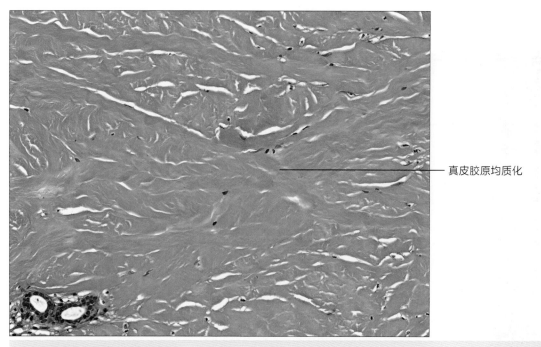

真皮胶原均质化

C. 中倍镜显示真皮胶原均质化

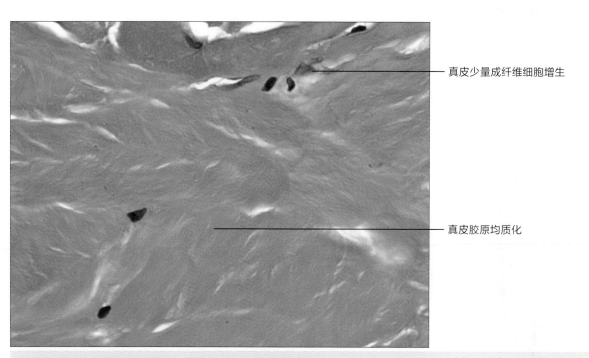

真皮少量成纤维细胞增生

真皮胶原均质化

D. 高倍镜显示真皮胶原均质化，伴有少量成纤维细胞增生

临床与病理的联系

　　局限性硬斑病表现为局限的或者带状皮肤硬化、萎缩，也有皮疹为多发或泛发。病理上最主要的特征是胶原的均质化，可发生在真皮浅层（即前述的硬化性苔藓）、深层或皮下脂肪间隔。局限性硬斑病早期往往有明显的淋巴细胞、浆细胞浸润，炎症后期则以胶原均质化为主要表现。

10.2 硬斑病早期

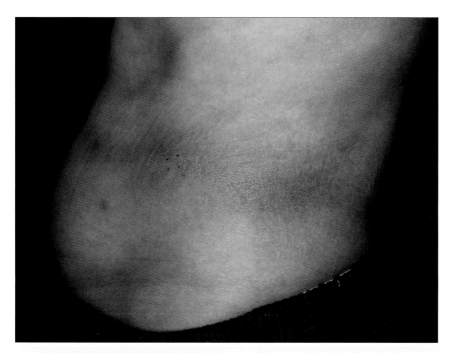

A. 左侧腰部出现的带状浸润性红斑

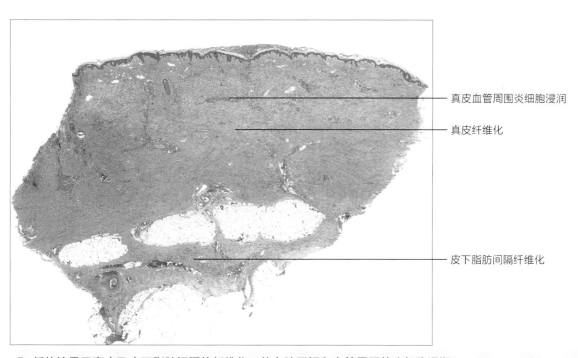

真皮血管周围炎细胞浸润

真皮纤维化

皮下脂肪间隔纤维化

B. 低倍镜显示真皮及皮下脂肪间隔的纤维化，伴有胶原间和血管周围的炎细胞浸润

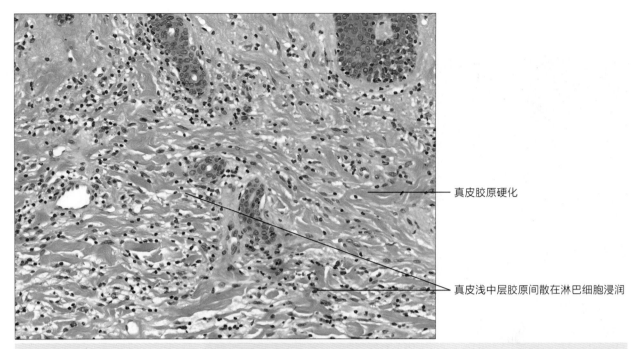

真皮胶原硬化

真皮浅中层胶原间散在淋巴细胞浸润

C. 中倍镜显示真皮浅中层胶原间明显的淋巴细胞浸润

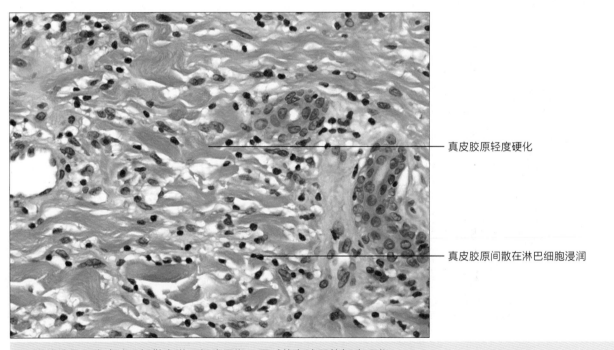

真皮胶原轻度硬化

真皮胶原间散在淋巴细胞浸润

D. 高倍镜显示真皮胶原间散在淋巴细胞浸润，同时伴有胶原的轻度硬化

临床与病理的联系

　　硬斑病的早期往往表现为红斑或斑块，相应病理上多具有明显的炎细胞浸润，表现为胶原间和血管周围以淋巴细胞、浆细胞为主的浸润。胶原间散在的淋巴细胞浸润，可以作为早期硬斑病的诊断线索。需注意少数蕈样肉芽肿可出现类似的胶原间淋巴细胞浸润的现象。

10.3　硬斑病合并硬化性苔藓

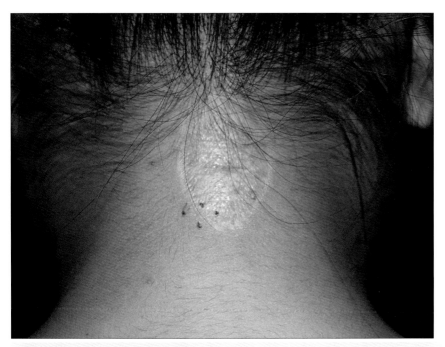

A. 发生在颈部的界限清楚的萎缩性白斑

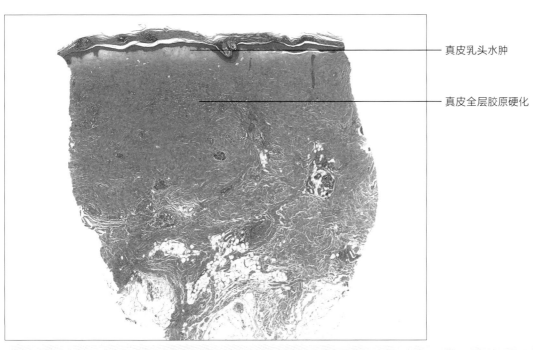

真皮乳头水肿

真皮全层胶原硬化

B. 低倍镜显示真皮乳头水肿，同时伴有真皮全层的胶原硬化现象

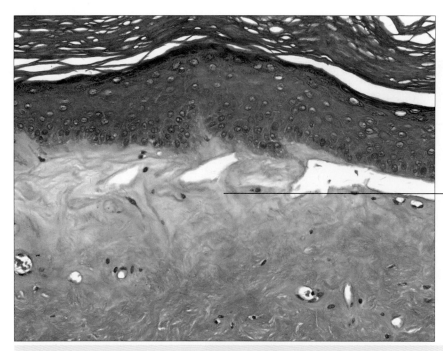

真皮浅层胶原均质化及水肿

C. 高倍镜显示真皮浅层胶原均质化及水肿，为硬化性苔藓的典型表现

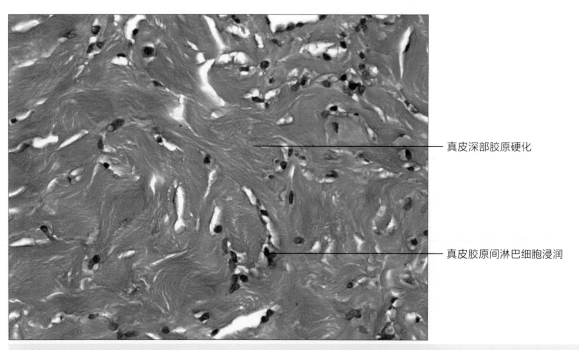

真皮深部胶原硬化

真皮胶原间淋巴细胞浸润

D. 高倍镜显示真皮深部胶原硬化，伴有胶原间淋巴细胞浸润，为硬斑病的典型表现

临床与病理的联系

　　本病例展示了硬化性苔藓与硬斑病合并发生的现象，此现象在临床上非常常见，提示硬化性苔藓和局限性硬斑病实际上是同一种疾病。硬化性苔藓实际上是位于真皮乳头层的局限性硬斑病。

10.4 系统性硬化症

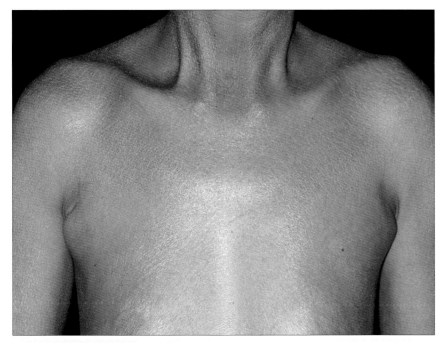

A. 躯干部位皮肤硬化，有蜡样光泽

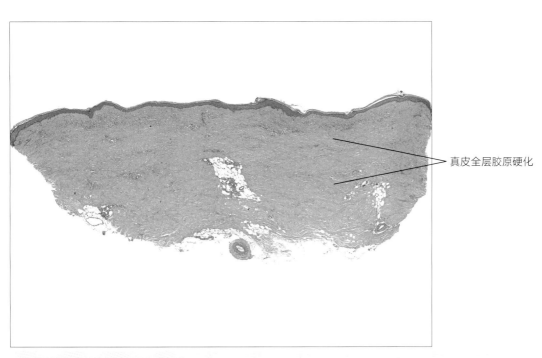

真皮全层胶原硬化

B. 低倍镜显示真皮全层胶原硬化

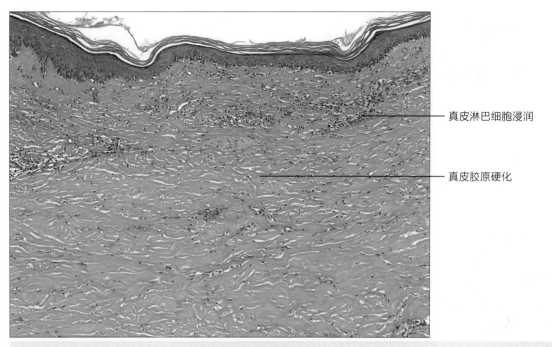

C. 中倍镜显示真皮胶原硬化，伴有胶原间和血管周围散在淋巴细胞浸润

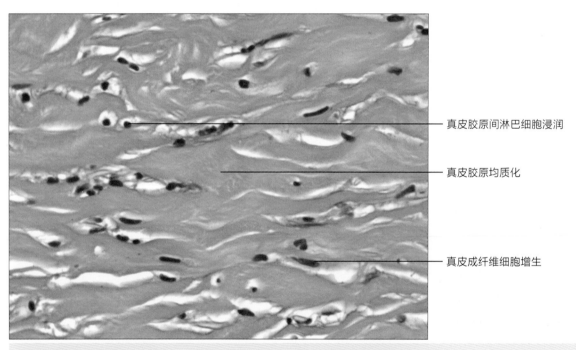

D. 高倍镜显示真皮胶原均质化，同时伴有淋巴细胞浸润和成纤维细胞增生

临床与病理的联系

　　系统性硬化症和局限性硬斑病具有类似的病理改变，即二者均表现为胶原的均质化，活动期有淋巴细胞浸润，但是二者在临床上具有明显的差别。硬斑病通常都是局限性的损害，而系统性硬化症是全身结缔组织的硬化，包括皮肤、肺脏、胃肠道等，同时伴有自身抗体的异常。

11 虫咬皮炎
（Insect Bite）

- 常见的虫咬皮炎包括蚊虫、跳蚤、螨虫、蜱虫等叮咬，较少见的包括恙虫病、蜂蜇伤、蜈蚣蜇伤等
- 因叮咬的虫体不同以及患者的个体差异而临床表现差异较大
- 常见的虫咬皮炎多发生于夏秋季节，表现为多发散在红斑、丘疹，严重者可形成水疱、肿胀或坏死
- 丘疹性荨麻疹是虫咬皮炎的常见表现，表现为多发或泛发性丘疹或丘疱疹
- 疥疮可表现为指缝、手腕、生殖器等部位丘疹、丘疱疹、痂皮，伴剧烈瘙痒。可在外生殖器等部位形成疥疮结节
- 蜱叮咬后可附着于皮肤，口器穿透皮肤，也可脱落后形成局部环状红斑

病理特点

- 多数虫咬皮炎表现为真皮内楔形的炎症浸润，有明显的嗜酸性粒细胞
- 表皮可出现海绵水肿或坏死现象
- 真皮内为上重下轻的血管周围炎或血管炎，以淋巴细胞和嗜酸性粒细胞浸润为主
- 疥疮可在角质层内发现疥虫或虫卵，疥疮结节则表现为伴嗜酸性粒细胞的局限性淋巴细胞聚集
- 蜱虫叮咬可见真皮内口器残留，局部血管内凝血以及血管周围淋巴细胞为主的浸润

诊断要点

- 临床病史对虫咬皮炎的诊断有重要价值
- 虫咬皮炎多数情况下表现为真皮内楔形炎症，血管周围淋巴细胞和嗜酸性粒细胞浸润
- 嗜酸性粒细胞浸润在虫咬皮炎中较为常见，可作为诊断线索
- 虫咬引起的大疱性皮疹需要和大疱性类天疱疮鉴别

11.1 虫咬皮炎，典型病变

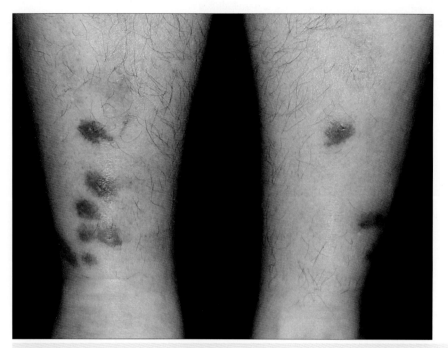

A. 下肢多发的分布不规则的红色斑丘疹

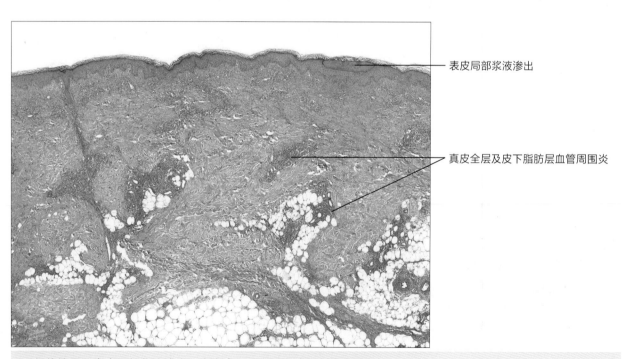

表皮局部浆液渗出

真皮全层及皮下脂肪层血管周围炎

B. 低倍镜显示表皮局部浆液渗出，真皮全层及皮下脂肪层血管周围炎

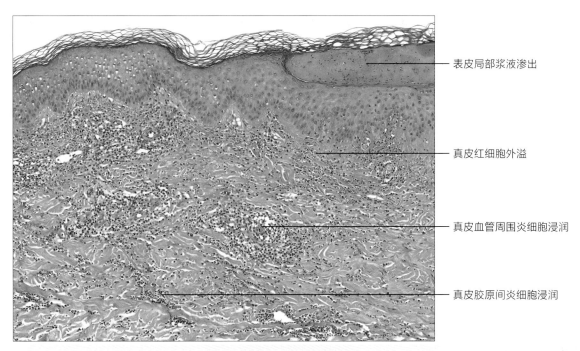

　　表皮局部浆液渗出

　　真皮红细胞外溢

　　真皮血管周围炎细胞浸润

　　真皮胶原间炎细胞浸润

C. 中倍镜显示局部浆液渗出，真皮血管周围及胶原间炎细胞浸润

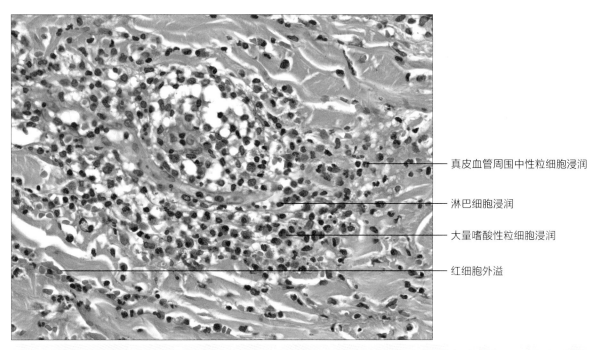

　　真皮血管周围中性粒细胞浸润

　　淋巴细胞浸润

　　大量嗜酸性粒细胞浸润

　　红细胞外溢

D. 高倍镜显示真皮血管周围以嗜酸性粒细胞为主的浸润，有少数淋巴细胞及中性粒细胞浸润，可见红细胞外溢

临床与病理的联系

　　虫咬皮炎的分布多不规则，与虫体在体表移行、叮咬的部位有关，临床上可表现为剧烈瘙痒的红色斑丘疹或大疱，病理上可表现为血管周围炎或血管炎，严重者有局部坏死现象。嗜酸性粒细胞浸润是虫咬皮炎的诊断线索。

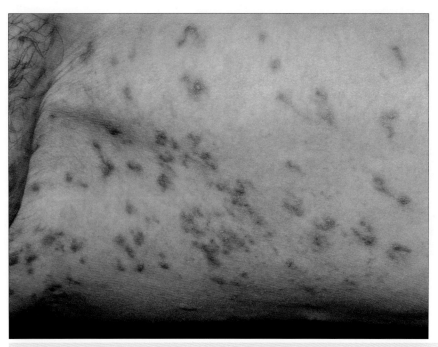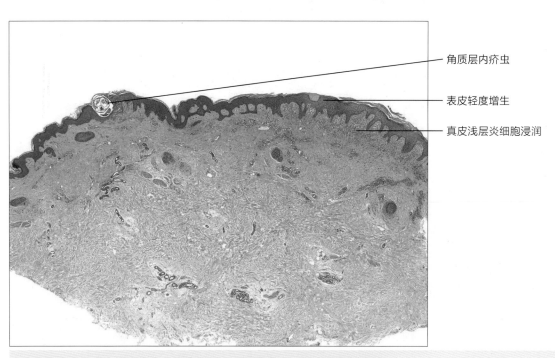

11.2 疥疮

A. 大腿内侧近腹股沟部位多发丘疹，部分皮疹形成条纹状形态（即疥疮导致的隧道）

角质层内疥虫

表皮轻度增生

真皮浅层炎细胞浸润

B. 低倍镜显示表皮轻度增生，真皮浅层炎细胞浸润，可见角质层内疥虫

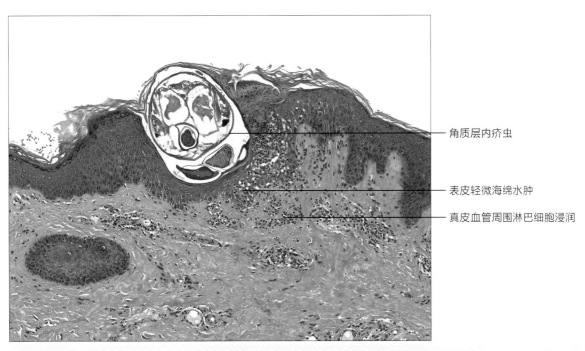

C. 中倍镜显示角质层内疥虫，下方表皮轻微海绵水肿，真皮血管周围稀疏淋巴细胞浸润

— 角质层内疥虫

— 表皮轻微海绵水肿
— 真皮血管周围淋巴细胞浸润

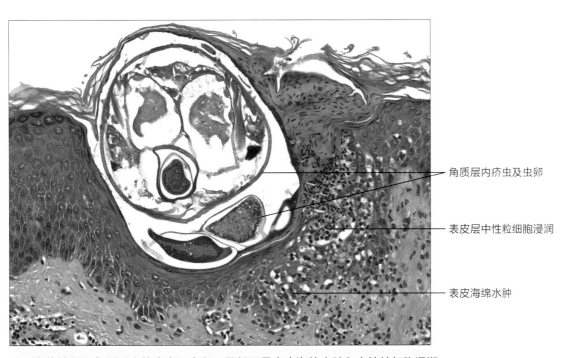

D. 高倍镜显示角质层内的疥虫及虫卵，局部可见表皮海绵水肿和中性粒细胞浸润

— 角质层内疥虫及虫卵

— 表皮层中性粒细胞浸润

— 表皮海绵水肿

临床与病理的联系

　　疥疮的诊断以临床为主，如果能够通过镜检查到疥虫可确诊，皮肤镜也是比较常用的检查方法。疥虫感染皮肤后在角质层内形成隧道。病理上如果幸运的话可以在角质层内见到疥虫虫体或虫卵，但有时候因切面的原因很难找到。挪威疥患者皮肤内有大量的疥虫感染，病理上可见到角质层内大量疥虫。

11.3 疥疮结节

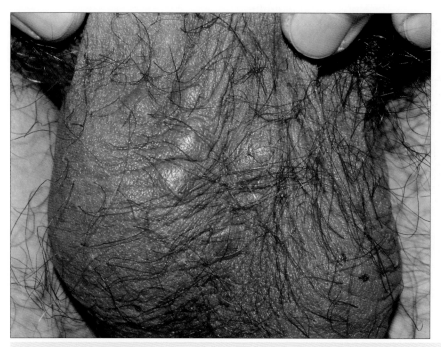

A. 阴囊部位多发红色丘疹

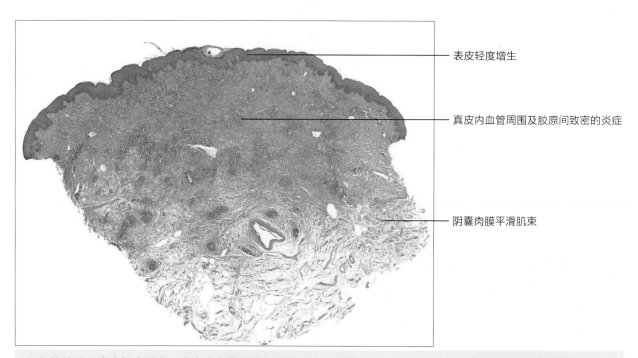

B. 低倍镜显示表皮轻度增生，真皮内血管周围及胶原间有致密的炎症，深部可见组成阴囊肉膜的平滑肌束

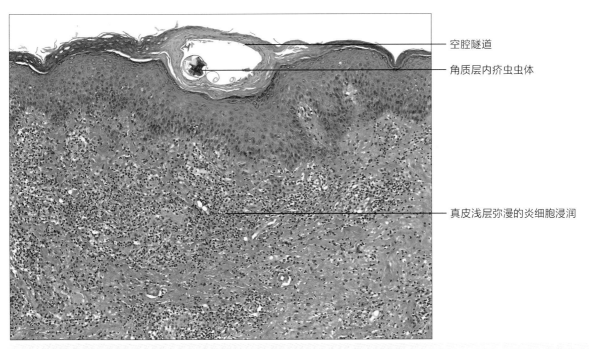

C. 中倍镜显示角质层内可见疥虫虫体及隧道，真皮浅层弥漫的炎细胞浸润

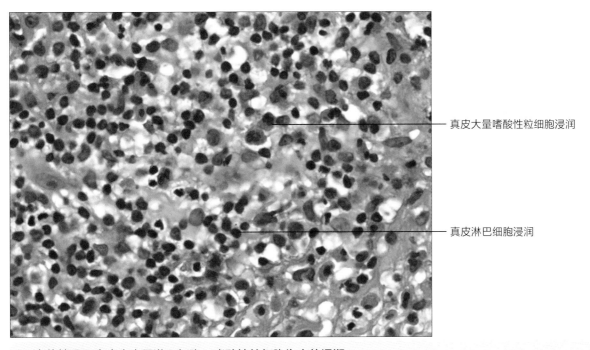

D. 高倍镜显示真皮内大量淋巴细胞、嗜酸性粒细胞为主的浸润

临床与病理的联系

　　疥疮结节病理上常形成假性淋巴瘤样改变，组成细胞以淋巴细胞和嗜酸性粒细胞为主。因此，在外阴等部位出现的有明显嗜酸性粒细胞浸润的假性淋巴瘤模式高度提示疥疮结节。部分疥疮结节可在切片上看到疥虫及隧道，但不是诊断所必需的。

12 梅毒
（Syphilis）

- 由梅毒螺旋体感染所导致的性传播疾病，包括先天性梅毒和后天获得性梅毒
- 先天性梅毒分为早期和晚期先天性梅毒，后天获得性梅毒通常分为三期
- 一期梅毒硬下疳是梅毒螺旋体经性行为局部感染后形成的溃疡性改变，发生于生殖器或其他部位
- 二期梅毒是梅毒螺旋体入血后形成的梅毒疹，可见于躯干、掌跖，形成暗红色斑疹或斑丘疹，也可表现为外阴、肛周扁平湿疣和梅毒性脱发。二期梅毒可出现全身感染症状，包括神经系统改变
- 三期梅毒是梅毒感染器官后引起免疫反应所导致的组织损伤，包括神经梅毒、心血管梅毒、骨梅毒、结节性梅毒疹、梅毒树胶肿等
- 早期先天性梅毒的临床表现类似后天获得性二期梅毒，晚期先天性梅毒临床表现类似后天获得性三期梅毒
- 除感染的极早期之外，梅毒患者血清学试验通常为阳性

病理特点

- 一期梅毒硬下疳表现为表皮和黏膜溃疡，局部淋巴细胞和浆细胞浸润
- 二期梅毒疹表现为银屑病样皮炎，伴有淋巴细胞和浆细胞浸润
- 三期梅毒疹表现为肉芽肿性炎症或纤维化改变，伴有淋巴细胞、浆细胞和组织细胞浸润
- 一期和二期梅毒疹往往在皮疹局部有较多的梅毒螺旋体，免疫组化染色可以直接显示梅毒螺旋体

诊断要点

- 病史和梅毒血清学试验对于梅毒诊断有重要价值，但常在确诊前被忽略
- 各期梅毒都会引起淋巴细胞和浆细胞的浸润，非黏膜部位浆细胞浸润对诊断有提示作用
- 二期梅毒疹往往伴有表皮内局部少量中性粒细胞浸润，可作为诊断线索之一
- 梅毒抗体免疫组化染色可用于确诊，但不是所有病例都为阳性

12.1 一期梅毒 / 硬下疳

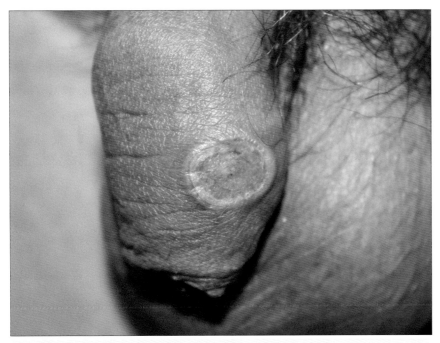

A. 阴茎部位界限清楚，边缘隆起，表面相对"清洁"的溃疡

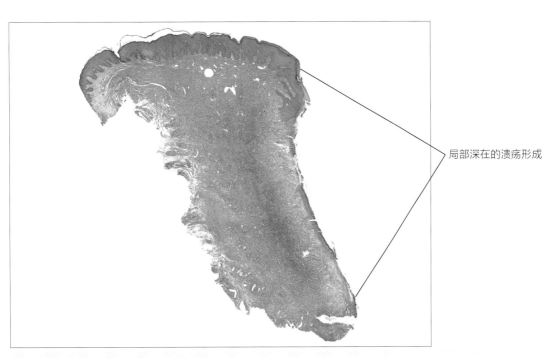

局部深在的溃疡形成

B. 低倍镜显示局部深在的溃疡形成

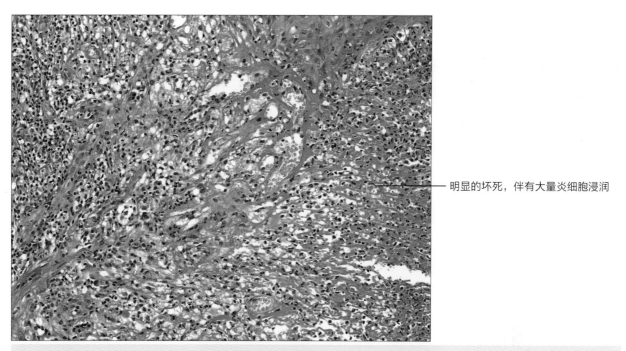

C. 中倍镜显示近溃疡处明显的坏死，有大量的炎细胞浸润

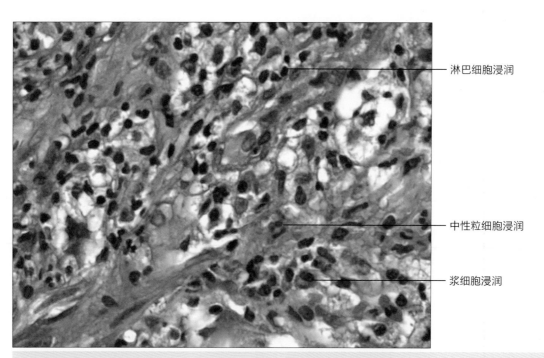

D. 高倍镜显示明显的炎细胞浸润，包括淋巴细胞、浆细胞和中性粒细胞

临床与病理的联系

　　硬下疳临床表现为单发或多发溃疡，是梅毒螺旋体直接接种于局部形成的皮肤表现，对应于病理上见到的深在溃疡，伴有明显的浆细胞浸润。硬下疳局部有大量的梅毒螺旋体，通过暗视野荧光检查可查到梅毒螺旋体，病理上通过免疫组化染色也可发现溃疡部位有大量的梅毒螺旋体。

12.2　二期梅毒

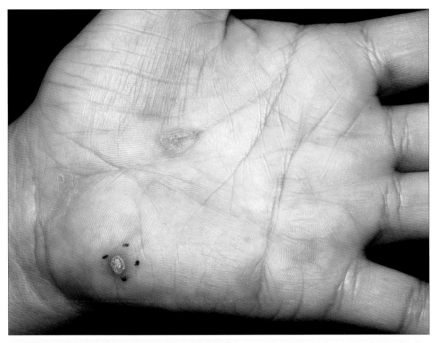

A. 手掌部位多个暗红色斑片，部分有鳞屑

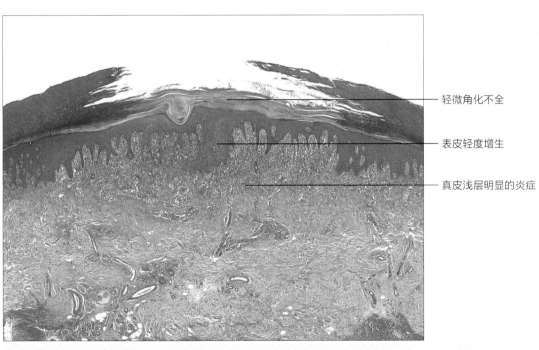

轻微角化不全

表皮轻度增生

真皮浅层明显的炎症

B. 低倍镜显示轻微角化不全，表皮轻度增生，真皮浅层有明显的炎症

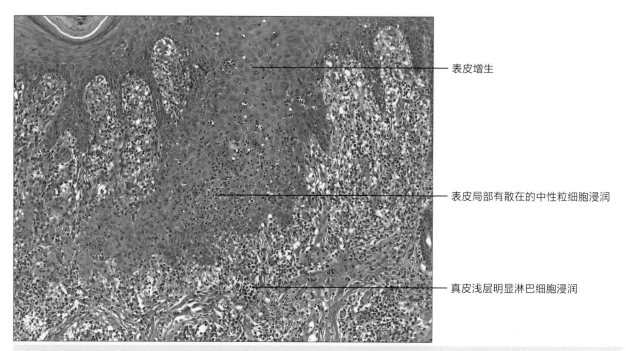

C. 中倍镜显示表皮增生，表皮局部有散在的中性粒细胞浸润，真皮浅层明显的淋巴细胞浸润

表皮增生

表皮局部有散在的中性粒细胞浸润

真皮浅层明显淋巴细胞浸润

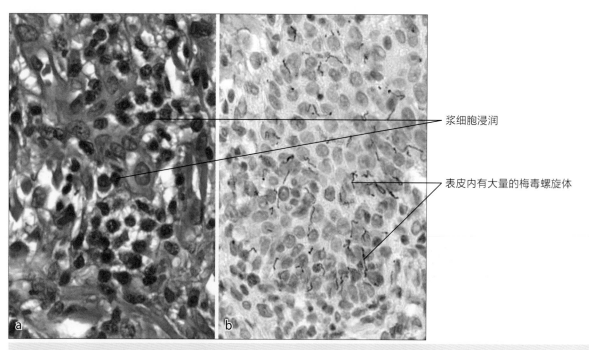

浆细胞浸润

表皮内有大量的梅毒螺旋体

D. 高倍镜显示真皮内大量淋巴细胞和浆细胞浸润（a）；免疫组化染色显示表皮内有大量梅毒螺旋体（b）

临床与病理的联系

　　掌跖部位的暗红色斑疹是二期梅毒疹的典型表现，病理常表现为银屑病样增生模式，伴有大量淋巴细胞、浆细胞浸润。非黏膜部位的真皮浅层血管周围浆细胞浸润是诊断梅毒感染的重要线索。表皮棘层内的中性粒细胞浸润也提示梅毒感染的可能性。免疫组化染色和梅毒血清学检查可确诊。

12.3 扁平湿疣

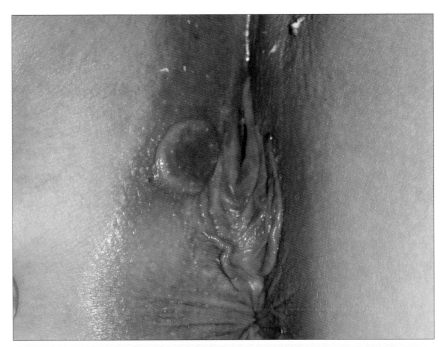

A. 大阴唇及阴道口周围多个暗红色斑块

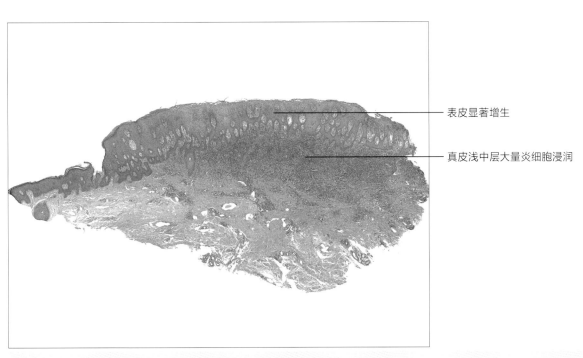

表皮显著增生

真皮浅中层大量炎细胞浸润

B. 低倍镜显示表皮显著增生，伴有真皮浅中层大量炎细胞浸润

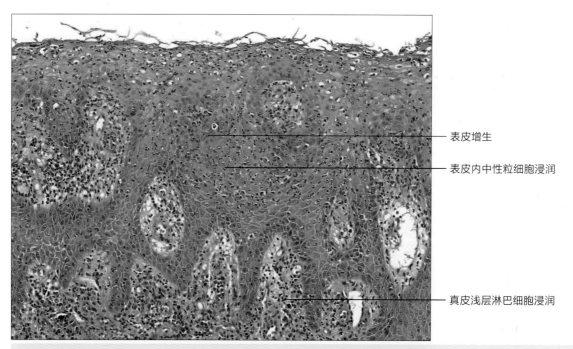

表皮增生

表皮内中性粒细胞浸润

真皮浅层淋巴细胞浸润

C. 中倍镜显示表皮增生，表皮内有中性粒细胞浸润，真皮浅层有明显的淋巴细胞浸润

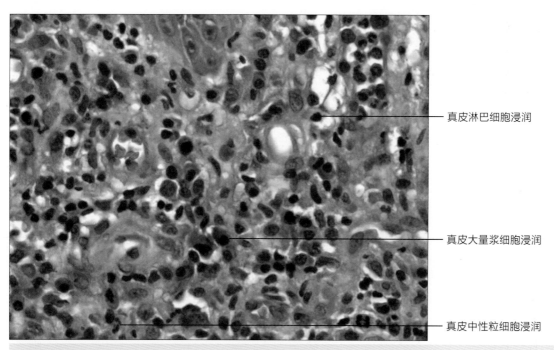

真皮淋巴细胞浸润

真皮大量浆细胞浸润

真皮中性粒细胞浸润

D. 高倍镜显示真皮内大量淋巴细胞、浆细胞和中性粒细胞浸润

临床与病理的联系

　　扁平湿疣是二期梅毒疹的典型表现，病变局部有大量梅毒螺旋体。病理常表现为银屑病样增生模式，伴有大量淋巴细胞和浆细胞浸润。免疫组化染色可发现病变部位有大量梅毒螺旋体。扁平湿疣患者梅毒血清学检查通常为强阳性。

13 环状肉芽肿
(Granuloma Annulare)

临床特点

- 多见于儿童和青年，表现为环状斑块，但也有患者表现为丘疹或斑片
- 多见于手背、足背等部位，可单发或多发
- 一些儿童发生的深在性环状肉芽肿表现为结节而不是环状斑块
- 泛发性环状肉芽肿多表现为泛发的丘疹
- 光线性肉芽肿发生在手背和面颈部等曝光部位，具有类似的环状皮疹

病理特点

- 表现为真皮内栅栏状肉芽肿，伴有黏蛋白沉积
- 栅栏状肉芽肿由组织细胞组成，可形成多核巨细胞，中央为黏蛋白沉积，可有胶原变性
- 血管周围有淋巴细胞为主的炎症
- 儿童深在性环状肉芽肿多位于真皮深部及皮下脂肪间隔
- 部分病例栅栏状改变不明显，甚至表现为胶原间组织细胞浸润，称为间质性环状肉芽肿
- 光线性肉芽肿具有类似环状肉芽肿的病理改变，可见组织细胞吞噬弹力纤维及肉芽肿区域弹力纤维消失
- 作者认为弹力纤维溶解性巨细胞肉芽肿和光线性肉芽肿是一种疾病，或者二者之间有非常大的重叠

诊断要点

- 伴有黏蛋白沉积的栅栏状肉芽肿提示环状肉芽肿
- 部分环状肉芽肿栅栏状排列不是很明显
- 需与类风湿结节相鉴别，后者为胶原变性及栅栏状肉芽肿，无明显的黏蛋白沉积
- 需与间质性肉芽肿性皮炎鉴别，后者常伴有胶原的降解和组织细胞的包裹，有时有中性粒细胞浸润
- 需与肉芽肿性蕈样肉芽肿鉴别，后者真皮内有散在组织细胞和多核巨细胞浸润，淋巴细胞有亲表皮性

13.1 环状肉芽肿，典型病变

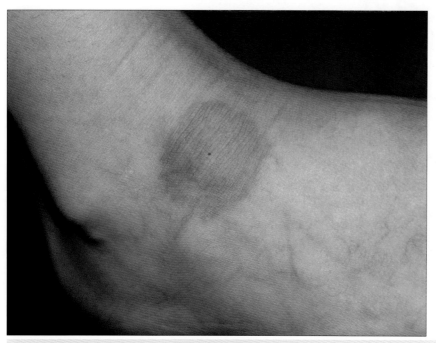

A. 儿童足踝部位的红色斑块，触诊边缘略隆起

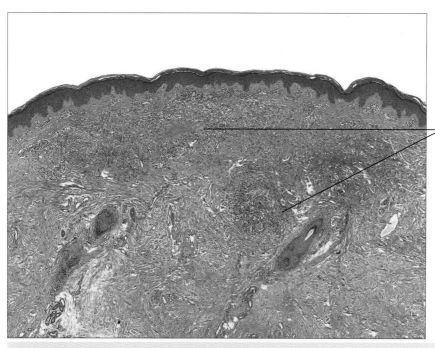

真皮内多个栅栏状肉芽肿性结节

B. 低倍镜显示真皮内多个结节性炎细胞浸润

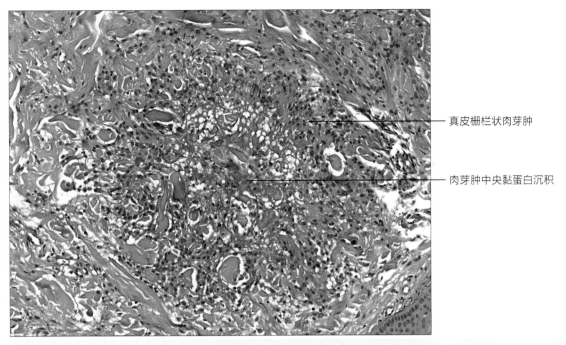

真皮栅栏状肉芽肿

肉芽肿中央黏蛋白沉积

C. 中倍镜显示栅栏状肉芽肿性炎症，肉芽肿中央有明显的黏蛋白沉积

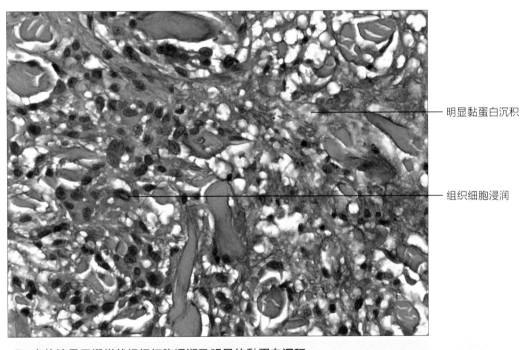

明显黏蛋白沉积

组织细胞浸润

D. 高倍镜显示栅栏状组织细胞浸润及明显的黏蛋白沉积

临床与病理的联系

环状肉芽肿临床表现为环状隆起性斑块，对应于病理上见到的真皮内局部肉芽肿性炎症和黏蛋白沉积。环状肉芽肿含有黏蛋白，形成嗜碱性肉芽肿，区别于风湿结节和类风湿结节，后二者常形成嗜酸性肉芽肿，肉芽肿中央为嗜酸性染色的纤维素样变性。

13.2 深在性环状肉芽肿

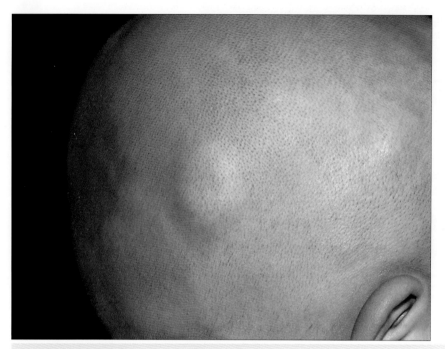

A. 儿童头部皮下结节

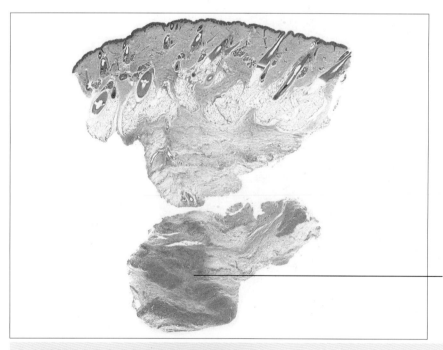

皮下脂肪层的栅栏状肉芽肿

B. 低倍镜显示发生于皮下脂肪层的局限性炎症

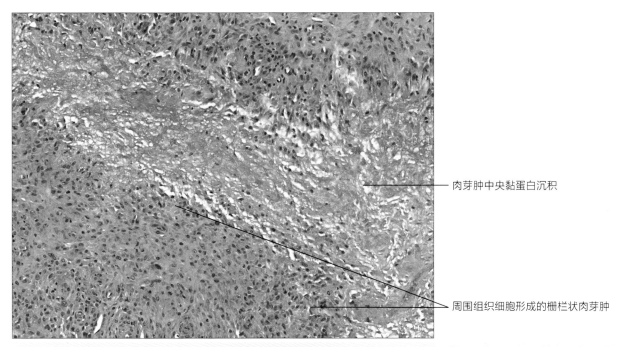

肉芽肿中央黏蛋白沉积

周围组织细胞形成的栅栏状肉芽肿

C. 中倍镜显示栅栏状肉芽肿性炎症，肉芽肿中央有黏蛋白沉积

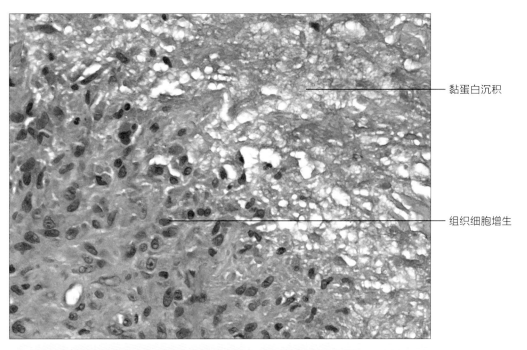

黏蛋白沉积

组织细胞增生

D. 高倍镜显示组织细胞形成的栅栏状肉芽肿，中央有黏蛋白沉积

临床与病理的联系

深在性环状肉芽肿多见于儿童，好发于头部、足踝，因浸润较深，临床上通常表现为结节而不是环状斑块。深在性环状肉芽肿与经典的环状肉芽肿病理特征类似，区别在于位于皮下脂肪层，通常累及皮下脂肪间隔。

13.3 光线性肉芽肿

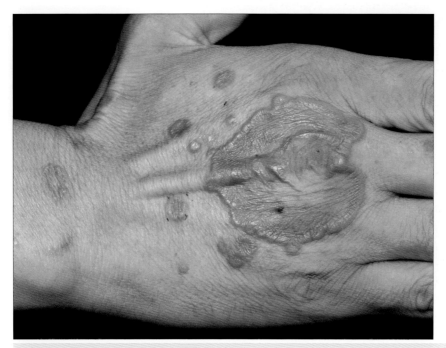

A. 发生在手背的大小不一的环状斑块

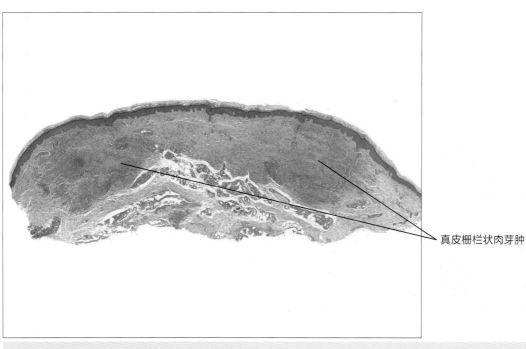

真皮栅栏状肉芽肿

B. 低倍镜显示发生在真皮内的栅栏状肉芽肿

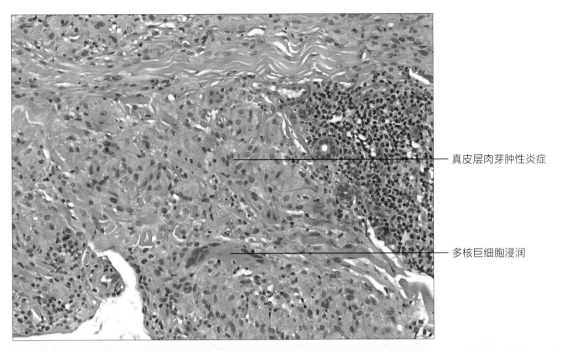

真皮层肉芽肿性炎症

多核巨细胞浸润

C. 中倍镜显示肉芽肿性炎症，可见多核巨细胞

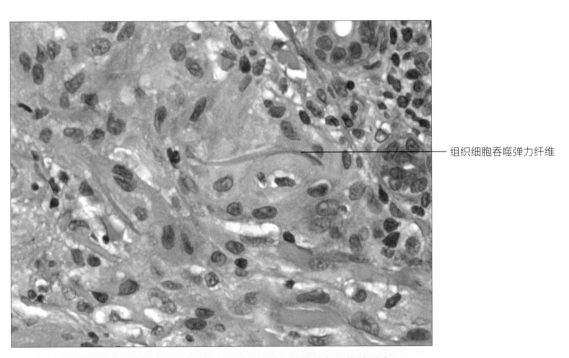

组织细胞吞噬弹力纤维

D. 高倍镜可见组织细胞形成的肉芽肿，伴有明显的吞噬弹力纤维的现象

临床与病理的联系

　　光线性肉芽肿具有与环状肉芽肿类似的临床表现，但多见于老年人，发生在光暴露部位，病理上组织细胞吞噬、破坏弹力纤维，无明显黏蛋白沉积。作者认为弹力纤维溶解性巨细胞肉芽肿和光线性肉芽肿是同一种疾病，或者二者之间有非常大的重叠。

14 结节病
（Sarcoidosis）

临床特点

- 多发生于青壮年，可单独有皮肤表现，或合并有肺部或其他系统表现
- 皮肤病变常见于面部、背部、四肢伸侧，可表现为红色丘疹、结节、斑块，单发或多发，皮疹特异性不高，通常难以诊断
- 肺部常在影像学上见到肺门淋巴结肿大、肺实质性浸润、肺纤维化等表现
- 其他受累器官包括淋巴结、眼、肝、脾等

病理特点

- 以裸结节为典型病理改变
- 组织细胞形成界限清楚的结节，周围相对缺乏淋巴细胞浸润
- 组织细胞形成的肉芽肿中央无干酪样坏死现象
- 组织细胞内有时有星状体形成，但不是诊断必需的
- 有时组织细胞可形成多核巨细胞
- 皮下型结节病可累及皮下脂肪间隔或小叶

诊断要点

- 裸结节是典型病理改变，但"裸"的程度是相对的，有时也伴随有淋巴细胞浸润
- 需鉴别其他感染性肉芽肿，包括皮肤结核等
- 可借助偏振光检查鉴别硅肉芽肿或其他异物肉芽肿

14.1 结节病，典型病变

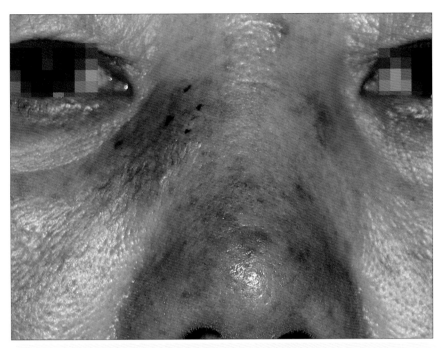

A. 发生在面部鼻梁及周围的红色斑块及散在小丘疹

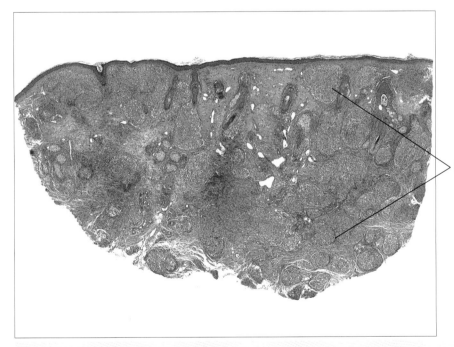

真皮全层多发肉芽肿性炎症

B. 低倍镜显示真皮内弥漫的肉芽肿性炎症

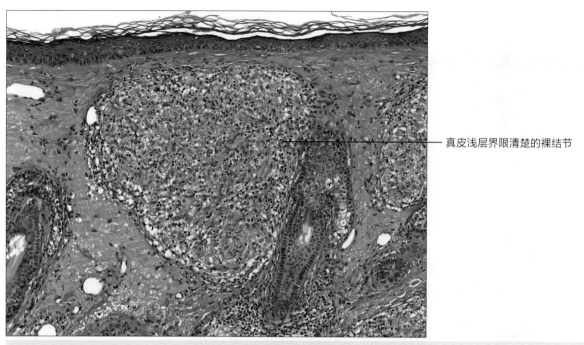

真皮浅层界限清楚的裸结节

C. 中倍镜显示真皮浅层以组织细胞增生为主的界限清楚的裸结节，相对缺乏淋巴细胞浸润

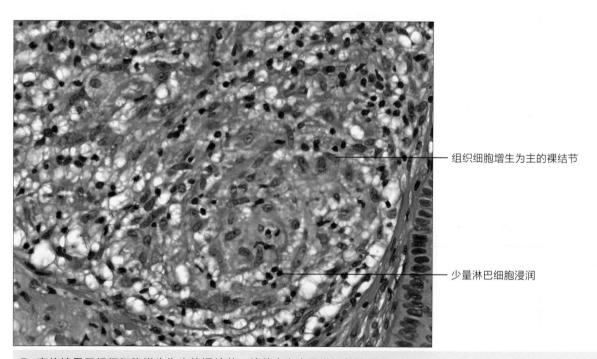

组织细胞增生为主的裸结节

少量淋巴细胞浸润

D. 高倍镜显示组织细胞增生为主的裸结节，结节内有少量淋巴细胞浸润

临床与病理的联系

　　结节病在临床上多表现为丘疹、结节和斑块，可发生于面部、躯干或四肢，对应于病理上见到的肉芽肿性炎症。结节病多表现为组织细胞增生为主的裸结节，缺乏淋巴细胞浸润。但这并非是绝对的，有的病例可能有少量的淋巴细胞浸润。

14.2 皮下型结节病

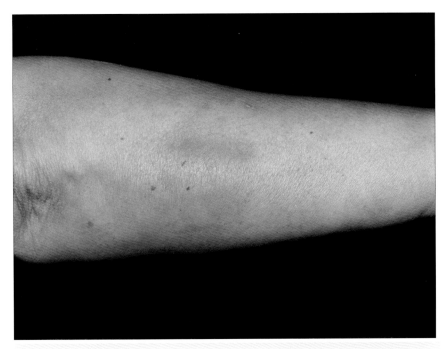

A. 发生在上肢的皮下结节

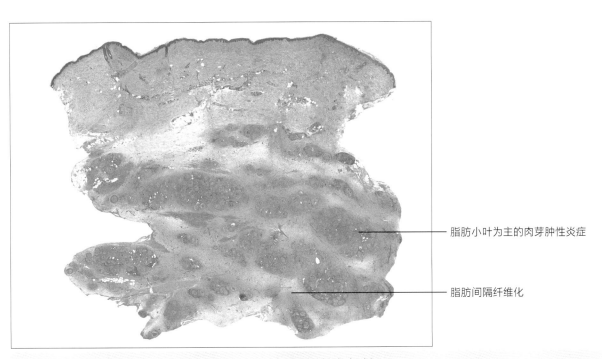

脂肪小叶为主的肉芽肿性炎症

脂肪间隔纤维化

B. 低倍镜显示以皮下脂肪为主的肉芽肿性炎症,脂肪小叶被完全破坏

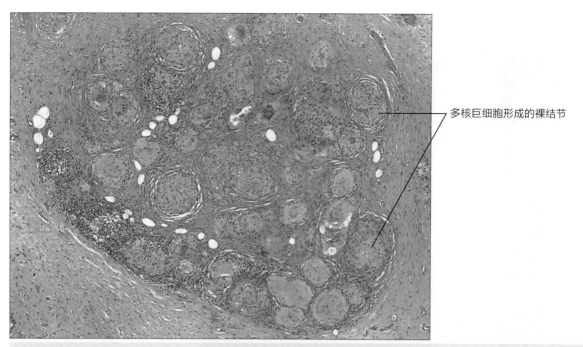

C. 中倍镜显示肉芽肿性炎症, 可见多核巨细胞形成的裸结节

多核巨细胞形成的裸结节

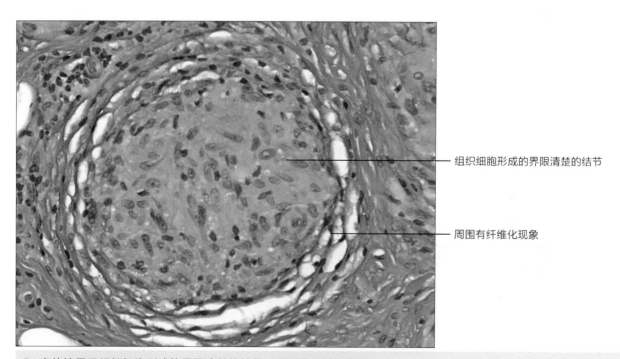

组织细胞形成的界限清楚的结节

周围有纤维化现象

D. 高倍镜显示组织细胞形成的界限清楚的结节, 周围有纤维化现象

临床与病理的联系

发生在皮下脂肪层的结节病临床皮疹常不具有特征性。病理表现为累及皮下脂肪的肉芽肿性炎症, 可累及脂肪间隔、小叶或二者同时累及, 表现为裸结节性肉芽肿。多核巨细胞在结节病并非罕见现象。皮下型结节病的鉴别诊断包括感染性肉芽肿、异物肉芽肿等。

14.3 异物肉芽肿

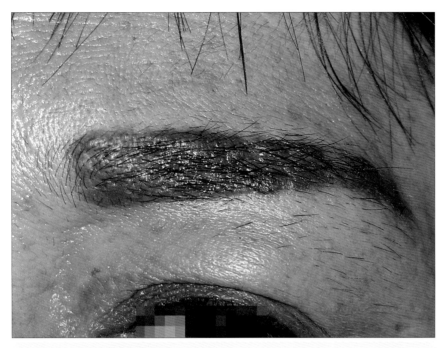

A. 文眉所致的眉部增生性斑块

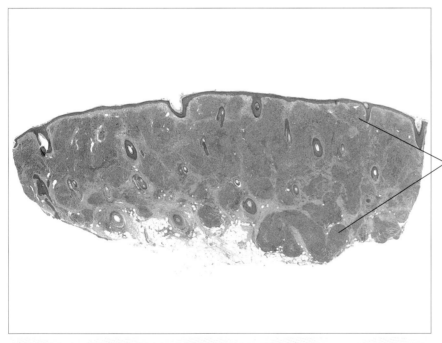

真皮全层肉芽肿性炎症

B. 低倍镜显示为真皮内肉芽肿性炎症，以裸结节增生为主

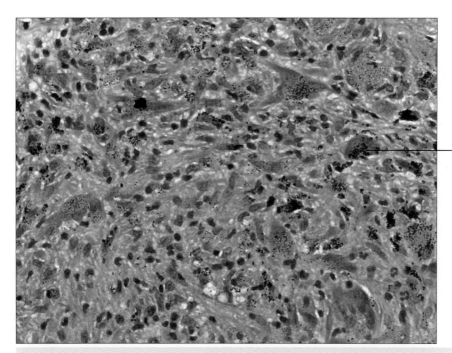

组织细胞内可见明显的异物颗粒

C. 高倍镜显示真皮浅层的肉芽肿性炎症，组织细胞内可见明显的异物颗粒

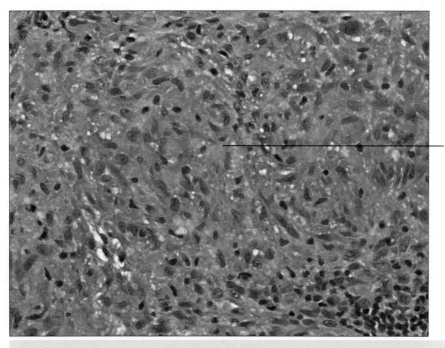

真皮深部以组织细胞增生为主的裸结节

D. 高倍镜显示真皮深部以组织细胞增生为主的裸结节，与结节病的裸结节难以区分

临床与病理的联系

　　本病例展示了一例文眉所致的肉芽肿性炎症，其真皮深部病理改变类似结节病，而真皮浅部的病理改变则是典型的异物肉芽肿。手术引起的滑石粉肉芽肿（过去大量使用含有滑石粉的手术手套，现已趋于淘汰）也容易形成类似结节病样的病理改变。

15 皮肤结核
（Cutaneous Tuberculosis）

临床特点

- 结核分枝杆菌感染皮肤后引起的不同类型皮肤表现
- 寻常狼疮表现为面部或四肢的暗红色斑块，玻片压诊类似苹果酱样颜色，可发生破溃，愈后留有萎缩性瘢痕
- 疣状皮肤结核多见于四肢、臀部，表现为疣状增生的丘疹、斑块，有明显鳞屑
- 瘰疬性皮肤结核是由胸腹壁或淋巴结结核累及皮肤形成的溃疡
- 丘疹坏死性结核疹多见于青少年，为结核杆菌血行播散所致，表现为以股臀部为主的多发坏死性丘疹，皮疹可反复成批发生
- 瘰疬性苔藓表现为躯干多发的小丘疹，可能是卡介苗接种或感染结核后引起的皮肤免疫反应
- 硬红斑病因不明确，部分病例可能是结核感染后的皮肤免疫反应

病理特点

- 寻常狼疮是真皮的肉芽肿性炎症，可有干酪样坏死，多数病例查不到抗酸杆菌
- 疣状皮肤结核表现为真皮浅层不典型的肉芽肿性炎症，通常无干酪样坏死，伴有表皮的不规则增生，几乎很难查到抗酸杆菌
- 瘰疬性皮肤结核表现为皮肤溃疡，伴有干酪样坏死，常可查到抗酸杆菌
- 丘疹坏死性结核疹表现为以血管为中心的肉芽肿性炎症，通常无干酪样坏死，难查到抗酸杆菌，现已十分罕见
- 瘰疬性苔藓表现为浅表的肉芽肿性炎症，查不到抗酸杆菌

诊断要点

- 皮肤结核通常是临床结合病理的诊断，有时需进行结核相关的实验室检查
- 寻常狼疮和疣状皮肤结核较为常见，需鉴别真菌性肉芽肿或非典型分枝杆菌肉芽肿
- 除瘰疬性皮肤结核外，多数皮肤结核难以查到抗酸杆菌，这也是病理诊断的局限性之一

15.1 寻常狼疮

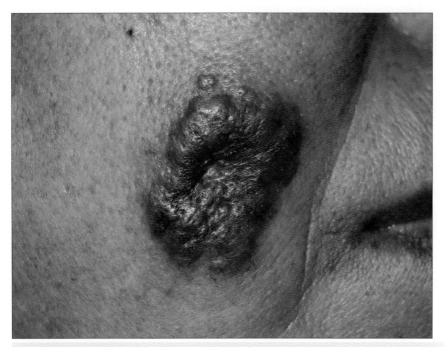

A. 右面部暗红色斑块

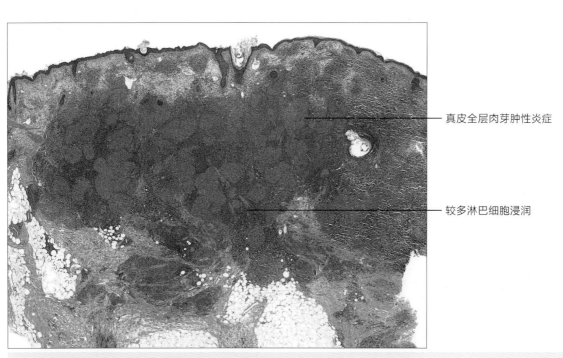

真皮全层肉芽肿性炎症

较多淋巴细胞浸润

B. 低倍镜显示真皮全层肉芽肿性炎症，伴有较多淋巴细胞浸润

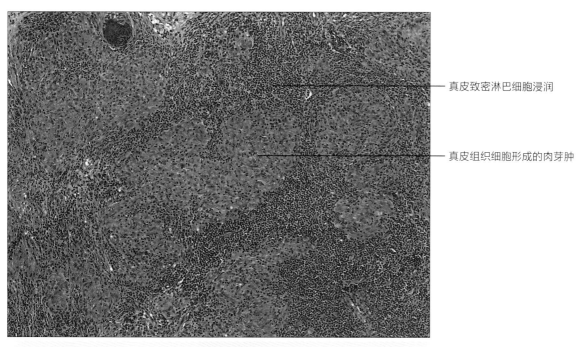

真皮致密淋巴细胞浸润

真皮组织细胞形成的肉芽肿

C. 中倍镜显示真皮富含淋巴细胞的肉芽肿性炎症

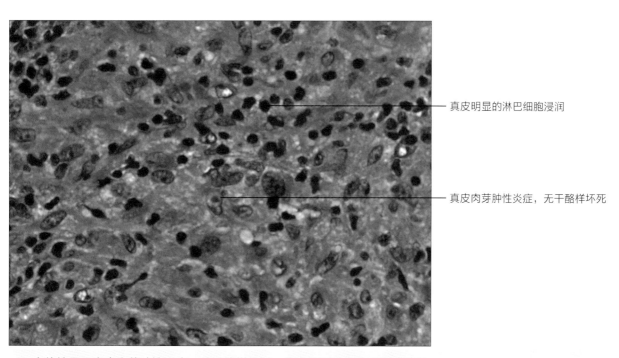

真皮明显的淋巴细胞浸润

真皮肉芽肿性炎症，无干酪样坏死

D. 高倍镜显示真皮肉芽肿性炎症，无干酪样坏死，伴有较明显的淋巴细胞浸润

临床与病理的联系

　　寻常狼疮多表现为面部为主的暗红色斑块，患者常合并有其他系统结核。病理表现为肉芽肿性炎症，但往往缺乏典型的干酪样坏死。在寻常狼疮中抗酸染色找到抗酸杆菌的概率非常低，因此诊断需密切结合临床特征及实验室检查。

15.2　疣状皮肤结核

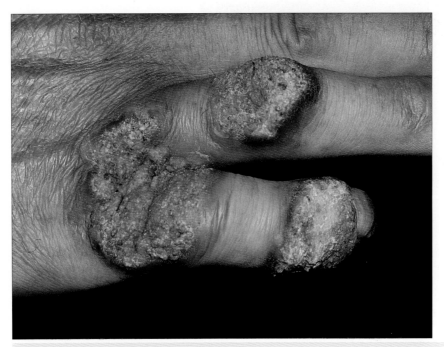

A. 发生在手指及掌指关节的多发疣状斑块

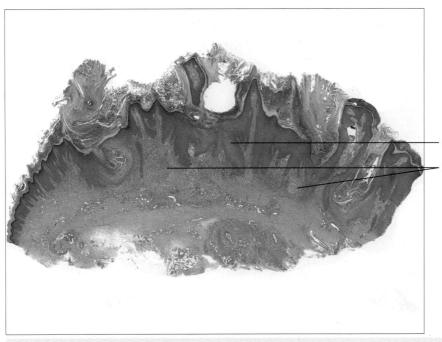

表皮假上皮瘤样增生

真皮浅层轻微的肉芽肿性炎症

B. 低倍镜显示表皮假上皮瘤样增生，伴有真皮浅层肉芽肿性炎症

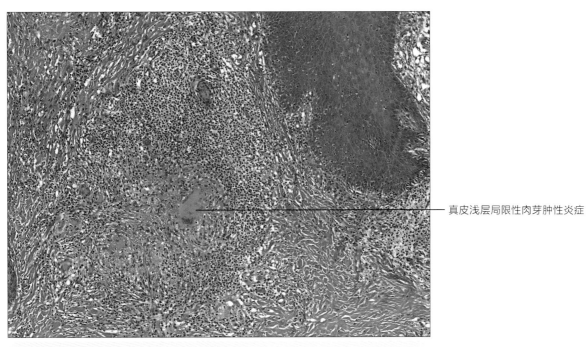

真皮浅层局限性肉芽肿性炎症

C. 中倍镜显示真皮浅层局限性肉芽肿性炎症

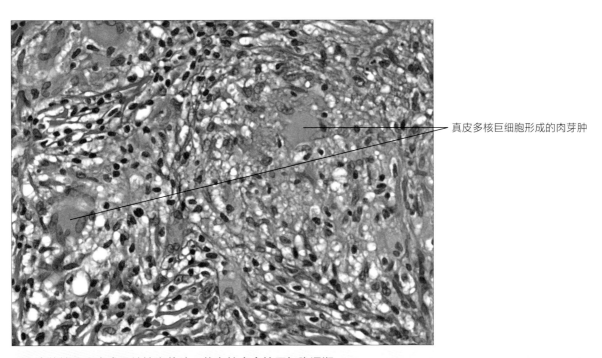

真皮多核巨细胞形成的肉芽肿

D. 高倍镜显示真皮局灶性肉芽肿，伴有较多多核巨细胞浸润

临床与病理的联系

　　疣状皮肤结核通常发生于股部、四肢等部位，与外伤接种有关，表现为疣状增生的角化性斑块。病理上表现为表皮不规则或假上皮瘤样增生。肉芽肿性炎症往往比较轻微，局限于真皮浅层。疣状皮肤结核往往查不到抗酸杆菌，诊断需结合临床及实验室检查，鉴别诊断包括其他分枝杆菌感染和真菌性肉芽肿。

16 深部真菌病
（Deep Fungus Infection）

- 一组累及皮肤深在组织或出现系统累及的真菌性疾病
- 具有鲜明的地域特点，多数发生在热带或亚热带地区，易发生于农民、林业工人等人群
- 与患者免疫状况有密切的关系，免疫缺陷（如 CARD9 基因突变、器官移植、免疫抑制剂的应用、HIV 感染等）往往引起严重或难治性的深部真菌感染
- 孢子丝菌病可表现为单发或多发结节、斑块，或出现全身播散性皮疹
- 着色芽生菌病常表现为外伤后局部疣状斑块
- 毛霉病可表现为四肢局部斑块，或面部、鼻腔等部位的坏死、溃疡

- 深部真菌病往往形成肉芽肿性炎症或化脓性肉芽肿性炎症
- HE 或特殊染色在切片上找到病原体可确诊，但染色阴性也不能完全排除诊断
- 对于多数深部真菌病病例，需通过分泌物或组织进行真菌培养以及后续的分子生物学鉴定
- 孢子丝菌病常表现为化脓性肉芽肿性炎症，特殊染色有时可找到圆形孢子
- 着色芽生菌病表现为表皮假上皮瘤样增生和真皮浅层的化脓性肉芽肿性炎症，HE 切片可找到褐色厚壁孢子
- 毛霉病表现为肉芽肿性炎症，伴有粗大的无隔菌丝，有时菌丝可堵塞血管

- 肉芽肿性炎症和化脓性肉芽肿性炎症常提示深部真菌感染的可能性
- 多数深部真菌病可通过常规 HE 染色或特殊染色在切片上找到病原体
- 多数情况下组织培养和后续的分子生物学鉴定有助于准确诊断

16.1 孢子丝菌病

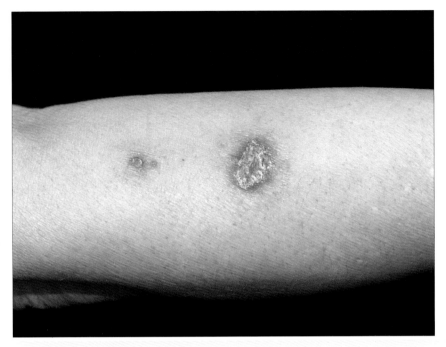

A. 上臂呈线状分布的丘疹、斑块

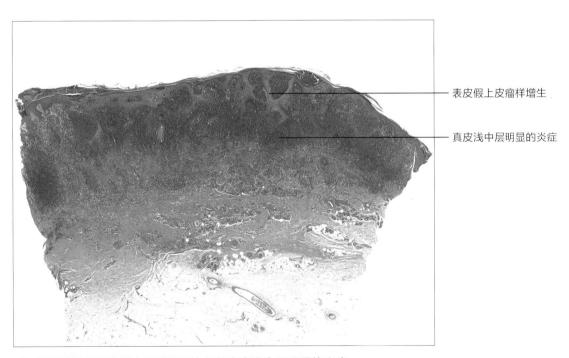

表皮假上皮瘤样增生

真皮浅中层明显的炎症

B. 低倍镜显示表皮假上皮瘤样增生，伴真皮浅中层明显的炎症

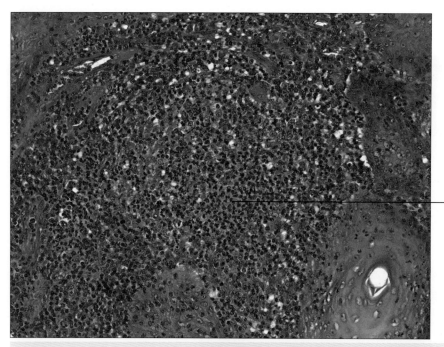

真皮浅层局部化脓性肉芽肿性炎症

C. 中倍镜显示真皮浅层局部化脓性肉芽肿性炎症

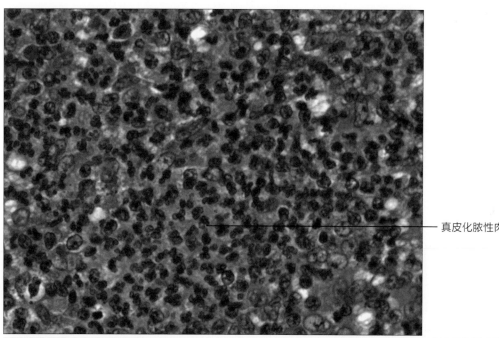

真皮化脓性肉芽肿性炎症

D. 高倍镜显示局部化脓性肉芽肿性炎症，没有见到明显的孢子和菌丝

临床与病理的联系

孢子丝菌病是东北和华北地区相对常见的真菌感染，临床可分为固定型、淋巴管型、播散型等类型。病理表现为化脓性肉芽肿性炎症，只有一少部分孢子丝菌病能通过常规 HE 染色及 PAS 染色等找到孢子。因此，在流行地区诊断很大程度上依赖于临床经验，在非流行地区则依赖于真菌培养。鉴别诊断包括非结核分枝杆菌感染及其他深部真菌感染。

16.2　着色芽生菌病

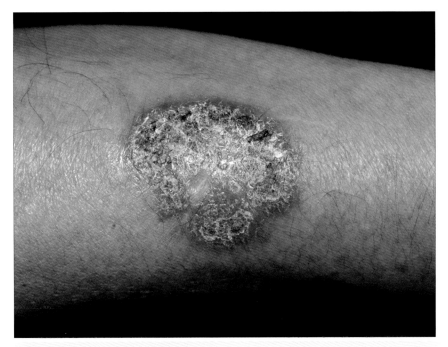

A. 上肢外伤后形成的角化性斑块

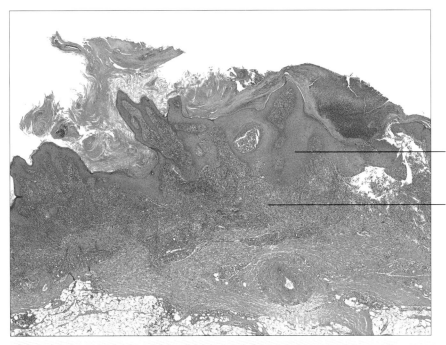

表皮假上皮瘤样增生

真皮浅中层弥漫性炎细胞浸润

B. 低倍镜显示表皮假上皮瘤样增生，真皮浅中层弥漫性炎症

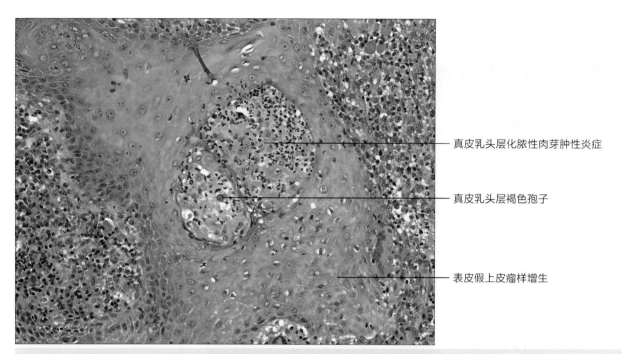

真皮乳头层化脓性肉芽肿性炎症

真皮乳头层褐色孢子

表皮假上皮瘤样增生

C. 中倍镜显示表皮假上皮瘤样增生，真皮乳头层化脓性肉芽肿性炎症，可见散在的褐色孢子

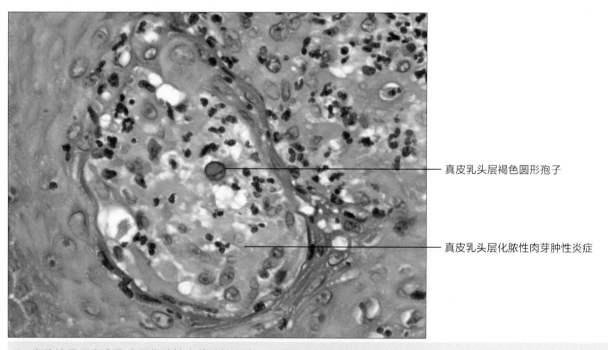

真皮乳头层褐色圆形孢子

真皮乳头层化脓性肉芽肿性炎症

D. 高倍镜显示真皮乳头层化脓性肉芽肿性炎症，可见单个褐色圆形孢子

临床与病理的联系

　　着色芽生菌病的发生与木头、植物扎伤等有关。临床表现为肢端外伤部位的角化性斑片、斑块。病理表现为表皮假上皮瘤样增生和真皮化脓性肉芽肿性炎症，在炎症区域内有散在分布的褐色圆形厚壁孢子，可见到孢子聚集成团现象。着色芽生菌病是少数能直接依赖于常规 HE 染色即可诊断的深部真菌病之一。

16.3 毛霉病

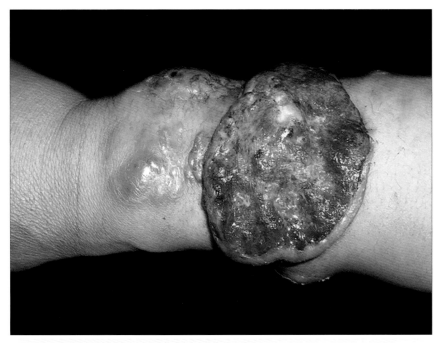

A. 发生在前臂的结节、斑块和巨大溃疡

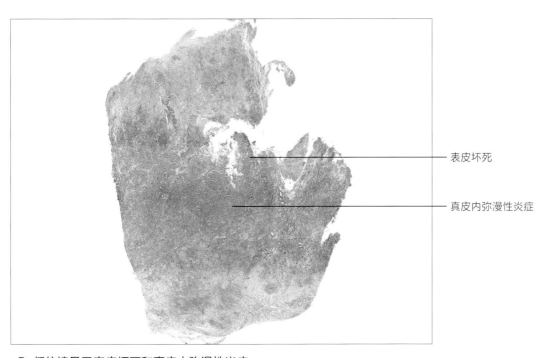

表皮坏死

真皮内弥漫性炎症

B. 低倍镜显示表皮坏死和真皮内弥漫性炎症

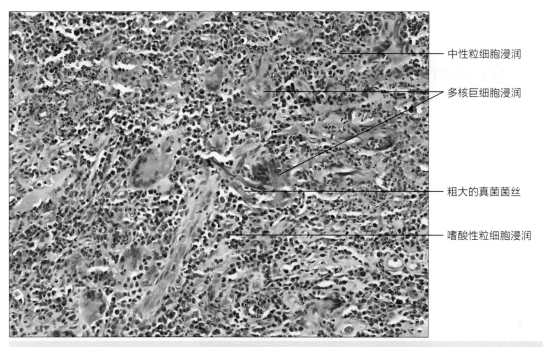

中性粒细胞浸润

多核巨细胞浸润

粗大的真菌菌丝

嗜酸性粒细胞浸润

C. 中倍镜显示真皮内弥漫的炎症，包括组织细胞、嗜酸性粒细胞、中性粒细胞及多核巨细胞，可见粗大的真菌菌丝

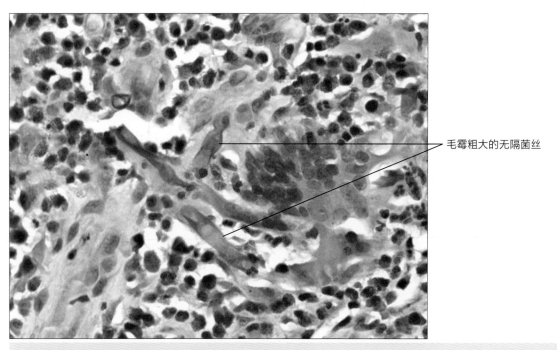

毛霉粗大的无隔菌丝

D. 高倍镜可见视野中央粗大的无隔菌丝，伴肉芽肿性炎症

临床与病理的联系

　　毛霉病可以形成慢性肉芽肿性炎症，也可以堵塞血管，形成坏死性病变。本例患者在上肢形成肉芽肿性增殖性病变，临床表现为结节、斑块和溃疡，病理表现为肉芽肿性炎症，可见到粗大无隔的菌丝。

17 急性发热性嗜中性皮病
（Sweet Syndrome）

临床特点

- 好发于成年人，女性多见，也可发生于儿童
- 少数病例具有血液系统恶性肿瘤背景
- 表现为面部、四肢突然发生的红色丘疹、结节、斑块，有时可形成假性水疱，皮疹有明显疼痛或瘙痒，患者可有发热、关节痛等系统表现
- 手背部嗜中性皮病是本病的特殊临床表现形式，表现为手背部为主的斑块
- 个别急性发作的病例可继发皮肤松弛

病理特点

- 真皮乳头层水肿，真皮全层可见弥漫性中性粒细胞浸润，伴有数量不等的中性粒细胞核尘
- 部分病例以中性粒细胞和嗜酸性粒细胞混合浸润为主
- 部分病例可表现为不成熟的中性粒细胞浸润，这些中性粒细胞表现为组织细胞样形态，称为组织细胞样 Sweet 综合征
- 组织细胞样 Sweet 综合征浸润的组织细胞样中性粒细胞表达 MPO，不表达 CD163 等标记
- 白血病患者继发的 Sweet 综合征病理常表现为组织细胞样 Sweet 综合征，这些组织细胞样的中性粒细胞为炎性细胞，而非白血病皮肤转移

诊断要点

- 临床为水肿性斑块，病理为真皮浅中层相对弥漫的中性粒细胞浸润
- 需鉴别少数急性发作的系统性红斑狼疮，后者也可出现中性粒细胞为主的浸润，但往往合并有自身抗体异常
- 组织细胞样 Sweet 综合征需免疫组化染色 MPO 等标记确诊

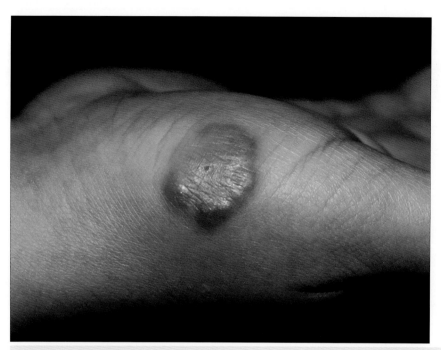

A. 发生在右手大鱼际的红色水肿性斑块

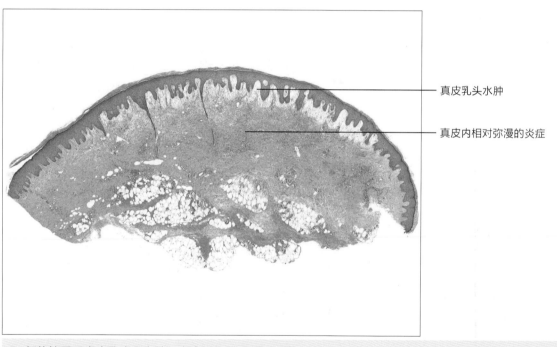

真皮乳头水肿

真皮内相对弥漫的炎症

B. 低倍镜显示真皮乳头层水肿，真皮内相对弥漫的炎症

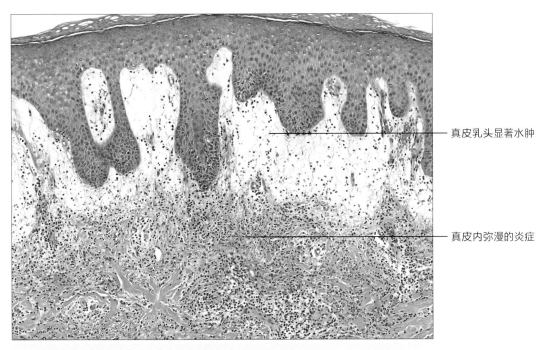

真皮乳头显著水肿

真皮内弥漫的炎症

C. 中倍镜显示真皮乳头显著水肿及真皮内弥漫的炎症

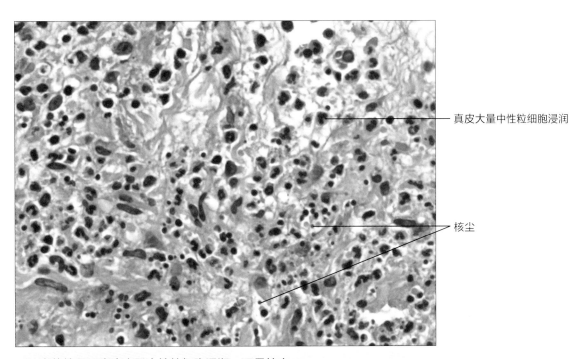

真皮大量中性粒细胞浸润

核尘

D. 高倍镜显示真皮大量中性粒细胞浸润，可见核尘

临床与病理的联系

　　Sweet 综合征临床常表现为水肿性斑块，有时可形成假性水疱，对应于病理上看到的真皮乳头显著水肿和真皮内弥漫性中性粒细胞浸润。组织细胞样 Sweet 综合征浸润的组织细胞样单核细胞实际上是不成熟的中性粒细胞。

18 过敏性紫癜
（Henoch-Schönlein Purpura）

临床特点

- 多见于儿童及青少年，常继发于上呼吸道感染
- 可累及多个器官，包括皮肤、关节、胃肠道、肾脏等，但这些器官不一定全部累及，也可累及其他器官，如睾丸、脑和肺脏等
- 常表现为下肢多发性瘀点、瘀斑、坏死或溃疡，部分患者皮疹可反复发作
- 可伴有关节肿痛、腹痛，严重患者表现为胃肠道出血，可继发出现梗阻、穿孔，或出现血尿、尿蛋白、肾功能不全等改变

病理特点

- 表现为典型的白细胞碎裂性血管炎
- 表皮局部可坏死，真皮浅中层可见血管壁纤维素沉积，血管内皮细胞肿胀，血管周围可见中性粒细胞，核尘及红细胞外溢等表现。因取材时机等原因，并非所有病例均能完整表现出以上典型特征
- 免疫病理表现为血管壁 IgA、C3 沉积，因取材时机的原因，并非 100% 阳性

诊断要点

- 本病以临床诊断为主，诊断困难的病例可以考虑组织病理和免疫病理检查
- 典型病理为白细胞碎裂性血管炎，免疫病理为血管壁 IgA 沉积
- 不是所有的白细胞碎裂性血管炎都是过敏性紫癜，如红斑狼疮或其他血管炎也可出现类似病理改变
- 文献里所描述的变应性血管炎（hypersensitivity vasculitis）在临床和病理上与过敏性紫癜无法区别。作者建议这类发生在下肢，无法确诊为过敏性紫癜的病例可采用病理诊断"白细胞碎裂性血管炎"这一名称

18.1 过敏性紫癜，典型病变

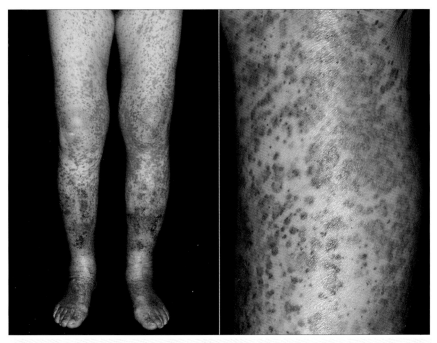

A. 发生于下肢的大小不一的紫癜，以小腿为著，局部有轻微坏死

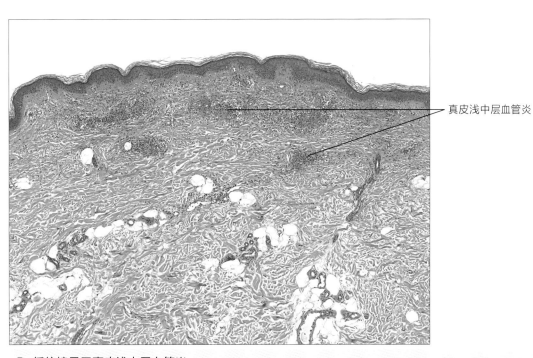

真皮浅中层血管炎

B. 低倍镜显示真皮浅中层血管炎

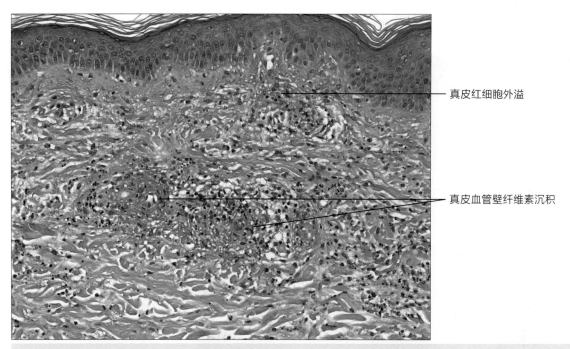

C. 中倍镜显示真皮血管炎，可见到血管壁纤维素沉积，血管周围中性粒细胞浸润及红细胞外溢

— 真皮红细胞外溢

— 真皮血管壁纤维素沉积

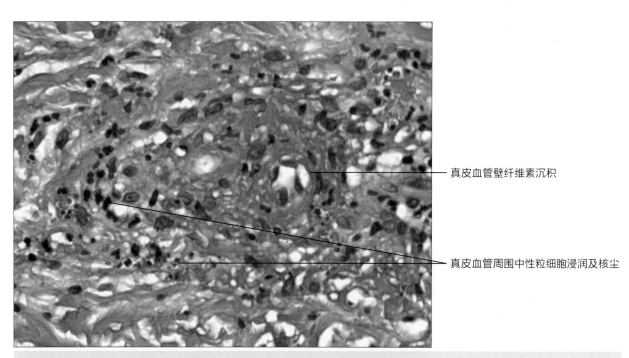

D. 高倍镜显示真皮血管壁纤维素沉积，血管周围中性粒细胞浸润及核尘

— 真皮血管壁纤维素沉积

— 真皮血管周围中性粒细胞浸润及核尘

临床与病理的联系

　　过敏性紫癜是局限于皮肤或合并有消化道、关节、肾脏等多系统受累的白细胞碎裂性血管炎。临床上见到的紫癜是血管损伤后红细胞外溢所致，表皮坏死源于血管损伤后继发的缺血性坏死。过敏性紫癜是 IgA 血管炎，但免疫荧光检查不是必须的，多数情况下依靠临床特征即可诊断。因为检测的敏感性不是 100%，所以免疫荧光 IgA 阴性也不能完全排除过敏性紫癜。

18.2 白细胞碎裂性血管炎

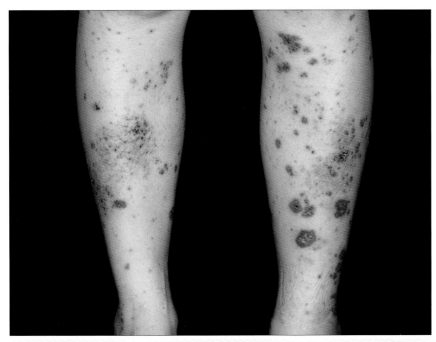

A. 双下肢多发大小不一的紫癜，部分皮疹发生坏死

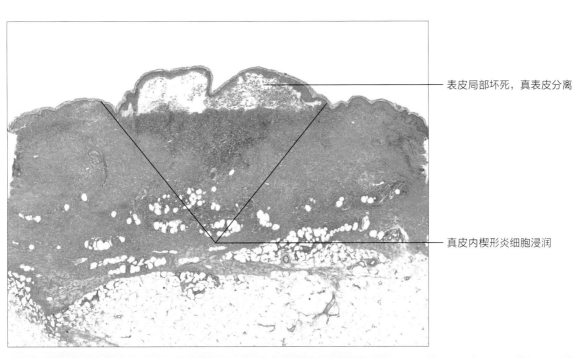

表皮局部坏死，真表皮分离

真皮内楔形炎细胞浸润

B. 低倍镜显示表皮局部坏死，真表皮分离，真皮内楔形炎细胞浸润

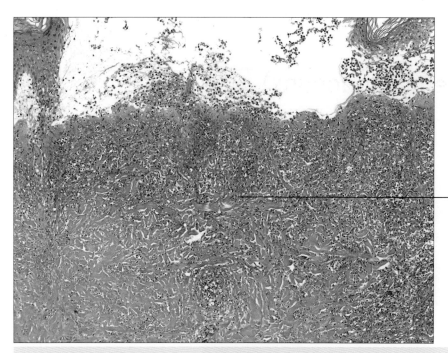

真皮内相对弥漫的中性粒细胞浸润

C. 中倍镜显示真表皮分离，真皮内相对弥漫的中性粒细胞浸润

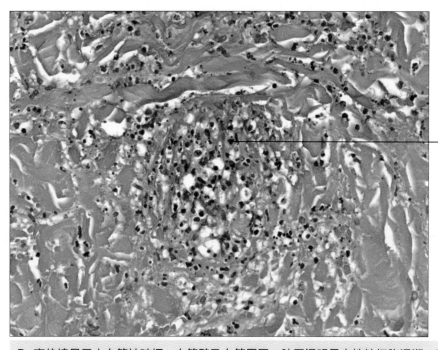

真皮血管周围及胶原间
中性粒细胞浸润

D. 高倍镜显示小血管被破坏，血管壁及血管周围、胶原间明显中性粒细胞浸润，可见明显核尘

临床与病理的联系

　　白细胞碎裂性血管炎是一个病理诊断，相应的临床特征多表现为紫癜。这一类病例应结合临床特征和实验室检查尽量给出特异性诊断。如无法确诊，可使用"白细胞碎裂性血管炎"这一病理诊断名称。如前文所述，既往文献中报告的"变应性血管炎"缺乏特异性的诊断标准，不应继续使用。

19 结节性红斑
（Erythema Nodosum）

临床特点

- 多见于青年人，女性多见
- 表现为双侧胫前短时间内发生的多发皮下结节，可伴有红肿、疼痛
- 皮疹一般不破溃，愈后一般无色素沉着及瘢痕
- 皮疹可同时累及上肢，部分患者可有发热、乏力等系统表现

病理特点

- 典型改变为皮下脂肪间隔的肉芽肿性炎症，不伴有明显的血管炎
- 脂肪小叶无累及或仅有非常轻微的累及，无脂肪坏死现象，真皮全层无明显炎症或仅有轻微的血管周围淋巴细胞浸润
- 早期表现为脂肪间隔水肿，小血管扩张，周围灶状及弥漫性中性粒细胞、淋巴细胞和嗜酸性粒细胞混合浸润
- 成熟期表现为脂肪间隔明显增厚，伴有淋巴细胞浸润，脂肪间隔内出现较多组织细胞浸润，可形成多核巨细胞，有时可见多核巨细胞形成中央有裂隙的小结节，称为 Miescher 结节
- 消退期脂肪间隔增厚，有纤维化现象，炎细胞数量减少

诊断要点

- 胫前为主的多发疼痛性皮下结节
- 病理为无明显血管炎的间隔性脂膜炎，常有肉芽肿性炎症
- 通常不累及表皮及真皮层
- 白塞病也可出现类似结节性红斑的病理改变，病理上多见中性粒细胞浸润，临床同时合并有口腔、外阴溃疡等表现，称为白塞病相关的结节性红斑

19.1 结节性红斑，成熟期

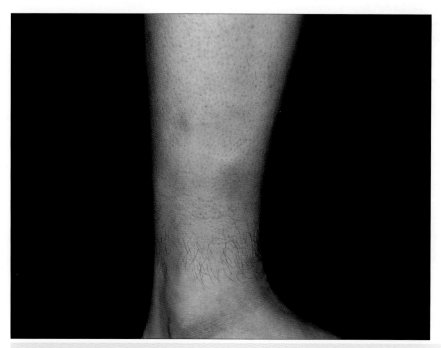

A. 发生在小腿的多发皮下结节

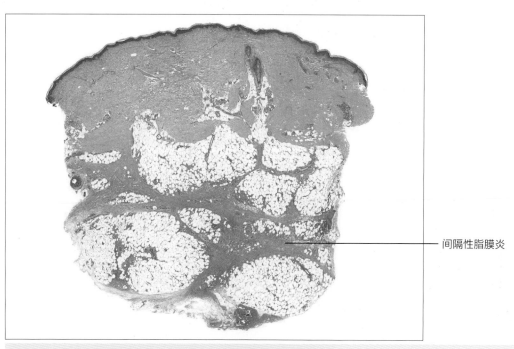

间隔性脂膜炎

B. 低倍镜显示皮下脂肪层为主的病变，为典型的间隔性脂膜炎

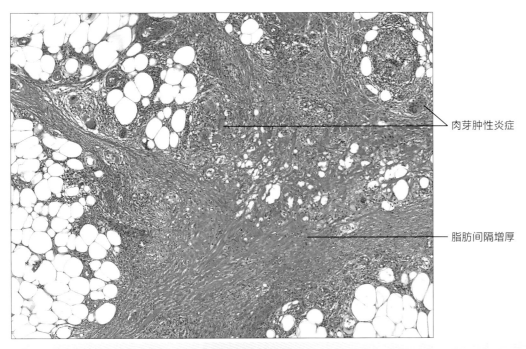

肉芽肿性炎症

脂肪间隔增厚

C. 中倍镜显示脂肪间隔增厚，局部形成肉芽肿性炎症

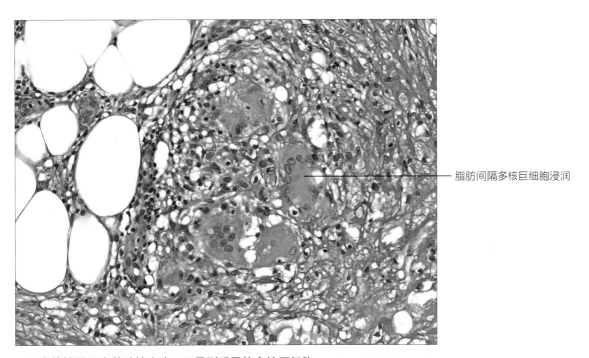

脂肪间隔多核巨细胞浸润

D. 高倍镜显示肉芽肿性炎症，可见到明显的多核巨细胞

临床与病理的联系

结节性红斑是典型的间隔性脂膜炎，一般不伴有血管炎改变，愈合通常无瘢痕形成和色素沉着。典型的结节性红斑表现为脂肪间隔的肉芽肿性炎症，而脂肪小叶通常不累及，或仅在靠近脂肪间隔的小叶边缘有轻微累及。

19.2　结节性红斑早期

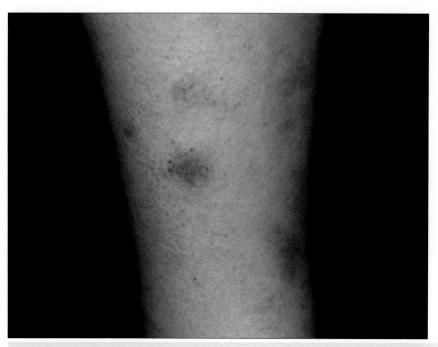

A. 小腿胫前多发红色皮下结节

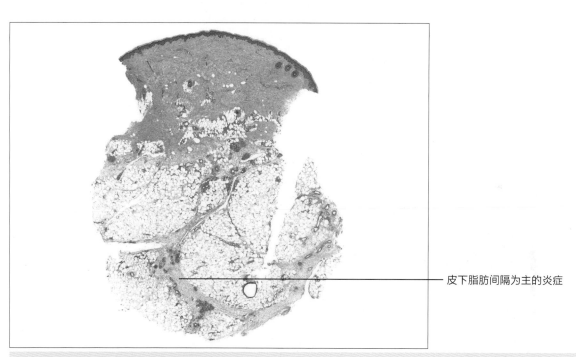

皮下脂肪间隔为主的炎症

B. 低倍镜显示皮下脂肪间隔为主的炎症

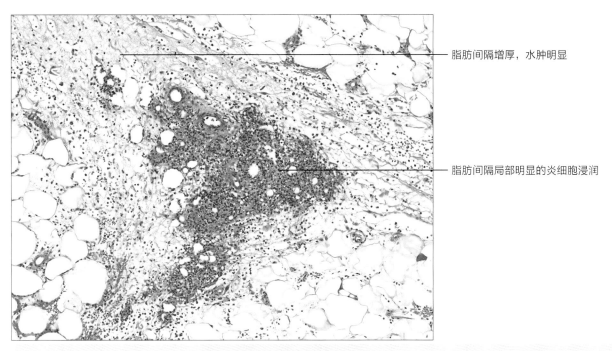

脂肪间隔增厚，水肿明显

脂肪间隔局部明显的炎细胞浸润

C. 中倍镜显示脂肪间隔增厚，水肿明显，伴有局部明显的炎细胞浸润

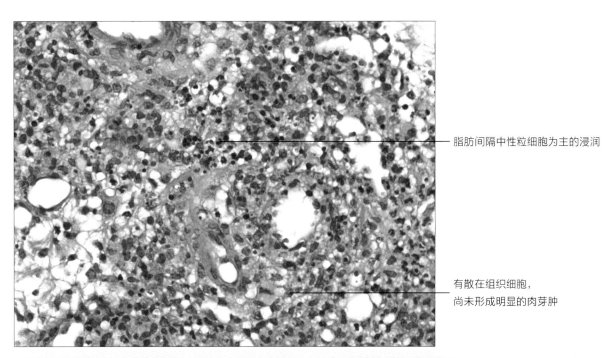

脂肪间隔中性粒细胞为主的浸润

有散在组织细胞，
尚未形成明显的肉芽肿

D. 高倍镜显示局部中性粒细胞、组织细胞为主的浸润，无多核巨细胞形成的肉芽肿

临床与病理的联系

　　早期结节性红斑往往表现为脂肪间隔增厚，伴有明显的水肿，炎细胞浸润以中性粒细胞为主，此时有散在的单核组织细胞，但尚未形成明显的肉芽肿，难以见到多核巨细胞。早期结节性红斑需要和白塞病相关的结节性红斑鉴别，二者根据病理特征难以区别，因此临床病史和相关临床表现如反复的口腔溃疡对于鉴别诊断非常重要。

19.3 结节性红斑消退期

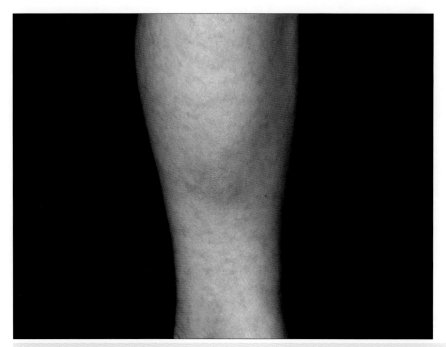

A. 发生在小腿的皮下结节

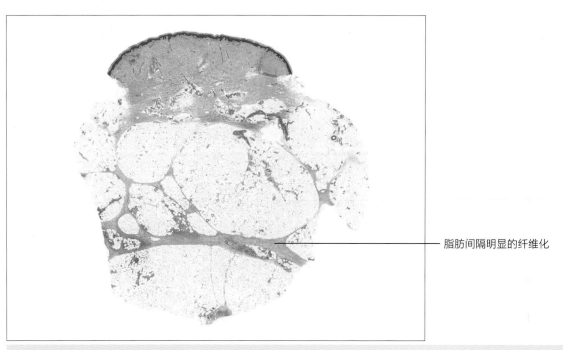

脂肪间隔明显的纤维化

B. 低倍镜显示脂肪间隔为主的病变，脂肪间隔有明显的纤维化

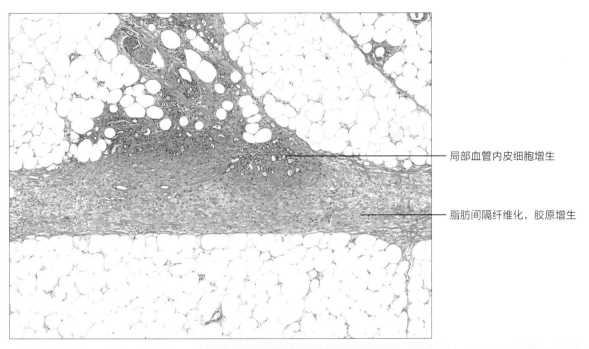

局部血管内皮细胞增生

脂肪间隔纤维化，胶原增生

C. 中倍镜显示脂肪间隔纤维化，胶原增生，伴局部血管内皮细胞增生

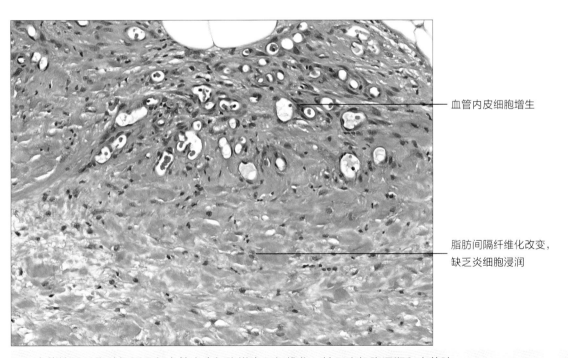

血管内皮细胞增生

脂肪间隔纤维化改变，
缺乏炎细胞浸润

D. 高倍镜显示脂肪间隔局部血管内皮细胞增生及纤维化，缺乏炎细胞浸润和肉芽肿

临床与病理的联系

　　消退期结节性红斑多表现为暗红色或肤色皮下结节，此时炎症反应消退，病理上无明显炎症和肉芽肿，仅残留有脂肪间隔的纤维化。

19.4 白塞病相关的结节性红斑

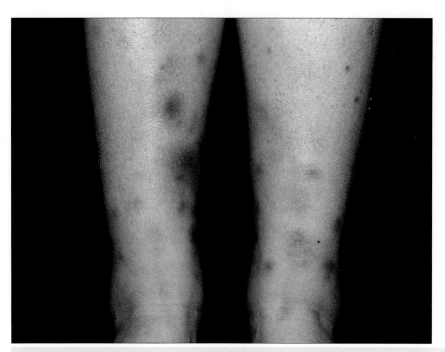

A. 发生在小腿胫前的红色皮下结节，患者有反复口腔溃疡病史

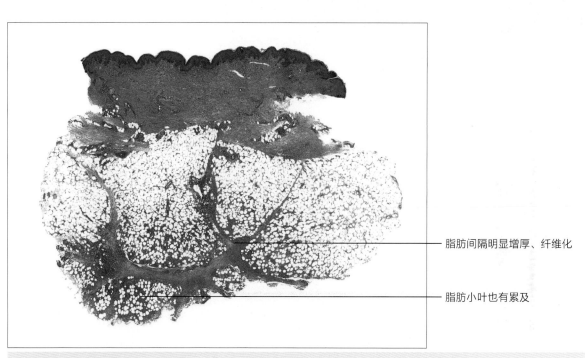

脂肪间隔明显增厚、纤维化

脂肪小叶也有累及

B. 低倍镜显示脂肪间隔为主的病变，同时脂肪间隔附近的脂肪小叶也有一定程度的累及

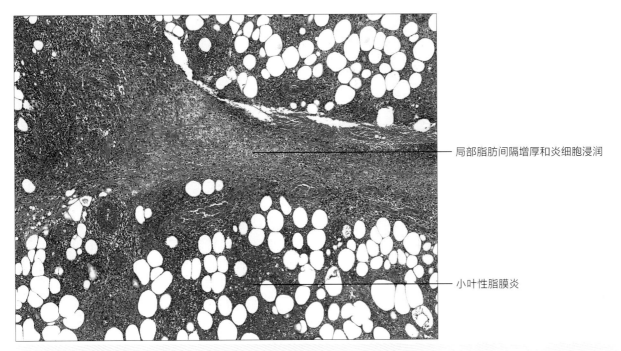

———— 局部脂肪间隔增厚和炎细胞浸润

———— 小叶性脂膜炎

C. 中倍镜显示局部脂肪间隔和小叶均有累及

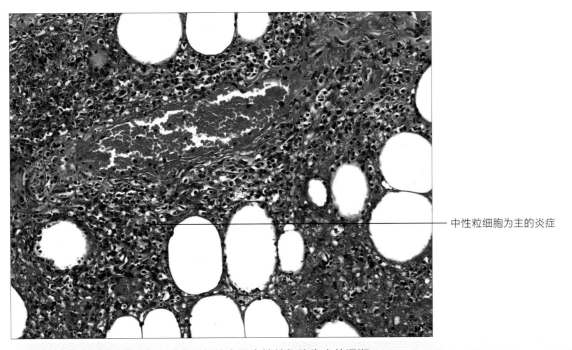

———— 中性粒细胞为主的炎症

D. 高倍镜显示脂肪间隔和小叶交界部位大量中性粒细胞为主的浸润

临床与病理的联系

　　白塞病相关结节性红斑是白塞病累及皮下脂肪的表现形式，常表现为以间隔为主的脂膜炎，同时有较明显的中性粒细胞浸润，有时可合并有血管炎。因为结节性红斑早期也可出现明显的中性粒细胞浸润，因此依据病理不足以鉴别二者，需密切结合患者临床体征及相关病史。

20 结节性血管炎
（Nodular Vasculitis）

临床特点

- 好发于中年患者，女性多见
- 表现为双侧小腿以屈侧为主的多发暗红色斑块、皮下结节，严重患者可出现局部坏死和溃疡，愈后可留有色素沉着和萎缩性瘢痕
- 部分结节性血管炎坏死明显，又称为硬红斑，其中部分病例可能与结核感染继发的免疫反应有关

病理特点

- 表现为小叶性脂膜炎，同时伴有脂肪间隔的轻微增厚
- 可累及一个或多个脂肪小叶，受累的脂肪小叶常出现明显的坏死现象，表现为片状凝固性坏死
- 脂肪小叶呈弥漫性炎细胞浸润，为淋巴细胞、中性粒细胞混合性浸润，坏死区域可见组织细胞吞噬脂肪现象
- 部分病例可见到明显的血管炎改变，但血管炎并非诊断所必需

诊断要点

- 皮疹容易出现溃疡、色素沉着和瘢痕，这也是和结节性红斑的区别点
- 部分病例可能与结核感染后的免疫反应有关
- 结节性血管炎常有明显的血管受累
- 脂肪小叶常出现的片状凝固性坏死具有特征性

20.1　结节性血管炎，典型病变

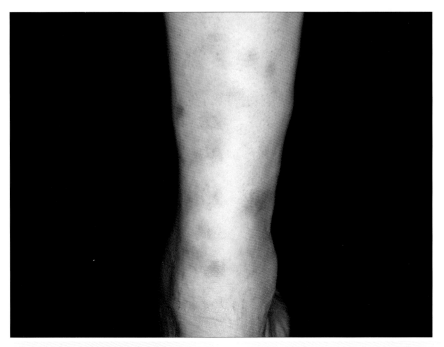

A. 发生在小腿屈侧的多发皮下结节

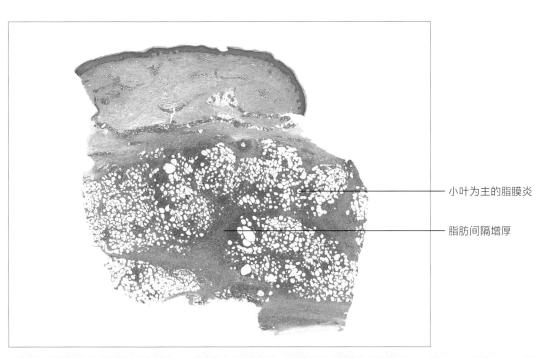

小叶为主的脂膜炎

脂肪间隔增厚

B. 低倍镜显示混合性脂膜炎，以小叶性脂膜炎为主，同时伴有脂肪间隔增厚

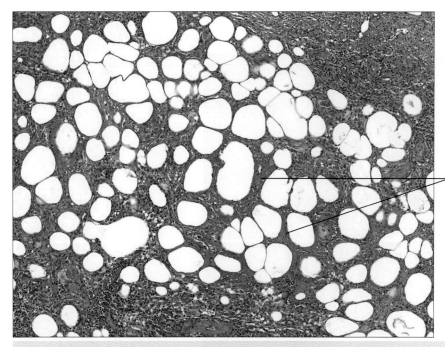

小叶性脂膜炎，伴局部片状嗜酸性坏死

C. 中倍镜显示小叶性脂膜炎，伴局部片状嗜酸性坏死

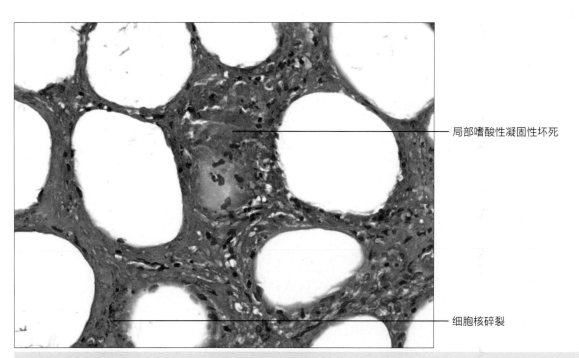

局部嗜酸性凝固性坏死

细胞核碎裂

D. 高倍镜显示脂肪小叶局部嗜酸性坏死，伴细胞核碎裂

临床与病理的联系

　　结节性血管炎是容易发生于小腿屈侧的脂膜炎，病理表现以脂肪小叶病变为主。坏死现象在结节性血管炎常见，常表现为脂肪小叶片状嗜酸性坏死，这一点可区别于结节性红斑，后者不出现明显的脂肪坏死现象。

20.2 伴血管炎的结节性血管炎

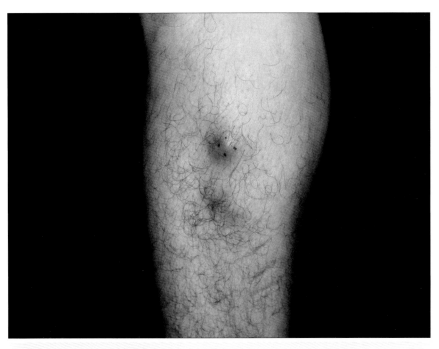

A. 发生在下肢的红色结节

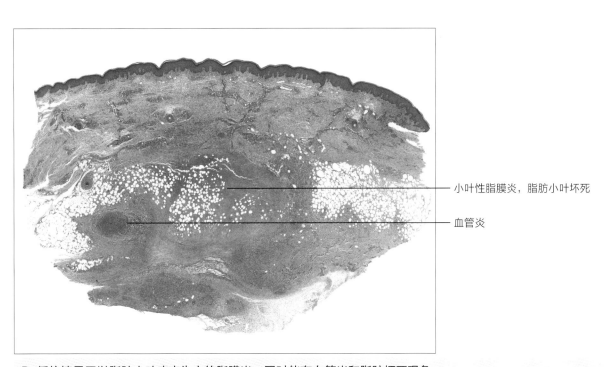

小叶性脂膜炎，脂肪小叶坏死

血管炎

B. 低倍镜显示以脂肪小叶病变为主的脂膜炎，同时伴有血管炎和脂肪坏死现象

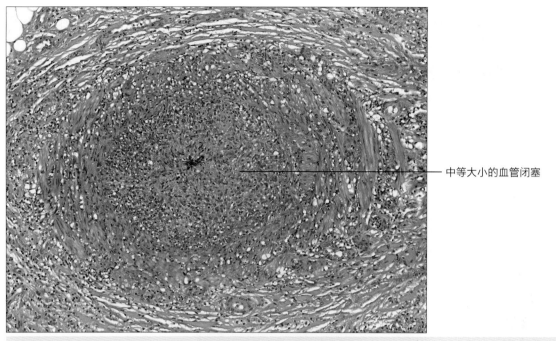

中等大小的血管闭塞

C. 中倍镜显示中等大小的血管闭塞（弹力纤维染色提示为静脉受累）

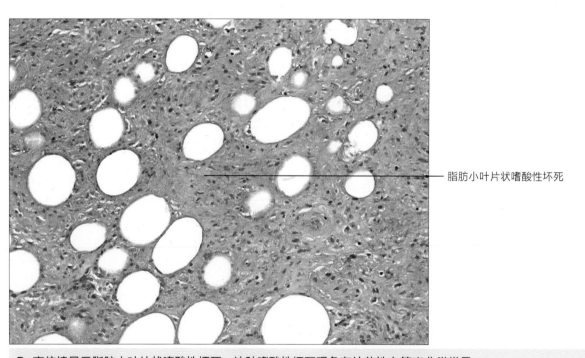

脂肪小叶片状嗜酸性坏死

D. 高倍镜显示脂肪小叶片状嗜酸性坏死，这种嗜酸性坏死现象在结节性血管炎非常常见

临床与病理的联系

结节性血管炎可以出现明显的血管受累，伴有明显血管炎及显著坏死的病例在临床上常导致溃疡、色素沉着和瘢痕形成。文献报告部分病例可能与结核感染引起的皮肤免疫反应有关。

21 天疱疮
（Pemphigus）

- 多发生于中年人，分为寻常型、增殖型、红斑型、落叶型天疱疮四个类型
- 寻常型天疱疮最常见，早期表现为口腔内水疱和糜烂面，典型表现为躯干、四肢等部位的松弛性大疱，尼氏征阳性，部分水疱破裂后容易形成糜烂面
- 增殖型天疱疮是寻常型天疱疮的亚型，容易发生于头皮、腹股沟、腋下、肚脐等皱褶部位，表现为局部肥厚性斑块，可伴有轻度糜烂
- 红斑型和落叶型天疱疮容易发生于胸背部、面部，表现为散在红斑，表面可附着有油腻性痂皮，甚至形成类似脂溢性皮炎样的改变

病理特点

- 角质形成细胞之间发生松解现象和天疱疮自身抗体异常是天疱疮的共同特点
- 寻常型天疱疮表现为表皮内水疱，棘细胞之间发生分离，即棘层松解。有时水疱内可见散在的棘层松解细胞，棘层松解可累及毛囊、汗腺等附属器
- 增殖型天疱疮可见表皮不规则增生，表皮局部可有嗜酸性粒细胞形成的微脓疡。表皮内可见海绵水肿及轻微的棘层松解现象
- 红斑型和落叶型天疱疮表现为角质层下或颗粒层的松解现象
- 直接免疫荧光可见表皮细胞间 IgG 和 C3 沉积，但非 100% 阳性，因此阴性不能完全排除诊断

诊断要点

- 天疱疮是自身抗体引起的棘层松解
- 直接免疫荧光、间接免疫荧光及天疱疮自身抗体的检测有助于诊断
- 需鉴别副肿瘤性天疱疮，后者常发生于黏膜部位，有细胞坏死和界面皮炎，常伴发血液系统肿瘤
- 需鉴别其他棘层松解性疾病，如家族性良性慢性天疱疮、毛囊角化病等

21.1　寻常型天疱疮

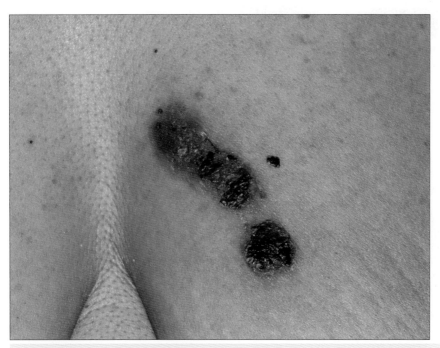

A. 发生在中年人胸部的红斑及糜烂

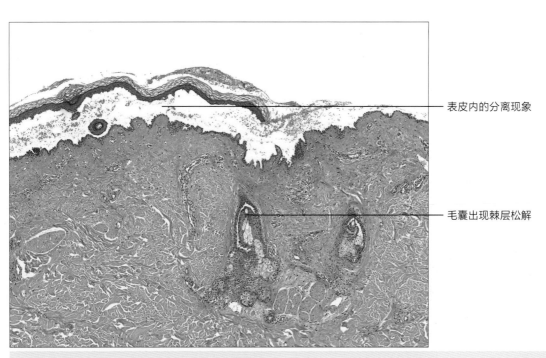

表皮内的分离现象

毛囊出现棘层松解

B. 低倍镜显示发生在表皮及毛囊内的分离现象

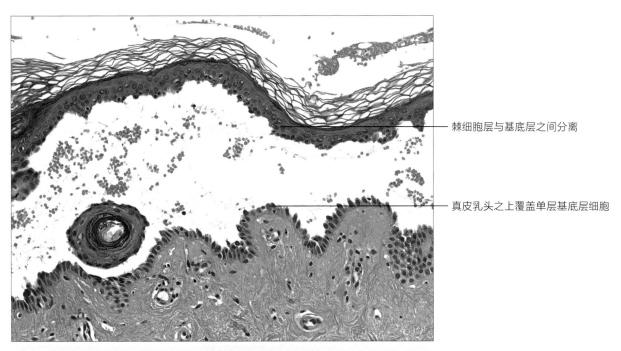

棘细胞层与基底层之间分离

真皮乳头之上覆盖单层基底层细胞

C. 中倍镜显示分离的部位位于表皮基底层和棘细胞层之间

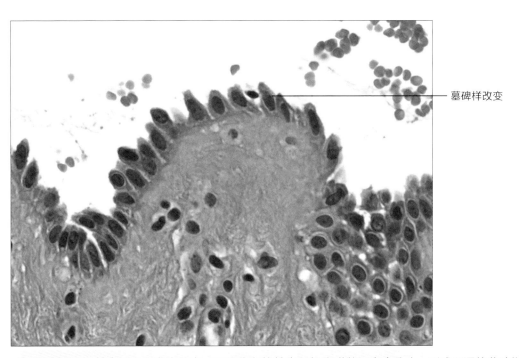

墓碑样改变

D. 高倍镜显示基底层之上发生分离，可见残留的基底层细胞附着于真皮乳头，形成所谓的墓碑样改变

临床与病理的联系

　　寻常型天疱疮临床表现为红斑和松弛性大疱，大疱破裂后则形成糜烂面和痂皮，对应于病理上所见到的发生于基底层和棘细胞之间或棘细胞之间的棘层松解。

21.2　增殖型天疱疮

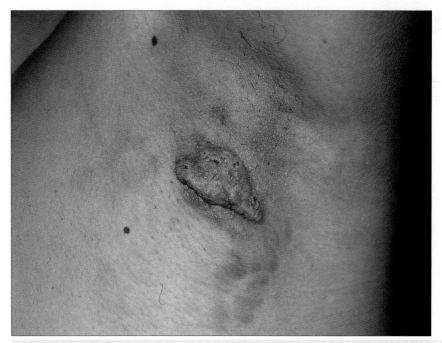

A. 发生在腋下的疣状增生性斑块

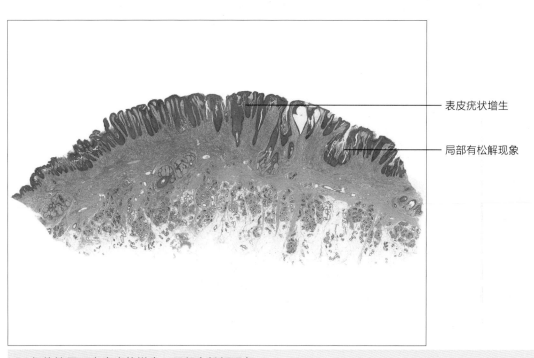

表皮疣状增生

局部有松解现象

B. 低倍镜显示表皮疣状增生，局部有松解现象

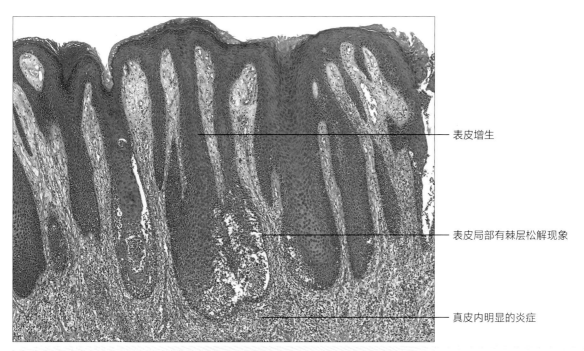

C. 中倍镜显示表皮增生，表皮内局部发生松解，真皮内有明显的炎细胞浸润

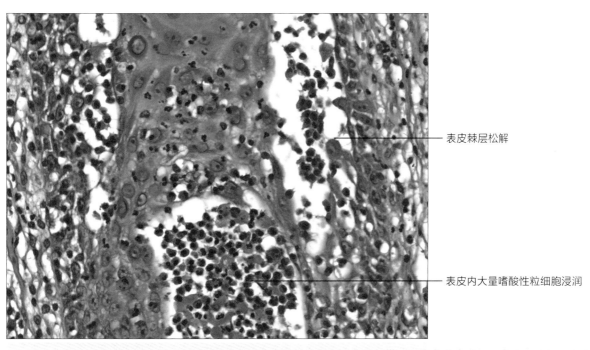

D. 高倍镜显示表皮棘层松解和大量嗜酸性粒细胞浸润

临床与病理的联系

增殖型天疱疮是寻常型天疱疮的特殊类型。临床表现为皱褶部位的增生性斑块，不出现明显的水疱，对应于病理上的表皮不规则增生，棘层松解现象不明显甚至没有。表皮内嗜酸性粒细胞的浸润，甚至嗜酸性粒细胞微脓疡的形成是诊断增殖型天疱疮的重要线索。

21.3　红斑型天疱疮

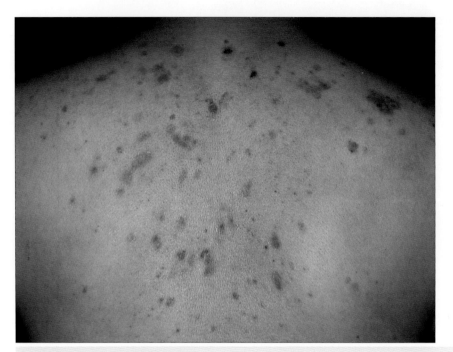

A. 成年男性背部多发的散在红斑

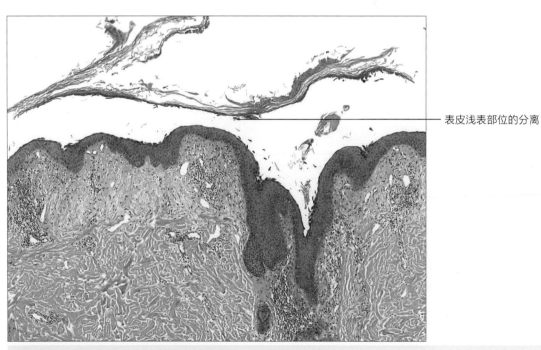

表皮浅表部位的分离

B. 低倍镜显示发生在表皮浅表部位的分离

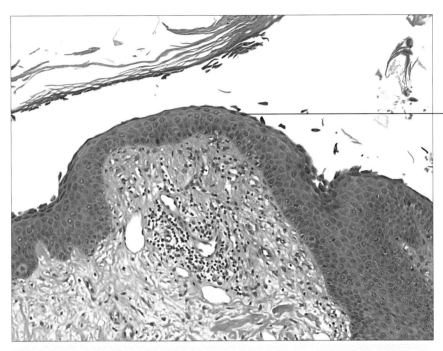

发生在颗粒层的松解现象

C. 中倍镜显示发生在颗粒层的松解现象

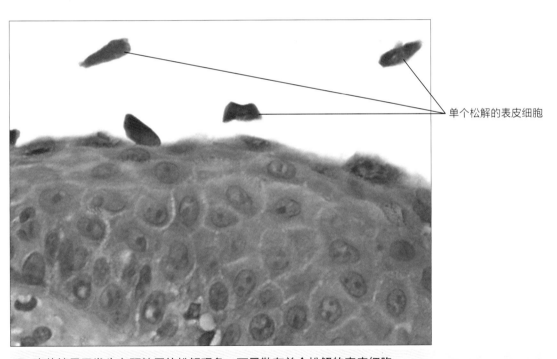

单个松解的表皮细胞

D. 高倍镜显示发生在颗粒层的松解现象，可见散在单个松解的表皮细胞

临床与病理的联系

　　红斑型和落叶型天疱疮临床表现为多发的红斑、痂皮，表皮松解发生于非常表浅的部位，因此临床上不可能见到完整的水疱。病理改变为位于颗粒层的表皮细胞松解，如不仔细观察，容易被忽略。

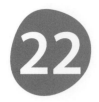 **家族性良性慢性天疱疮**
（Familiar Benign Chronic Pemphigus）

临床特点

- 为 ATP2C1 基因突变所致的遗传性疾病，具有家族聚集性
- 发病多在成年后，表现为腋下、腹股沟、乳房下等皱褶部位为主的红斑、糜烂、渗液和痂皮，不同患者病情严重程度不一
- 夏季往往因合并细菌感染病情相对较重，可产生明显异味
- 少数病例可继发疱疹病毒感染

病理特点

- 特征性的表现为棘层松解性角化不良
- 表皮增生，棘层松解，但细胞与细胞之间仅为轻度分离，犹如倒塌的砖墙
- 棘层松解的角质形成细胞胞浆明显红染，细胞核轻度皱缩，称为棘层松解性角化不良
- 免疫病理和自身抗体检查为阴性

诊断要点

- 家族史和皱褶部位顽固性红斑糜烂性皮疹高度提示本病
- 棘层松解性角化不良是典型病理改变
- 需与天疱疮鉴别，后者病理为棘层松解，有自身抗体异常
- 需与其他棘层松解性角化不良疾病鉴别，如毛囊角化病，后者有特征性的圆体和"谷粒"

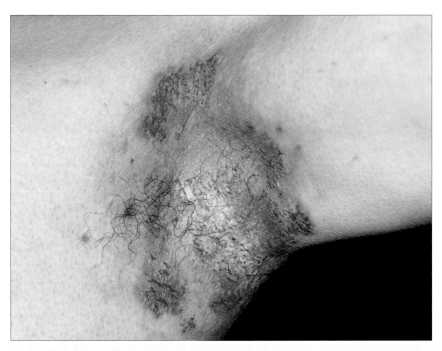

A. 发生在腋下的红斑、糜烂

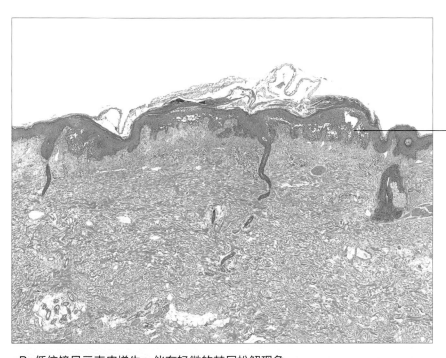

表皮增生，伴有轻微的棘层松解现象

B. 低倍镜显示表皮增生，伴有轻微的棘层松解现象

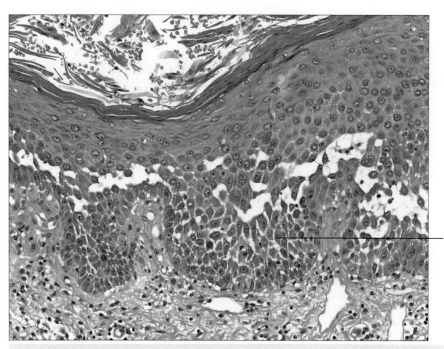

表皮棘层松解，形成倒塌的砖墙样结构

C. 中倍镜显示轻微的棘层松解，如同倒塌的砖墙样改变，同时伴有角化不良

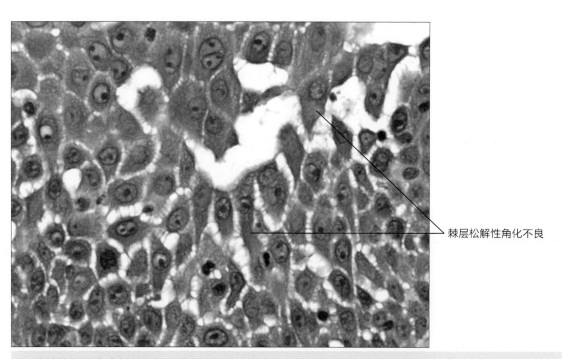

棘层松解性角化不良

D. 高倍镜显示表皮棘层松解，伴有胞浆嗜酸性改变，部分细胞出现角化不良，称为棘层松解性角化不良

临床与病理的联系

　　家族性良性慢性天疱疮临床表现为皱褶部位的红斑、糜烂，对应于病理上所见到的棘层松解现象。与天疱疮不同的是本病的棘层松解现象相对较轻微，同时伴有角化不良现象，称为棘层松解性角化不良。

23 疱疹病毒感染
（Herpes Virus Infection）

临床特点

- 通常包括单纯疱疹、生殖器疱疹、水痘和带状疱疹
- 单纯疱疹多发生于口唇、面部、肢端，表现为局部反复发作的群集性水疱或糜烂
- 生殖器疱疹发生于外阴部位，表现为局部反复发作的群集性水疱或糜烂
- 水痘多发生于儿童，表现为全身散在的丘疹、水疱、糜烂，伴有发热等系统症状
- 带状疱疹表现为单侧、带状分布的群集性水疱，多伴有明显疼痛
- Kaposi 水痘样疹是在湿疹或其他炎症性皮肤病基础上发生的大面积单纯疱疹病毒感染

病理特点

- 表皮细胞内水肿，严重时可形成气球样变性或网状变性
- 角质形成细胞体积增大，细胞核体积增大，染色质边集，形成灰蓝色染色
- 有时多个角质形成细胞可发生融合，形成多核上皮巨细胞
- 疱疹病毒感染的细胞坏死后常残留嗜酸性细胞轮廓
- 部分单纯疱疹病毒感染可形成真皮内假性淋巴瘤样改变，甚至出现 CD30 的表达
- 对于一些疑难病例，针对疱疹病毒的免疫组化染色或 PCR 检测有助于诊断

诊断要点

- 疱疹病毒感染以临床诊断为主，但少数病例表现不典型，需要病理检查
- 细胞内水肿、网状变性是诊断的重要线索
- 疱疹病毒感染的细胞体积增大，细胞核肿胀，染色质边集，形成多核上皮巨细胞
- 疱疹病毒感染的细胞坏死后残留嗜酸性细胞轮廓

23.1　单纯疱疹

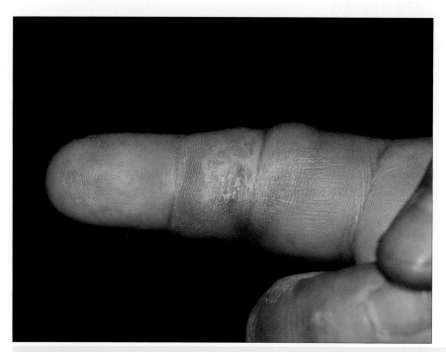

A. 食指局部发生的紧张性水疱

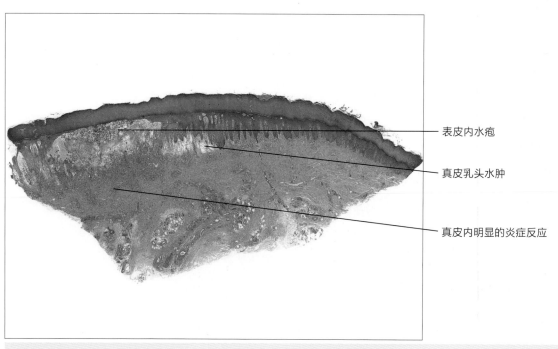

表皮内水疱

真皮乳头水肿

真皮内明显的炎症反应

B. 低倍镜显示发生在表皮内的水疱，伴有真皮乳头水肿和明显的炎症反应

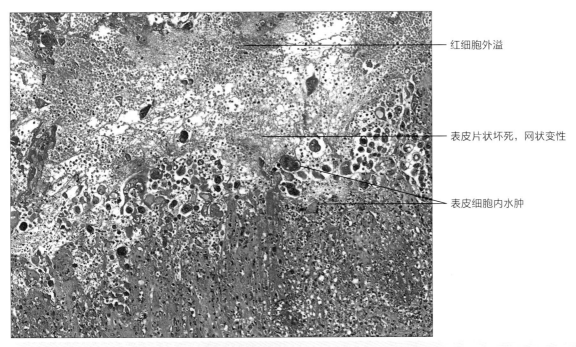

红细胞外溢

表皮片状坏死，网状变性

表皮细胞内水肿

C. 中倍镜显示表皮片状坏死，网状变性，红细胞外溢

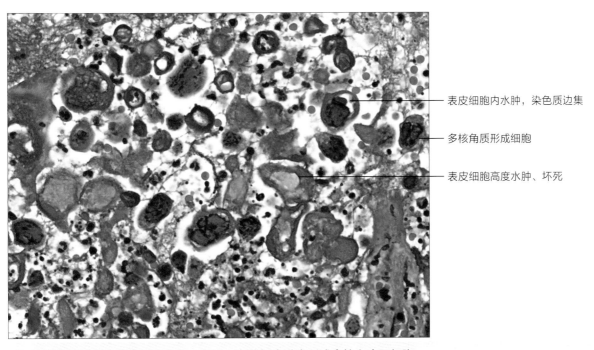

表皮细胞内水肿，染色质边集

多核角质形成细胞

表皮细胞高度水肿、坏死

D. 高倍镜显示表皮细胞高度水肿、坏死，少数细胞融合形成多核上皮巨细胞

临床与病理的联系

　　手指外伤引起的疱疹性瘭疽（化脓性指头炎）是单纯疱疹比较常见的一种表现，临床表现为局部反复发生的水疱。病理上表现为表皮细胞内水肿和坏死。疱疹病毒感染细胞后细胞浆和细胞核均明显肿胀，细胞核染色质边集，呈灰蓝色，细胞坏死后残留的嗜酸性细胞轮廓也是疱疹病毒感染的特点。

23.2　Kaposi 水痘样疹

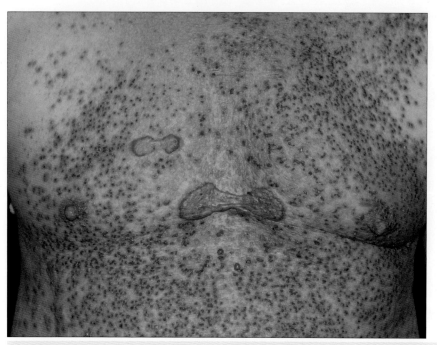

A. 发生在躯干部位的多发红色丘疱疹，多数皮疹表面有轻微糜烂。本患者有基础疾病毛囊角化病和瘢痕疙瘩

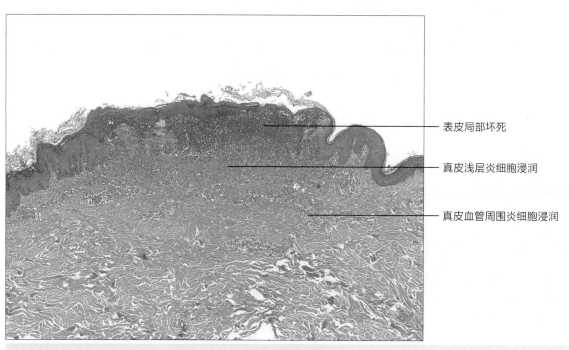

表皮局部坏死

真皮浅层炎细胞浸润

真皮血管周围炎细胞浸润

B. 低倍镜显示表皮局部坏死，真皮浅层及血管周围炎细胞浸润

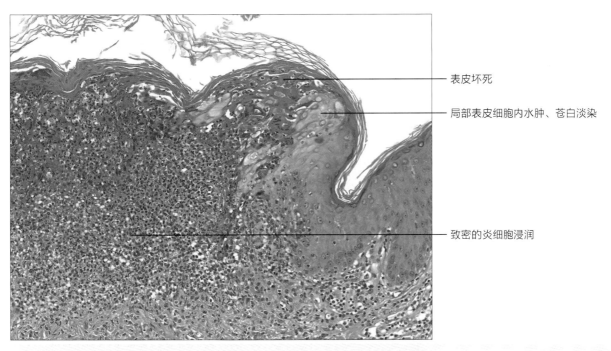

表皮坏死

局部表皮细胞内水肿、苍白淡染

致密的炎细胞浸润

C. 中倍镜显示表皮坏死及致密的炎细胞浸润，可见局部表皮细胞内水肿、淡染

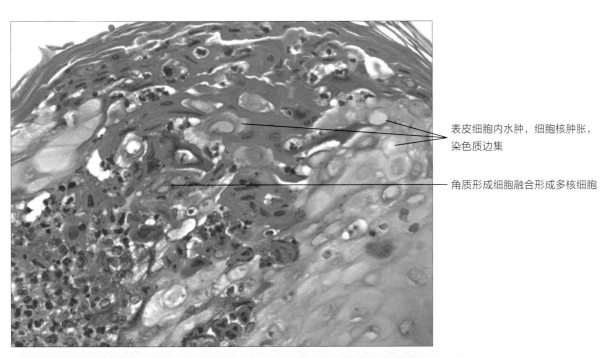

表皮细胞内水肿，细胞核肿胀，
染色质边集

角质形成细胞融合形成多核细胞

D. 高倍镜见表皮细胞内水肿，细胞核肿胀，染色质边集，可见个别多核角质形成细胞

临床与病理的联系

　　Kaposi 水痘样疹通常是在炎症性皮肤病基础上继发的单纯疱疹病毒感染，其基础疾病可以是毛囊角化病、家族性良性慢性天疱疮、湿疹、特应性皮炎、天疱疮等。病理为典型疱疹病毒感染的特征，包括细胞内水肿、细胞核肿胀、融合形成多核角质形成细胞，以及细胞坏死残留嗜酸性细胞轮廓等。

24 大疱性类天疱疮

（Bullous Pemphigoid）

- 多见于老年人，但也可见于其他年龄人群
- 全身都可发生，好发部位包括躯干、四肢等
- 早期多为荨麻疹样红斑，在此基础上可发生紧张性大疱，尼氏征阴性，常伴有剧烈瘙痒
- 少数患者表现为全身散在丘疹，伴有明显瘙痒，类似结节性痒疹

病理特点

- 以表皮下疱和真表皮分离为主要特点
- 早期荨麻疹样皮疹病理多表现为表皮海绵水肿，真皮浅层大量嗜酸性粒细胞浸润
- 典型皮疹病理表现为表皮下张力性水疱，真皮内可有大量嗜酸性粒细胞浸润，少数病例表现为嗜酸性粒细胞和中性粒细胞混合浸润
- 少数患者真皮内炎细胞浸润不明显，病理类似大疱性表皮松解症
- 结节性类天疱疮可伴有表皮不规则增生及致密型角化过度，可见到真表皮发生轻度分离现象
- 直接和间接免疫荧光可见基底膜带 IgG 和 C3 沉积
- ELISA 可检测到血清中针对 BP180 和 BP230 的抗体

诊断要点

- 常为老年人发生的疱病，病理表现为表皮下大疱
- 少数患者表现为结节性痒疹样皮疹，需结合疱病抗体和免疫荧光结果诊断
- 需鉴别其他真表皮分离性疾病，包括遗传性大疱性表皮松解症、获得性大疱性表皮松解症、疱疹样皮炎、线状 IgA 皮病、卟啉病、瘢痕上大疱等
- 针对基底膜带其他抗原的一些罕见的自身免疫性大疱病如抗 P200 类天疱疮、瘢痕性类天疱疮或针对 BP180 和 BP230 其他表位的类天疱疮可出现类似的病理改变

24.1 大疱性类天疱疮，典型病变

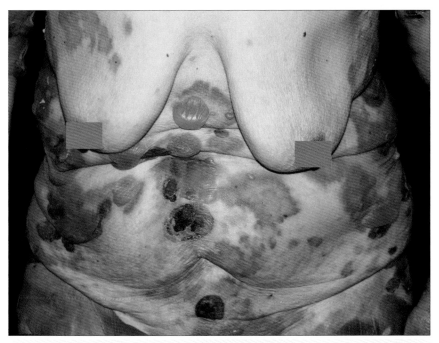

A. 老年患者躯干部位红斑基础上出现的大疱及糜烂面

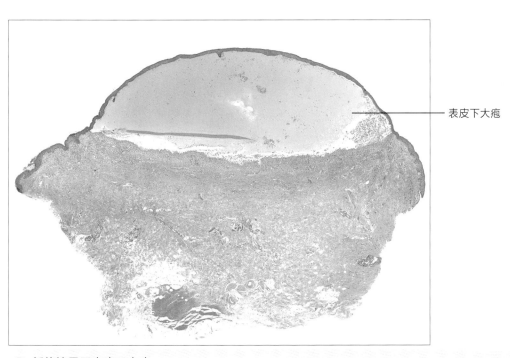

表皮下大疱

B. 低倍镜显示表皮下大疱

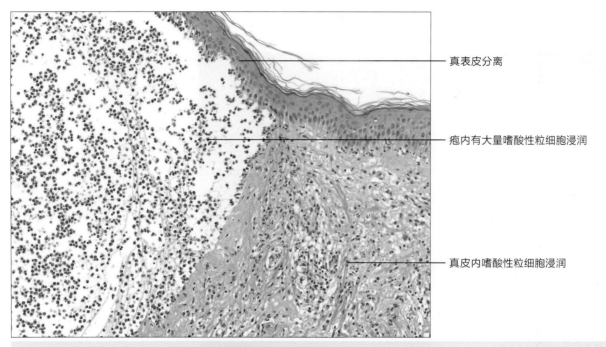

真表皮分离

疱内有大量嗜酸性粒细胞浸润

真皮内嗜酸性粒细胞浸润

C. 中倍镜显示真表皮分离，同时伴有大量嗜酸性粒细胞浸润

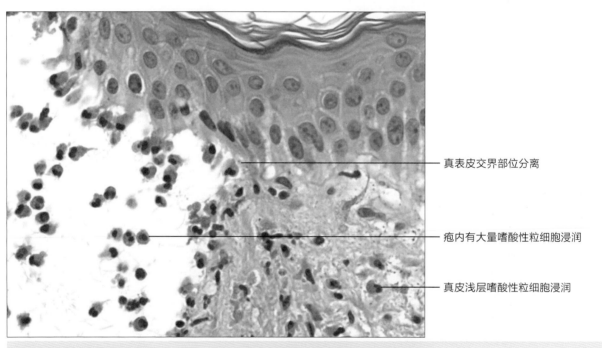

真表皮交界部位分离

疱内有大量嗜酸性粒细胞浸润

真皮浅层嗜酸性粒细胞浸润

D. 高倍镜显示真表皮交界部位分离，疱内和真皮浅层有大量嗜酸性粒细胞浸润

临床与病理的联系

　　大疱性类天疱疮常表现为红斑基础上大疱，伴有大量嗜酸性粒细胞。大疱的产生源于真表皮的分离，瘙痒可能与嗜酸性粒细胞相关的炎性介质有关。大疱性类天疱疮的抗原通常为 BP180 和 BP230，对于一些疑难病例需借助免疫荧光和 ELISA 等检测方法。

24.2 少炎细胞型大疱性类天疱疮

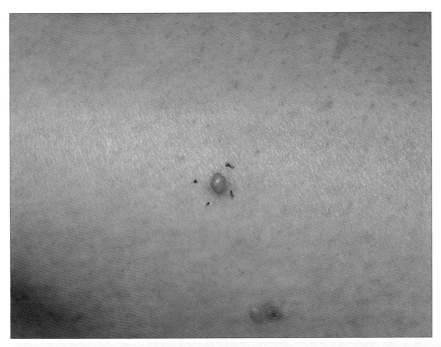

A. 临床表现为躯干部位发生的散在小水疱

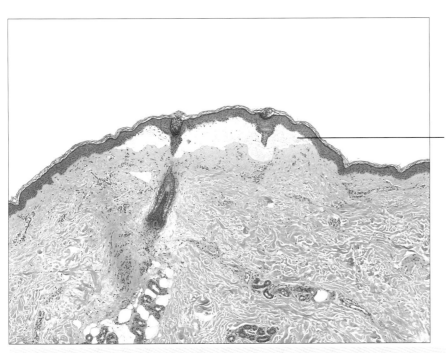

表皮下水疱，炎细胞浸润不明显

B. 低倍镜显示表皮下水疱，缺乏炎细胞浸润

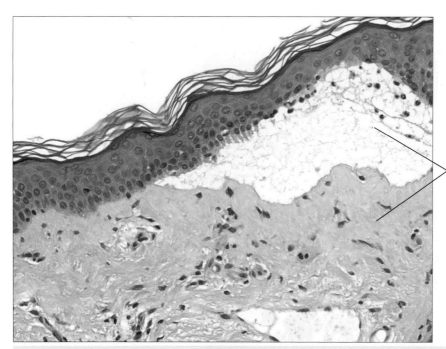

疱内和真皮内缺乏炎细胞浸润

C. 中倍镜显示真表皮分离，缺乏炎细胞浸润

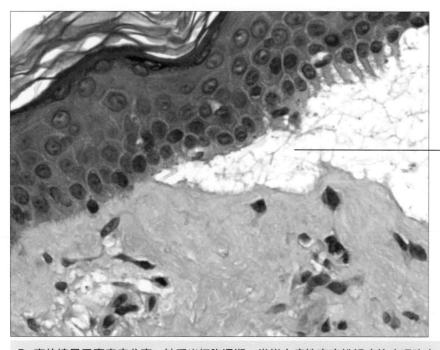

真表皮分离形成表皮下疱，疱内缺乏炎细胞浸润

D. 高倍镜显示真表皮分离，缺乏炎细胞浸润，类似大疱性表皮松解症的病理改变

临床与病理的联系

　　少数情况下大疱性类天疱疮可以表现为小水疱。病理上部分大疱性类天疱疮表现为真表皮分离，但缺乏嗜酸性粒细胞等炎细胞浸润，类似大疱性表皮松解症的病理改变，这种情况下通常需借助免疫荧光盐裂实验、ELISA 等检测方法确诊。

25 累及皮肤的淀粉样变病
（Amyloidosis Involving Skin）

- 累及皮肤的淀粉样变病主要包括皮肤淀粉样变病、结节性淀粉样变病和系统性淀粉样变病
- 皮肤淀粉样变病多见于成年人，常发生于背部、胫前和上臂等部位，与局部摩擦有关。表现为暗褐色色素沉着斑，或多发质地坚实的小丘疹。皮肤异色症样淀粉样变病表现为全身网状的色素沉着和色素减退相交替，与遗传有关
- 结节性淀粉样变病表现为单发或散在数个丘疹、结节或斑块，部分皮疹表面可有紫癜
- 系统性淀粉样变病多继发于骨髓瘤等系统性疾病，好发于手部和眶周，表现为瘀点、瘀斑，可出现巨舌、舌部丘疹、结节、斑块，颊或唇黏膜等部位水疱或血疱，或出现硬皮病样改变。患者可出现肾脏或其他系统淀粉样物质沉积

病理特点

- 皮肤淀粉样变病中淀粉样物质来源于表皮，表现为表皮局限性角化过度，可有轻微角化不良细胞，其下方真皮乳头及真皮浅层可见嗜伊红、无定形裂隙状淀粉样物质
- 结节性淀粉样变病来源于皮肤局部的单克隆浆细胞增生，表现为真皮局部以血管为中心的淀粉样物质沉积，血管周围有单克隆性浆细胞增生
- 系统性淀粉样变病来源于血液异常免疫球蛋白沉积，表现为血管、附属器周围裂隙状淀粉样物质沉积，因血管壁损伤可出现红细胞外溢等现象，有时病变周围可见到异常的浆细胞增生
- 特殊染色如 DFS、刚果红、结晶紫等均可发现淀粉样物质沉积

诊断要点

- 皮肤淀粉样变病的淀粉样物质源于表皮，病变在真皮乳头层
- 结节性和系统性淀粉样变病的淀粉样物质来源于异常单克隆性浆细胞增生，异常的免疫球蛋白沉积于血管周和血管壁，导致血管脆性增高，红细胞外溢，因此临床可见到紫癜

25.1　皮肤淀粉样变病

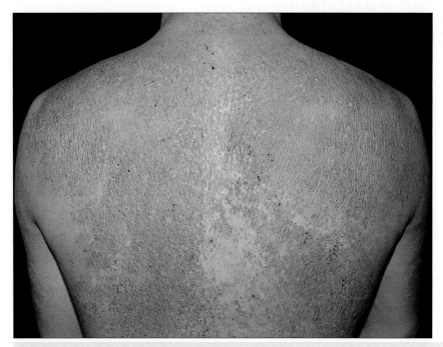

A. 背部多发小丘疹，部分丘疹发生融合

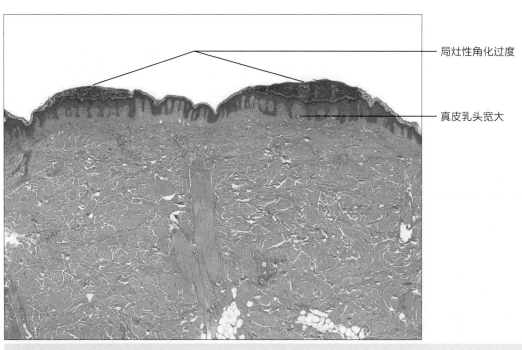

局灶性角化过度

真皮乳头宽大

B. 低倍镜显示表皮局灶性角化过度，表皮增生，其下方真皮乳头宽大

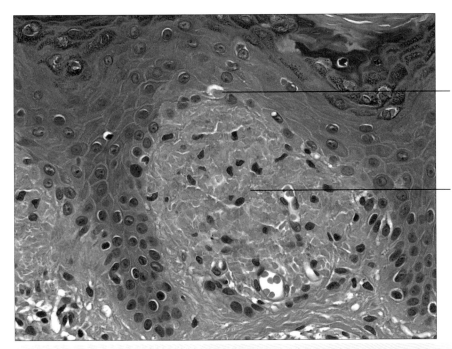

———— 表皮内坏死的角质形成细胞

———— 真皮乳头有裂隙状淀粉样物质沉积

C. 高倍镜显示表皮有个别坏死的角质形成细胞，真皮乳头有裂隙状淀粉样物质沉积

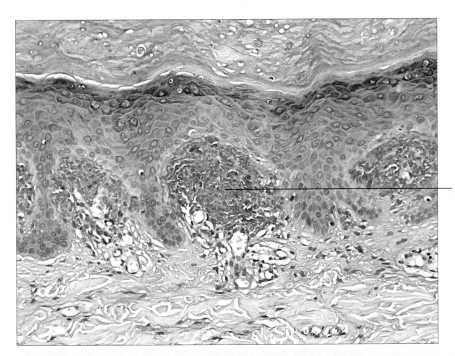

———— 真皮乳头红染的淀粉样物质

D. 直接耐酸大红（DFS）染色显示真皮乳头呈红染的淀粉样物质

临床与病理的联系

　　皮肤淀粉样变病通常与搔抓刺激有关，临床上表现为多发的小丘疹，对应于病理上局灶性的表皮角化过度、表皮增生和真皮乳头层淀粉样物质沉积。皮肤淀粉样变病中淀粉样物质的产生来源于角蛋白，因此常可见到淀粉样物质上方的表皮有坏死的角质形成细胞。

25.2 结节性淀粉样变病

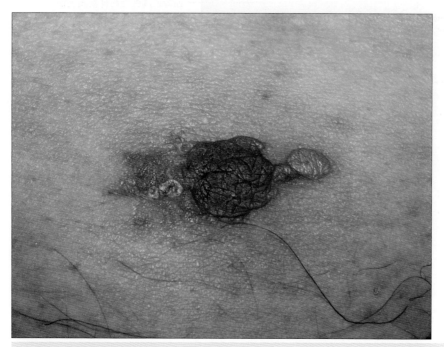

A. 发生于下腹部的红色斑块

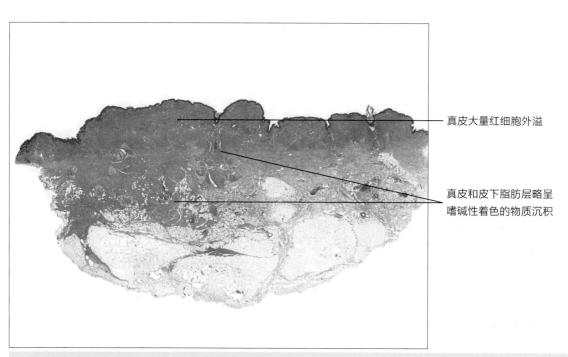

真皮大量红细胞外溢

真皮和皮下脂肪层略呈
嗜碱性着色的物质沉积

B. 低倍镜显示真皮和皮下脂肪层略呈嗜碱性着色的淀粉样物质沉积，伴有大量红细胞外溢

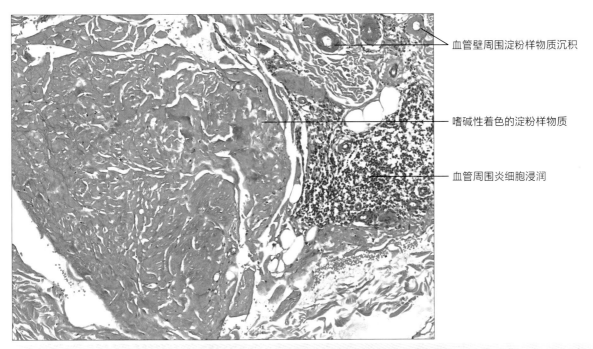

血管壁周围淀粉样物质沉积

嗜碱性着色的淀粉样物质

血管周围炎细胞浸润

C. 中倍镜显示略呈嗜碱性着色的淀粉样物质，小血管周围有淋巴细胞和浆细胞浸润

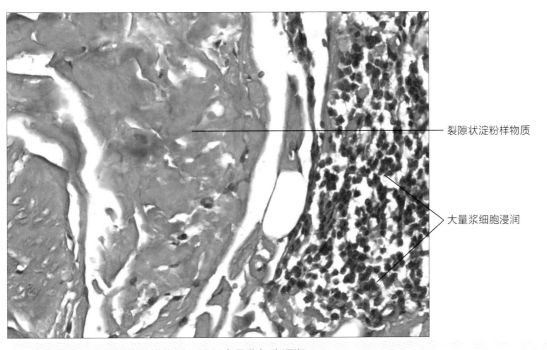

裂隙状淀粉样物质

大量浆细胞浸润

D. 高倍镜显示裂隙状淀粉样物质及周围大量浆细胞浸润

临床与病理的联系

结节性淀粉样变病临床表现为单发或多发的结节或斑块，皮疹呈紫红色，与病理上所见的红细胞外溢有关。因大量淀粉样物质沉积，触诊犹如面团样感觉。淀粉样物质的产生源于局部浆细胞分泌的免疫球蛋白，因此常见到血管周围有大量浆细胞浸润。

25.3　系统性淀粉样变病

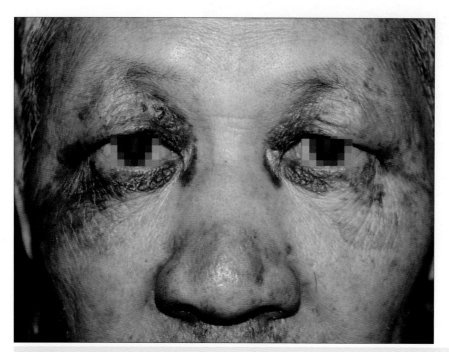

A. 眶周、鼻部等出现的紫红色斑片

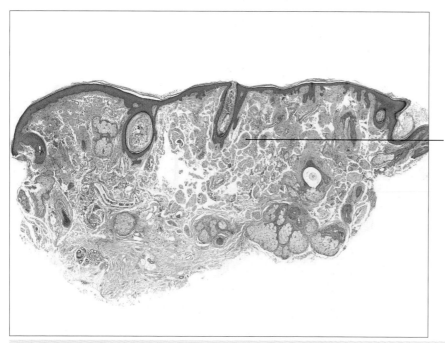

真皮内均质状物质沉积，可见明显的裂隙

B. 低倍镜显示真皮内均质状物质沉积，沉积物之间有大量裂隙

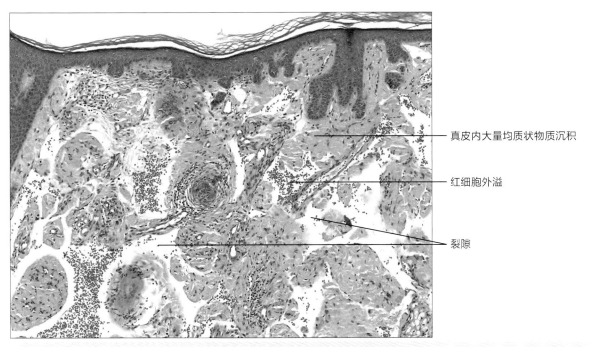

C. 中倍镜显示真皮内大量均质状物质沉积，伴明显的裂隙和红细胞外溢

真皮内大量均质状物质沉积

红细胞外溢

裂隙

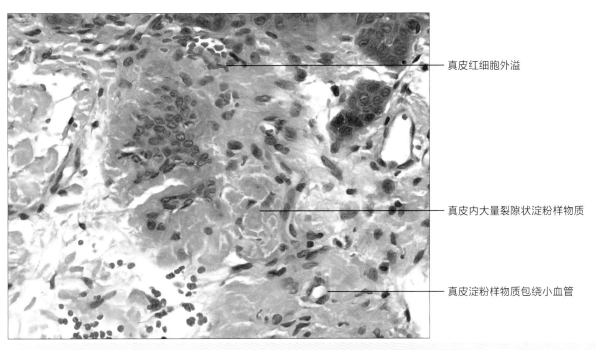

真皮红细胞外溢

真皮内大量裂隙状淀粉样物质

真皮淀粉样物质包绕小血管

D. 高倍镜显示真皮内大量裂隙状淀粉物质，部分沉积于小血管周围，可见红细胞外溢

临床与病理的联系

系统性淀粉样变病通常源于异常免疫球蛋白血症，淀粉样物质主要沉积于小血管周围和血管壁，同时损伤血管内皮细胞，导致红细胞外溢，形成临床上见到的紫癜。

26 表皮囊肿
（Epidermal Cyst）

- 常单发，表现为直径数毫米至数厘米大小的囊性结节，通常较为坚实
- 部分病例可见到表面有明显的黑头，即堵塞的毛囊口
- 患者可无自觉症状，或伴有红肿、疼痛等炎症反应
- 粟丘疹是小的表皮囊肿
- 发生在掌跖部位的表皮囊肿与毛囊无关，多由外伤导致表皮被包裹后形成

病理特点

- 真皮内完整的囊腔，囊壁为复层鳞状上皮，有颗粒层，类似毛囊漏斗部结构，囊腔内可见角质
- 破溃后可出现化脓性炎症或化脓性肉芽肿性炎症，后期出现纤维化和瘢痕形成
- 有时可伴有囊壁乳头瘤病毒感染或传染性软疣病毒感染

诊断要点

- 表皮囊肿通常为毛囊口堵塞，毛囊漏斗部扩张所致
- 囊壁类似毛囊漏斗部结构，有颗粒层
- 需与脂囊瘤相鉴别，后者是皮脂腺导管部位堵塞、扩张所形成，囊壁松弛，有皮脂腺
- 需与外毛根鞘囊肿相鉴别，后者是毛囊峡部堵塞、扩张所致，囊壁紧张，产生均质嗜酸性角化物质
- 需鉴别皮样囊肿，后者结构类似表皮囊肿，二者可依据临床特征鉴别

26.1 表皮囊肿，典型病变

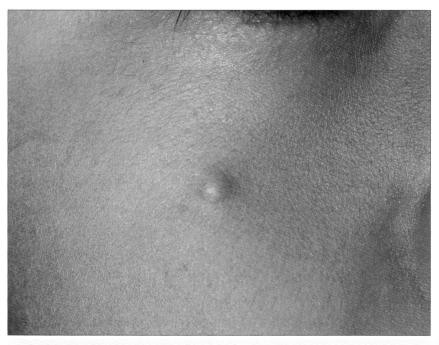

A. 面部局限性丘疹

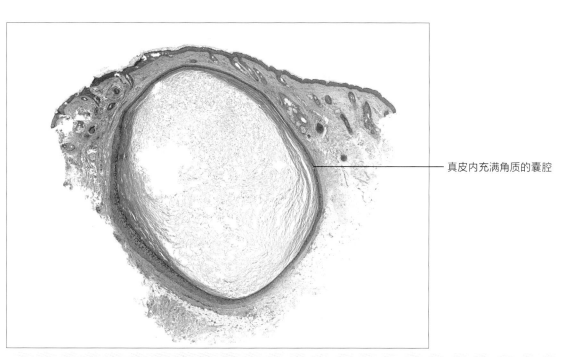

———— 真皮内充满角质的囊腔

B. 低倍镜显示真皮内完整的充满角质的囊腔

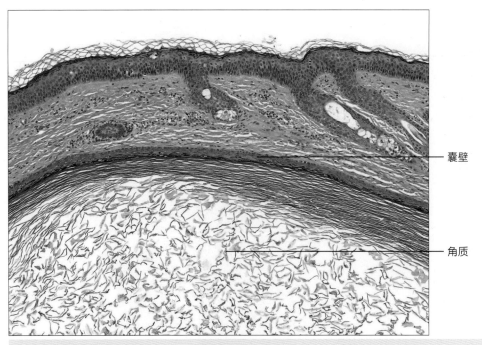

C. 中倍镜显示真皮内囊腔，含有大量角质

囊壁

角质

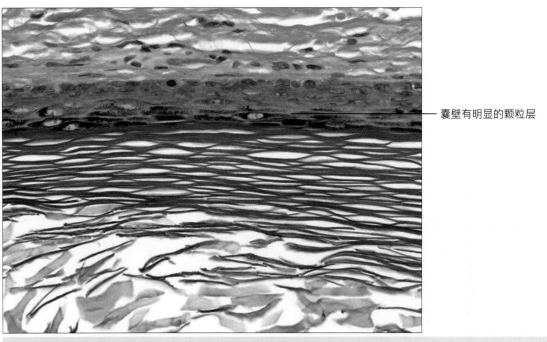

囊壁有明显的颗粒层

D. 高倍镜显示囊壁类似毛囊漏斗部的结构，有明显的颗粒层

临床与病理的联系

　　表皮囊肿往往表现为直径数毫米至数厘米的丘疹或皮下囊肿，病理上通常可见到完整的囊壁，囊壁的结构类似毛囊漏斗部的结构，有明显的颗粒层。表皮囊肿实际上是由毛囊口闭塞、毛囊漏斗部扩张而形成的囊肿。

26.2　表皮囊肿伴炎症反应

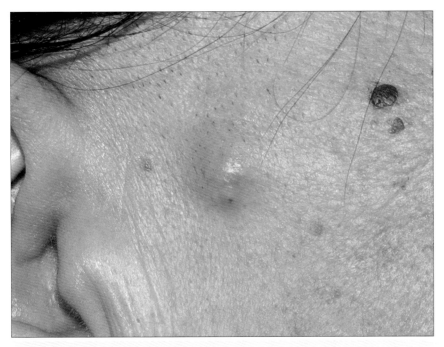

A. 面部皮下囊肿，伴有轻微红肿

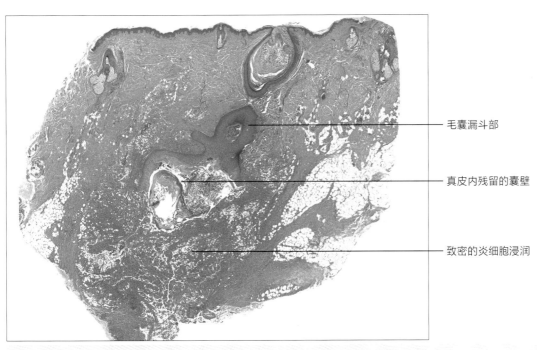

毛囊漏斗部

真皮内残留的囊壁

致密的炎细胞浸润

B. 低倍镜显示真皮内残留的囊壁，与毛囊漏斗部相连，周围有致密的炎细胞浸润

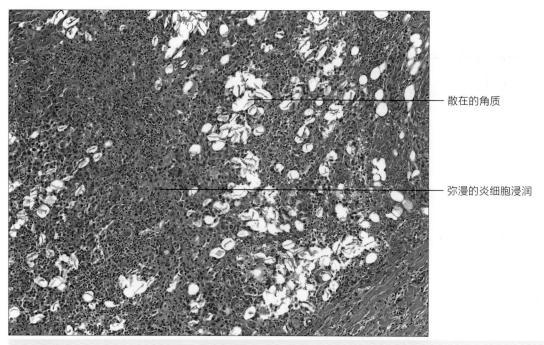

散在的角质

弥漫的炎细胞浸润

C. 中倍镜显示弥漫的炎细胞浸润，伴有散在的角质

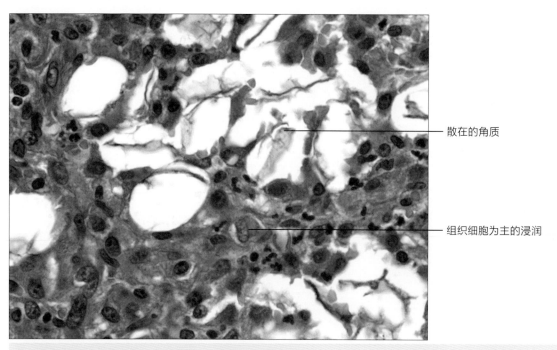

散在的角质

组织细胞为主的浸润

D. 高倍镜显示组织细胞为主的浸润，伴有散在的角质

临床与病理的联系

　　表皮囊肿在破裂后可以形成化脓性炎症或化脓性肉芽肿性炎症，临床表现为原囊肿部位出现红肿、疼痛，病理上可见不完整的囊腔及致密的炎细胞浸润，通常为大量中性粒细胞及组织细胞浸润，有时可见残留的角质，可作为病理诊断线索。

27 脂囊瘤
（Steatocystoma）

临床特点

- 常多发，少数病例为单发，部分患者合并有先天性厚甲症
- 表现为前胸、颈部、腋下、四肢等部位多发性小丘疹
- 直径通常在 3~5 mm，也有个别患者皮疹直径可大于 1 cm
- 少数患者可继发炎症反应，形成红肿、结节和瘢痕

病理特点

- 皮脂腺导管堵塞后形成的囊肿性改变
- 表现为真皮内囊性改变，囊内容物往往较空，囊壁缺乏张力，形成不同程度的折叠
- 囊壁结构类似皮脂腺导管的结构，为复层鳞状上皮，无颗粒层，内侧有薄层嗜酸性护膜
- 多数病例在囊壁上可见到皮脂腺结构
- 少数病例在囊肿内可见到毳毛，提示其与发疹性毳毛囊肿有一定关联

诊断要点

- 囊壁折叠，内容物较空
- 囊壁无颗粒层，有薄层嗜酸性护膜，类似皮脂腺导管结构
- 囊壁有皮脂腺组织附着

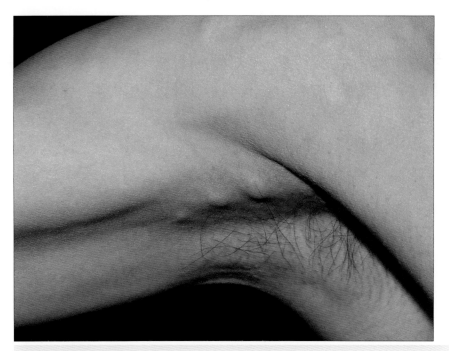

A. 腋下多发的小囊肿

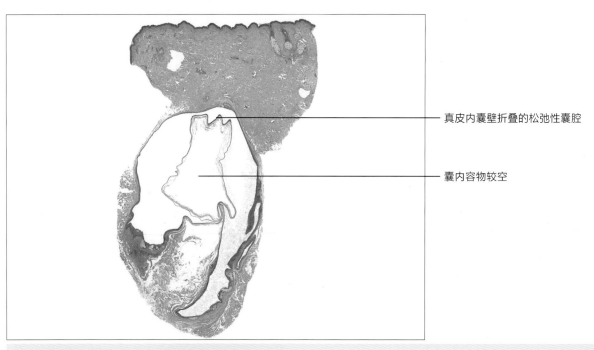

————— 真皮内囊壁折叠的松弛性囊腔

————— 囊内容物较空

B. 低倍镜显示真皮内囊腔，囊壁折叠，囊内容物较空

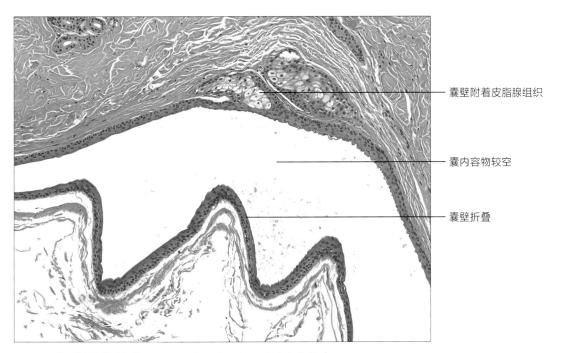

囊壁附着皮脂腺组织

囊内容物较空

囊壁折叠

C. 中倍镜显示囊壁折叠，附着有皮脂腺组织；囊内容物较空

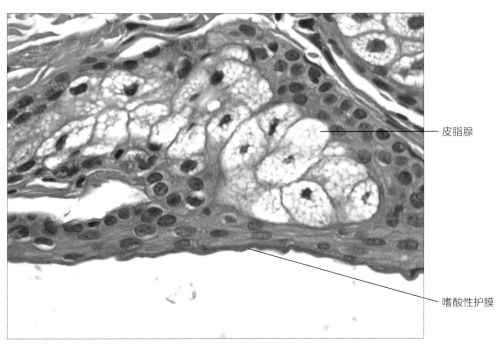

皮脂腺

嗜酸性护膜

D. 高倍镜显示囊壁有皮脂腺附着，囊壁内衬嗜酸性护膜

临床与病理的联系

　　脂囊瘤多表现为前胸、颈部、腋下等部位的多发小囊肿，对应于病理上见到的松弛性薄壁囊腔。脂囊瘤的发生与皮脂腺导管开口堵塞有关，其囊壁结构类似皮脂腺导管的结构。

28 汗孔角化症
(Porokeratosis)

临床特点

- 一组异质性疾病，分为不同的亚型
- 光线性浅表播散性汗孔角化症发生在暴露部位，表现为多发环状褐色斑片，边缘轻度隆起
- 浅表播散性汗孔角化症则泛发于躯干部位，表现为多发环状褐色斑片，边缘轻度隆起
- 斑块型汗孔角化症皮损较大，多位于股臀部，直径可达数厘米至数十厘米
- 其他少见类型包括线状汗孔角化症、掌跖汗孔角化症、点状汗孔角化症等

病理特点

- 对于大多数病例，取材需包含环状皮疹边缘
- 以柱状角化不全为典型病理改变
- 角化不全柱下方的表皮有角化不良细胞，真皮内有淋巴细胞浸润
- 部分皮疹角化不全柱病变轻微，有时容易被忽略
- 部分病例真皮内有继发的皮肤淀粉样物质沉积
- 少数患者角化不全柱发生在毛囊漏斗部位，称为毛囊型汗孔角化症

诊断要点

- 病理上找到角化不全柱是诊断依据
- 角化不全柱不明显时，其下方的表皮角化不良现象可提供诊断线索
- 光线性角化病、炎性线性疣状表皮痣也有角化不全柱，但累及范围较宽

28.1 浅表播散性汗孔角化症

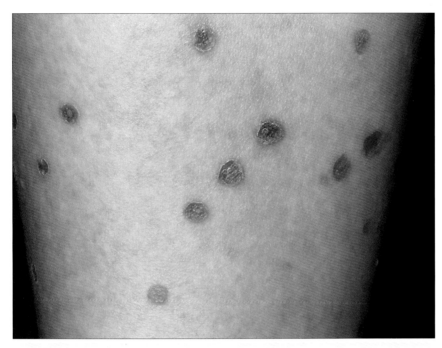

A. 下肢多发圆形斑疹，边缘轻度隆起，有领圈状鳞屑

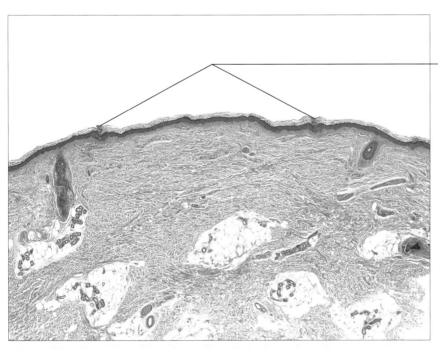

表皮局部柱状角化过度及角化不全

B. 低倍镜显示表皮局部柱状角化过度及角化不全

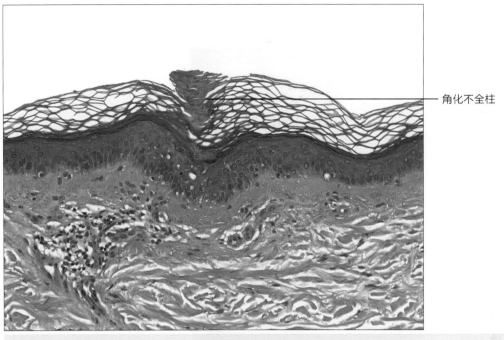

C. 中倍镜显示角化不全柱

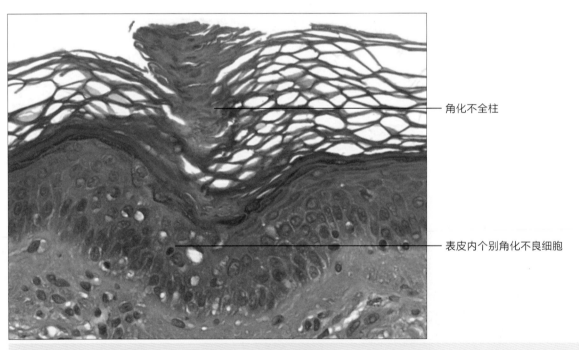

D. 高倍镜显示角化不全柱，其下方表皮有个别角化不良细胞

临床与病理的联系

　　浅表播散性汗孔角化症表现为边缘有明显鳞屑的圆形斑疹，病理上所见到的角化不全柱即临床上见到的领圈状鳞屑。角化不全柱下方往往有角化不良细胞，对诊断有提示作用。活检必须包含环状皮疹的边缘，否则难以见到角化不全柱。

28.2　斑块型汗孔角化症

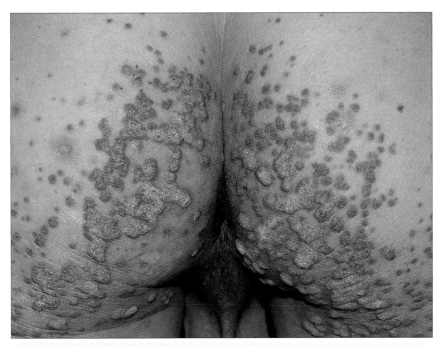

A. 发生在臀部的多发疣状斑块

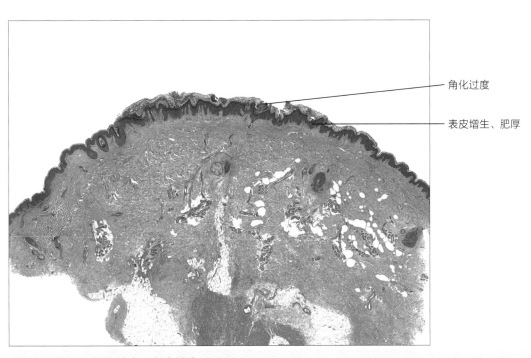

角化过度

表皮增生、肥厚

B. 低倍镜显示角化过度，表皮增生、肥厚

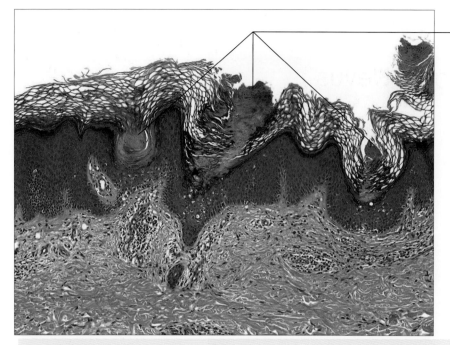

多发角化不全柱

C. 中倍镜显示多个部位出现角化不全柱

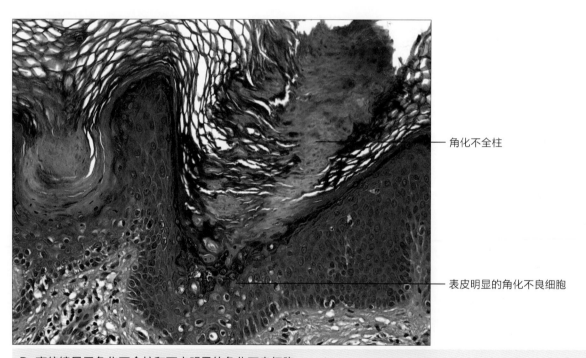

角化不全柱

表皮明显的角化不良细胞

D. 高倍镜显示角化不全柱和下方明显的角化不良细胞

临床与病理的联系

斑块型汗孔角化症表现为疣状增生的斑块，对应于病理上见到的表皮不规则增生，同时伴有多发角化不全柱，其下方有明显的角化不良现象。斑块型汗孔角化症有多个角化不全柱，活检不必在皮疹边缘取材。

29 表皮痣
（Epidermal Nevus）

- 又称为疣状痣，通常是胚胎时期受累及的表皮细胞发生体细胞突变而引起的一组异质性疾病
- 以躯干、四肢多见，皮疹常沿 Blaschko 线分布，表现为带状分布的疣状丘疹、斑块，部分患者可合并有其他器官损害
- 表皮痣由不同的基因突变所致，不同的患者累及的范围也不一样，因此临床皮疹形态有较大的异质性

病理特点

- 表皮呈疣状或乳头瘤样增生
- 增生的表皮主要由鳞状细胞组成，可伴有角化过度现象
- 部分表皮痣有表皮松解性角化过度现象，即颗粒变性，提示可能为角蛋白 1 或角蛋白 10 基因突变

诊断要点

- 表皮痣是一组异质性疾病，具有不同的体细胞突变
- 这一组疾病的共同特征是表皮的疣状或乳头瘤样增生
- 结合临床特征可得出初步诊断，确诊和精确分型需依赖基因检测

29.1 表皮痣，伴颗粒变性

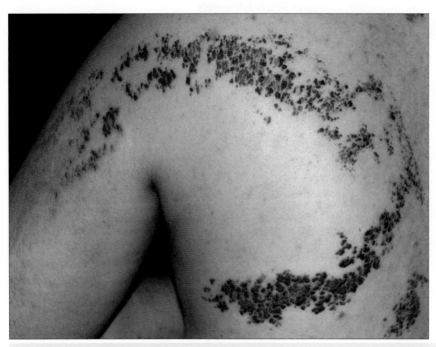

A. 背部、上肢呈带状分布的疣状丘疹

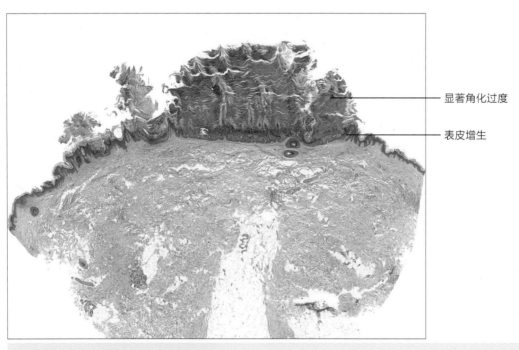

显著角化过度

表皮增生

B. 低倍镜显示显著角化过度和表皮增生

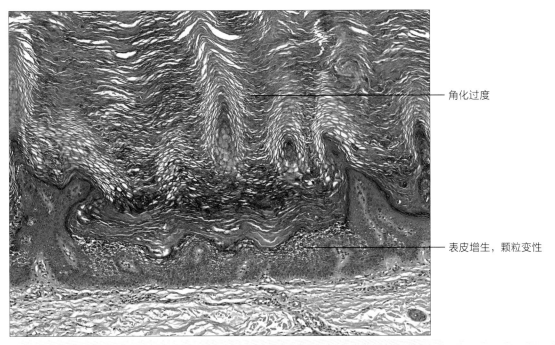

C. 中倍镜显示显著角化过度和表皮增生，表皮局部形成空泡状胞浆（即颗粒变性）

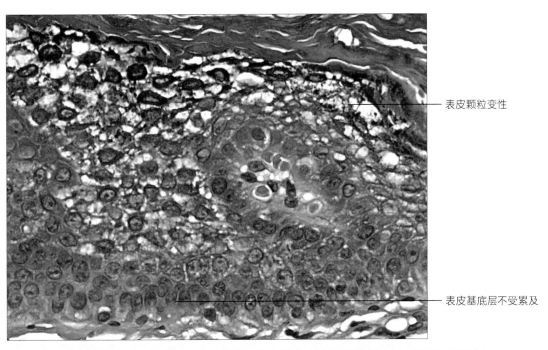

D. 高倍镜显示基底层之上的表皮细胞胞浆透明化，即表皮松解性角化过度，又称为颗粒变性

临床与病理的联系

　　表皮痣是一种基因嵌合现象，与体细胞突变有关。具有颗粒变性的表皮痣往往与先天性大疱性鱼鳞病样红皮病有类似的基因突变，通常为角蛋白 1 或角蛋白 10 基因突变。皮疹的临床形态为疣状增生的丘疹，形成带状分布，病理表现为表皮不规则增生和角化过度，颗粒变性是其典型病理特征。

29.2 表皮痣，无颗粒变性

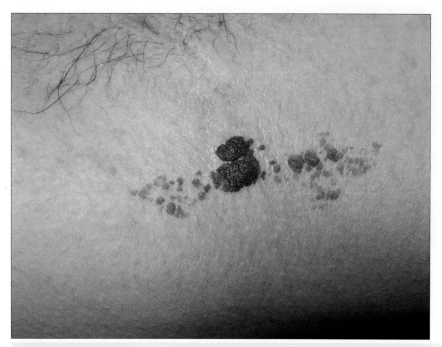

A. 腋下呈带状分布的大小不一的黑褐色疣状丘疹

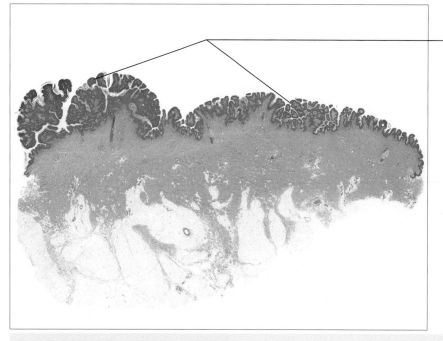

表皮呈不规则乳头瘤样增生

B. 低倍镜显示表皮呈不规则乳头瘤样增生

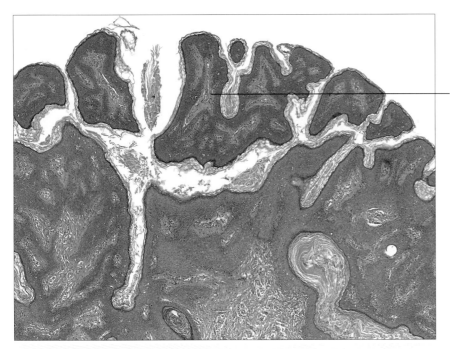

———— 表皮呈乳头瘤样增生

C. 中倍镜显示表皮呈乳头瘤样增生

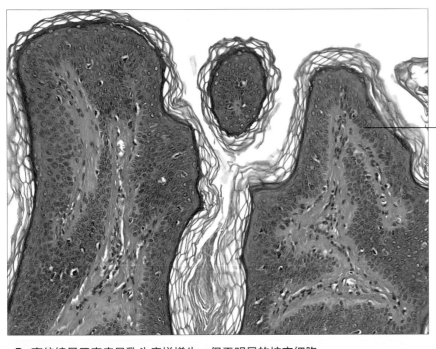

———— 表皮呈乳头瘤样增生，
但无明显的挖空细胞

D. 高倍镜显示表皮呈乳头瘤样增生，但无明显的挖空细胞

临床与病理的联系

　　不伴有颗粒变性的表皮痣临床通常表现为带状分布的疣状丘疹，病理上表现为程度不一的乳头瘤样增生。本病通常为先天发生的发育畸形，沿 Blaschko 线呈带状分布，依据临床特征常容易和其他疾病相鉴别，包括脂溢性角化病和病毒疣等。

30 皮脂腺痣
(Nevus Sebaceous)

- 体细胞突变所致的先天发育畸形，常见于头面部，表现为局限性或带状分布的皮疹
- 早期为皮色或黄色扁平斑片或斑块，在头皮可形成局限性秃发
- 青春期后因性激素影响逐渐高起形成黄色斑块，表面形成乳头瘤状改变
- 成年后常伴发多种附属器肿瘤，多数为良性病变，但也有少数恶性肿瘤

病理特点

- 皮脂腺痣不单纯是皮脂腺的异常，通常还具有表皮、毛囊和顶泌汗腺的异常
- 表皮呈不同程度的乳头瘤样增生，真皮内可见不同发育程度的畸形皮脂腺组织
- 青春期前以不成熟的皮脂腺细胞增生为主，青春期后以成熟的皮脂腺细胞增生为主
- 病变区域毛发发育异常，通常为终毛缺失，可伴有不同程度的顶泌汗腺增生
- 可合并发生多种附属器肿瘤，按照发生的概率排序，包括毛母细胞瘤、乳头状汗管囊腺瘤、外毛根鞘瘤、顶泌汗腺痣，少数情况下也可出现基底细胞癌、皮脂腺癌等恶性肿瘤

诊断要点

- 皮脂腺痣是毛囊 - 皮脂腺 - 顶泌汗腺的发育异常
- 因不同年龄患者体内雄激素水平的差异，不同患者皮脂腺异常增生的程度不尽相同
- 需与表皮痣鉴别，后者皮疹容易发生在躯干、四肢部位，无皮脂腺异常

30.1　皮脂腺痣，典型病变

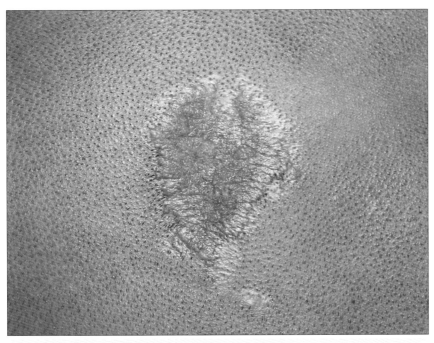

A. 儿童头皮部位淡红色疣状斑块，伴有局部毛发缺失

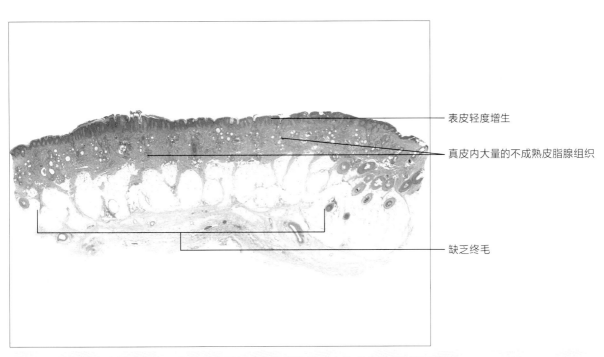

表皮轻度增生

真皮内大量的不成熟皮脂腺组织

缺乏终毛

B. 低倍镜显示表皮轻度增生，真皮内大量不成熟皮脂腺组织，伴有病变区域终毛缺失

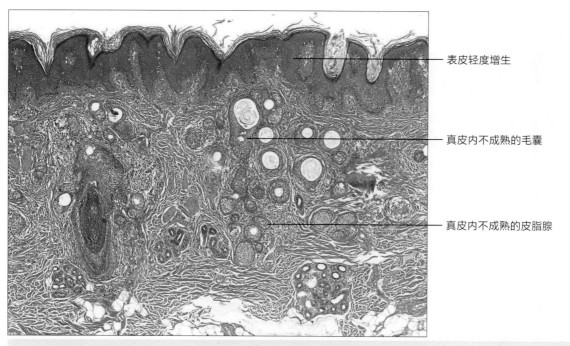

表皮轻度增生

真皮内不成熟的毛囊

真皮内不成熟的皮脂腺

C. 中倍镜显示表皮轻度增生，真皮内大量不成熟的毛囊皮脂腺结构

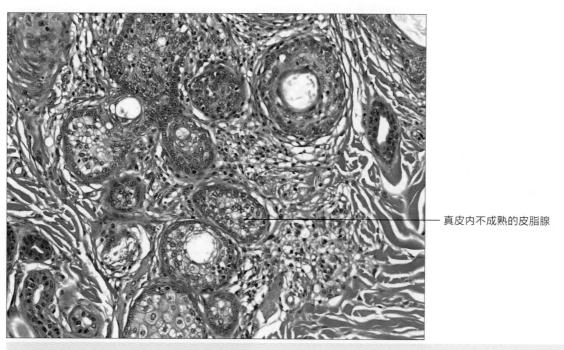

真皮内不成熟的皮脂腺

D. 高倍镜显示真皮内大量不成熟的皮脂腺组织

临床与病理的联系

　　皮脂腺痣多表现为疣状斑块及局部脱发，病理上常伴有终毛的缺失及局部表皮和皮脂腺的异常。因病期的不同，皮脂腺异常的程度也不一致，青春期前皮脂腺往往萎缩不成熟，而青春期后皮脂腺则明显增生肥大。

30.2 皮脂腺痣合并毛母细胞瘤

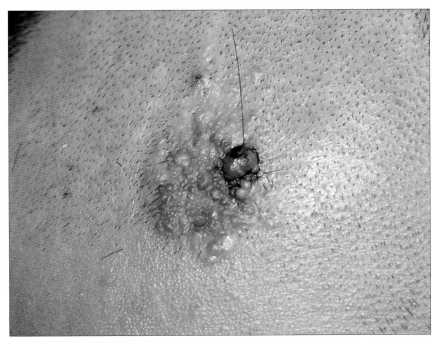

A. 成年人前额部位疣状斑块，伴毛发缺失，局部有色素性丘疹

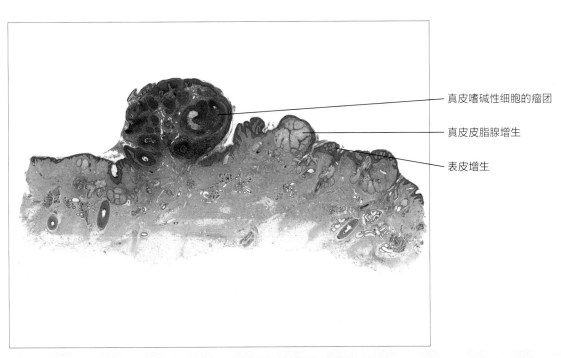

真皮嗜碱性细胞的瘤团

真皮皮脂腺增生

表皮增生

B. 低倍镜显示表皮增生及皮脂腺增生，局部有嗜碱性细胞形成的团块

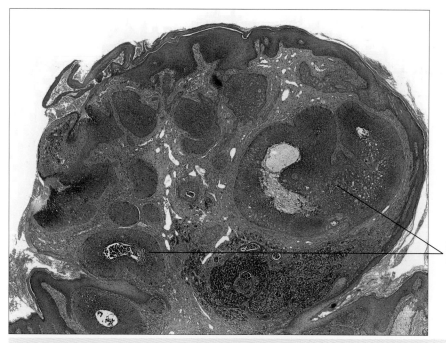

真皮嗜碱性细胞形成的
有明显色素的结节

C. 中倍镜显示真皮嗜碱性细胞形成的有明显色素的结节

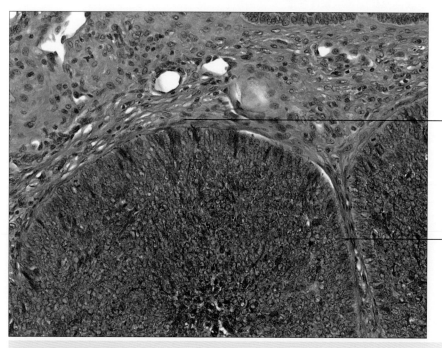

成纤维细胞包绕

周围栅栏状排列的嗜碱性细胞

D. 高倍镜显示周围呈栅栏状排列的嗜碱性细胞，有明显的成纤维细胞包绕

临床与病理的联系

　　合并附属器肿瘤是皮脂腺痣的常见现象。皮脂腺痣合并毛母细胞瘤常表现为黑色丘疹或结节，合并乳头状汗管囊腺瘤常表现为湿润的红色乳头瘤状丘疹或结节，合并皮脂腺瘤则表现为黄色丘疹或结节。皮脂腺痣合并的基底细胞增生多为毛母细胞瘤，极少数情况下是基底细胞癌。

31 脂溢性角化病
（Seborrheic Keratosis）

临床特点

- 以老年人多见，常见于面部等曝光部位
- 早期皮疹多表现为扁平的褐色斑疹或丘疹
- 成熟期皮疹可表现为丘疹、结节或斑块，通常边界清楚，颜色均一，表面油腻
- 在合并感染、炎症反应、外伤刺激等情况下可出现局部红肿、瘙痒、疼痛
- 灰泥角化病、日光性黑子、大细胞棘皮瘤和黑素细胞棘皮瘤都是脂溢性角化病的亚型

病理特点

- 瘤体多呈外生性生长，表皮增生肥厚，基底与正常表皮平齐
- 肿瘤细胞为体积较小的角质形成细胞，有时有明显的色素，常伴有角化过度现象
- 肿瘤细胞形态均一，无异型性，但极少数皮疹能见到增生的细胞排列紊乱，有明显的细胞异型性和核分裂象，类似鲍温病的细胞形态
- 角化过度型脂溢性角化病表现为显著的角化过度及表皮增生
- 棘层肥厚型脂溢性角化病表现为棘细胞层增厚，可形成假角质囊肿
- 腺样型脂溢性角化病表现为基底样细胞自表皮向下呈细条索状生长
- 克隆型脂溢性角化病表现为表皮内呈巢状的基底样细胞增生，与周围有相对清晰的界限
- 灰泥角化症是扁平的脂溢性角化病，仅表现为轻度表皮增生和角化过度
- 黑素细胞棘皮瘤含有较多的色素，免疫组化显示含有较多黑素细胞

诊断要点

- 多数情况下为外生性生长模式，肿瘤细胞为体积相对较小的角质形成细胞
- 克隆型脂溢性角化病需要与单纯性汗腺棘皮瘤鉴别，后者临床多表现为红色斑块，连续切片往往可见到汗腺导管分化现象
- 处于消退期的皮疹可形成局部苔藓样淋巴细胞浸润，严重时病理上称为苔藓样角化病

31.1 脂溢性角化病，角化过度型

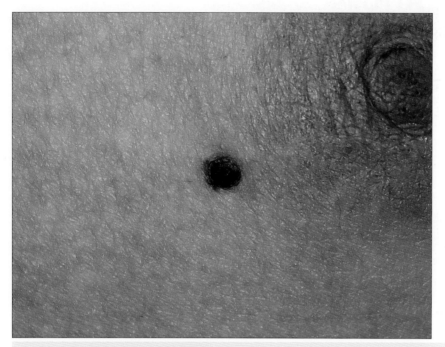

A. 发生于胸部的界限清楚的黑色丘疹

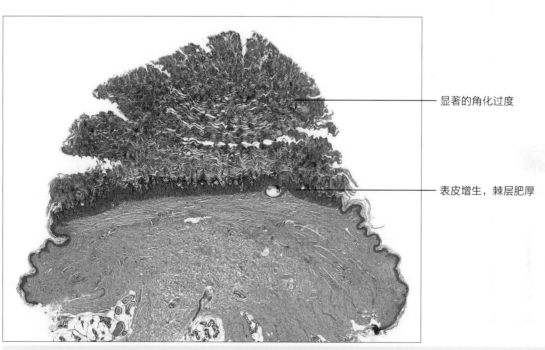

显著的角化过度

表皮增生，棘层肥厚

B. 低倍镜显示显著的角化过度；同时伴有表皮增生，棘层肥厚

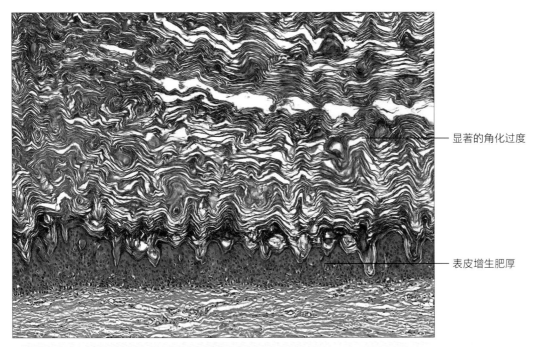

显著的角化过度

表皮增生肥厚

C. 中倍镜显示显著的角化过度和表皮增生肥厚

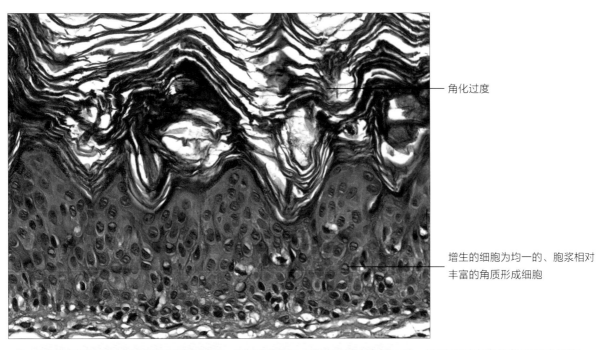

角化过度

增生的细胞为均一的、胞浆相对
丰富的角质形成细胞

D. 高倍镜显示角化过度和表皮增生肥厚，基底层平齐，增生的细胞为均一的、胞浆相对丰富的角质形成细胞

临床与病理的联系

　　角化过度型脂溢性角化病表现为显著的角化过度，同时伴有一定程度的表皮增生。高倍镜下增生的细胞往往以胞浆较丰富的小鳞状细胞增生为主。

31.2　棘层肥厚型脂溢性角化病

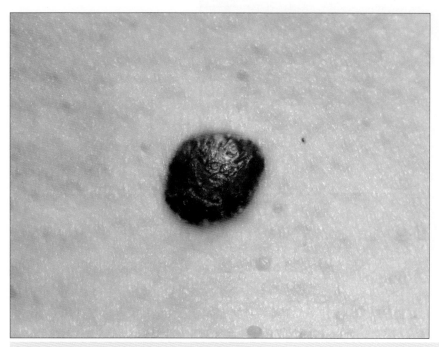

A. 躯干部位边界清楚、颜色均一的黑色丘疹

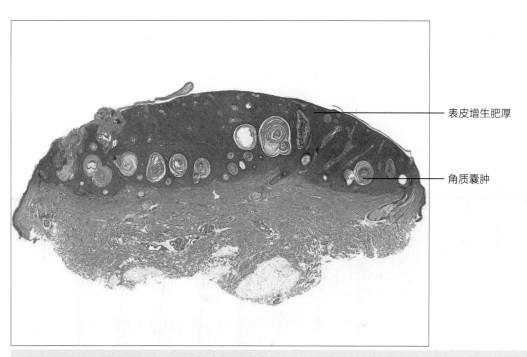

表皮增生肥厚

角质囊肿

B. 低倍镜显示表皮增生肥厚，有明显的角质囊肿

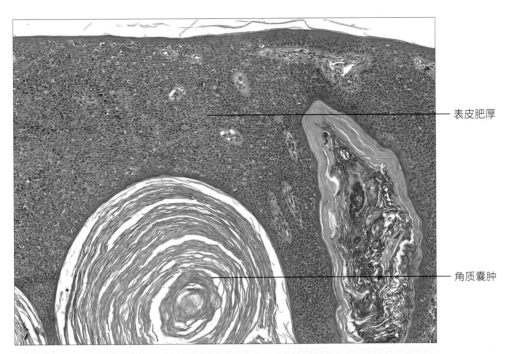

表皮肥厚

角质囊肿

C. 中倍镜显示表皮肥厚，伴角质囊肿形成

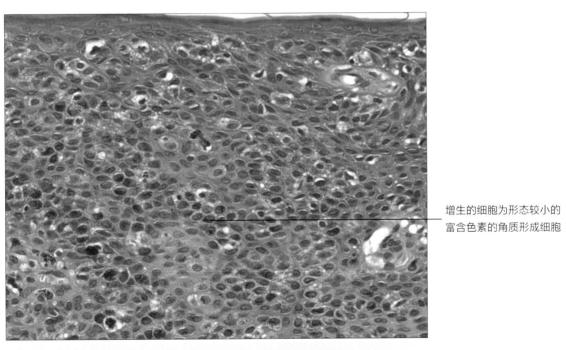

增生的细胞为形态较小的
富含色素的角质形成细胞

D. 高倍镜显示增生的细胞为形态较小的富含色素的角质形成细胞

临床与病理的联系

　　棘层肥厚型脂溢性角化病往往表现为黑褐色丘疹、斑块。病理上表现为表皮的显著增生，以小的角质形成细胞增生为主，往往合并有明显的角质囊肿。

31.3 克隆型脂溢性角化病

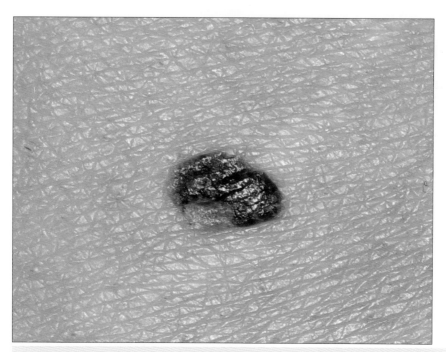

A. 躯干部位黑色扁平丘疹，形态略不规则

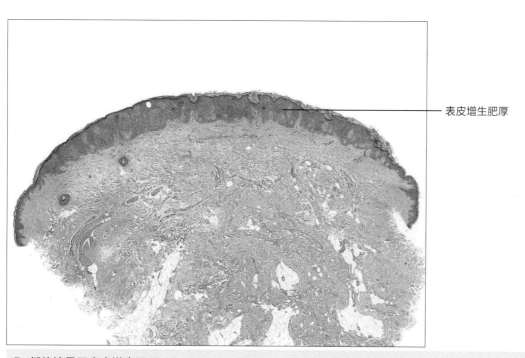

——— 表皮增生肥厚

B. 低倍镜显示表皮增生肥厚

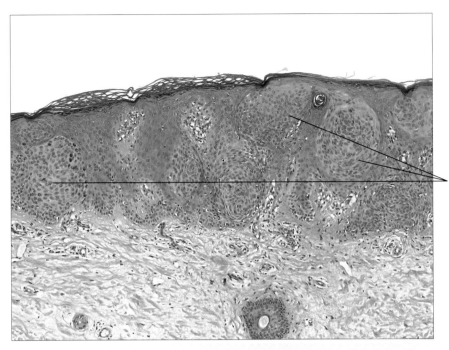

表皮内界限清楚的上皮细胞形成的肿瘤团块

C. 中倍镜显示表皮增厚，伴界限清楚的富含色素的上皮细胞形成的肿瘤团块

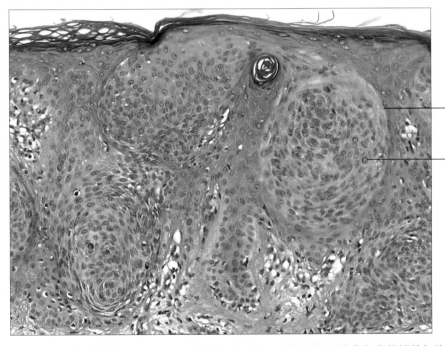

肿瘤团块与周围的组织有相对清楚的界限

由直径较小的含色素的鳞状细胞组成

D. 高倍镜显示真皮内界限清楚的圆形肿瘤团块，由体积较小的含色素的鳞状细胞组成，与周围的组织有相对清楚的界限

临床与病理的联系

　　克隆型脂溢性角化病临床特征与其他类型的脂溢性角化病无明显差异。病理表现为棘层肥厚，同时伴有局限性小鳞状细胞形成的圆形肿瘤团块。主要需与单纯性汗腺棘皮瘤鉴别，后者往往表现为红色扁平斑块，病理上经连续切片可见到汗腺导管分化。

31.4 腺样型脂溢性角化病

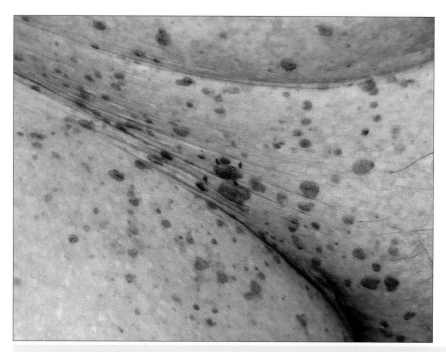

A. 下腹部多发的褐色丘疹

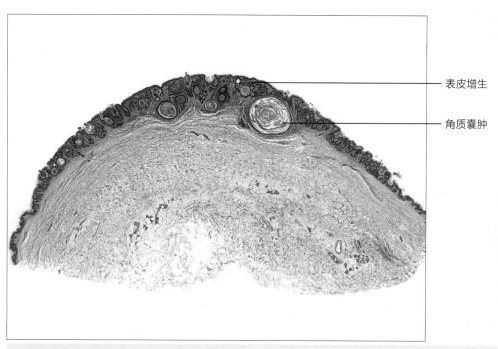

表皮增生

角质囊肿

B. 低倍镜显示表皮增生，伴有少量角质囊肿

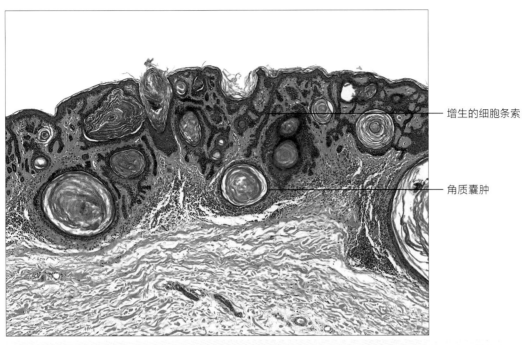

增生的细胞条索

角质囊肿

C. 中倍镜显示大量增生的细胞条索，伴有角质囊肿

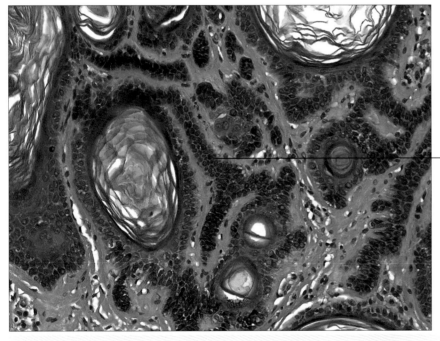

上皮细胞形成的细胞条索，有明显的色素

D. 高倍镜显示上皮细胞形成的细胞条索，含有明显的色素，形成类似腺体样的结构

临床与病理的联系

　　腺样型脂溢性角化病通常表现为丘疹，临床与其他类型的脂溢性角化病难以区别。病理上表现为小角质形成细胞形成的向下增生的细胞条索，形成类似腺体样的结构。日光性黑子也可以出现向下增生的细胞条索，因此二者具有类似的发病机制。

31.5 脂溢性角化病，灰泥角化症

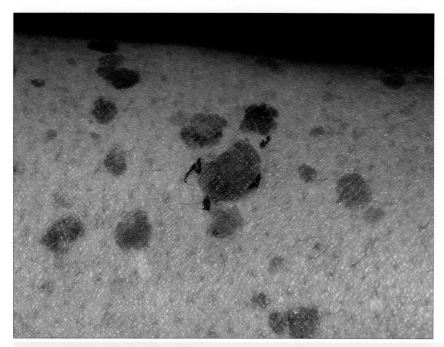

A. 发生于手背的多发褐色扁平丘疹

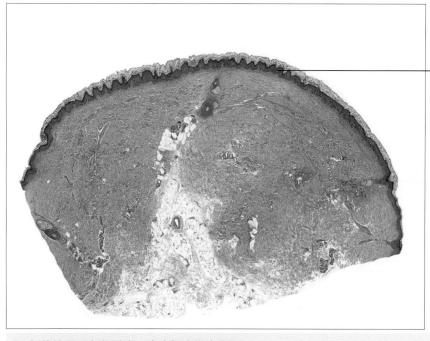

网篮状角化过度，
表皮轻度增生肥厚

B. 低倍镜显示角化过度，表皮轻度增生肥厚

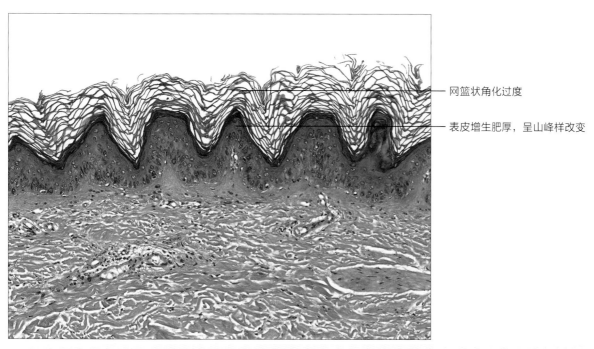

网篮状角化过度

表皮增生肥厚，呈山峰样改变

C. 中倍镜显示角化过度，表皮增生肥厚，呈山峰样改变

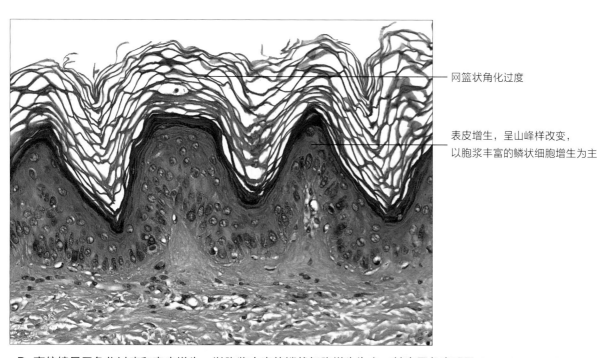

网篮状角化过度

表皮增生，呈山峰样改变，
以胞浆丰富的鳞状细胞增生为主

D. 高倍镜显示角化过度和表皮增生，以胞浆丰富的鳞状细胞增生为主，基底层色素明显

临床与病理的联系

　　灰泥角化症实际上是小而表浅的脂溢性角化病，临床多表现为老年人手背、四肢等部位多发的淡褐色斑疹或扁平丘疹。病理上仅见到轻微的角化过度和表皮增生。主要需与扁平疣鉴别，后者往往能见到病毒感染形成的挖空细胞。

32 HPV 相关病毒疣
（Verruca Related with HPV Infection）

- HPV 病毒感染皮肤后所导致的一组良性增生性疾病
- 包括寻常疣、跖疣、尖锐湿疣、扁平疣等不同类型
- 寻常疣表现为皮肤单个或多个疣状丘疹，表面粗糙
- 跖疣表现为足底单个或多个角化性丘疹，表面粗糙，可有压痛
- 尖锐湿疣表现为生殖器部位单发或多发乳头瘤状丘疹，角化不明显
- 扁平疣表现为面部或躯干等部位多发的扁平小丘疹

病理特点

- 多数病毒疣均表现为局限性乳头瘤样增生，形成指突状外观
- 两侧表皮呈抱球样向内增生
- 典型病例在颗粒层可形成明显的挖空细胞
- 消退期挖空细胞不明显
- 部分寻常疣可出现向皮脂腺分化、外毛根鞘分化等现象
- 扁平疣表现为表皮宽幅增生，棘层肥厚，典型期也有挖空细胞

诊断要点

- 多数病毒疣呈现疣状增生性改变，两侧表皮内收
- 指突状增生在寻常疣、跖疣、尖锐湿疣中非常常见
- 挖空细胞是诊断 HPV 相关病毒疣的重要线索，但消退期皮疹可以没有挖空细胞
- 扁平疣可出现苔藓样淋巴细胞浸润，类似苔藓样皮炎，病理上也称为苔藓样角化病

32.1 寻常疣

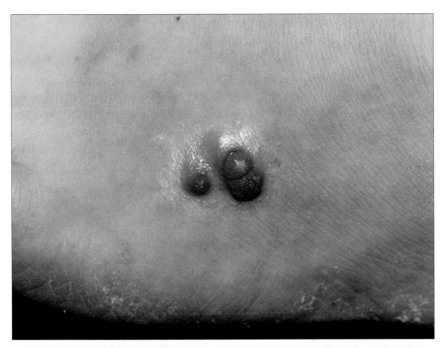

A. 发生在足背的 3 个角化性丘疹

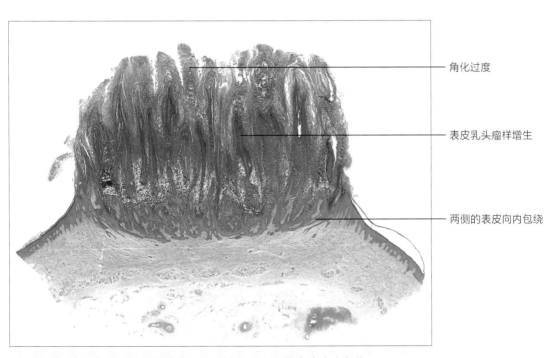

角化过度

表皮乳头瘤样增生

两侧的表皮向内包绕

B. 低倍镜显示表皮乳头瘤样增生，边界清楚，两侧的表皮向内包绕

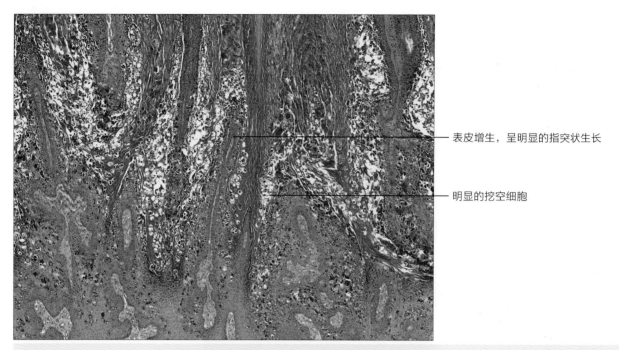

表皮增生，呈明显的指突状生长

明显的挖空细胞

C. 中倍镜显示表皮增生，呈明显的指突状生长，伴有明显的挖空细胞

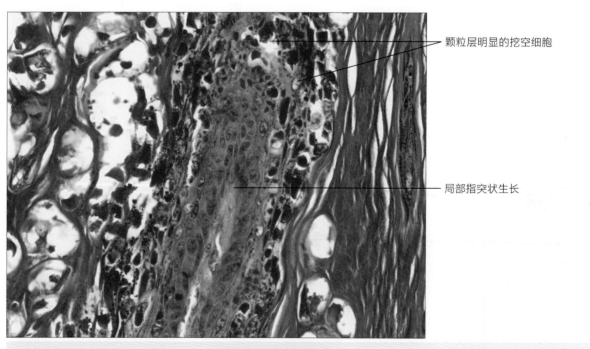

颗粒层明显的挖空细胞

局部指突状生长

D. 高倍镜显示局部表皮呈指突状生长及颗粒层明显的挖空细胞

临床与病理的联系

　　寻常疣临床表现为单发或多发的疣状丘疹，对应于病理上见到的乳头瘤样模式。表皮增生，真皮乳头向上延伸所形成的指突状生长模式在寻常疣中非常常见。挖空细胞见于典型的病例，与病毒颗粒大量复制有关，在消退期挖空细胞可以不明显。

32.2　尖锐湿疣

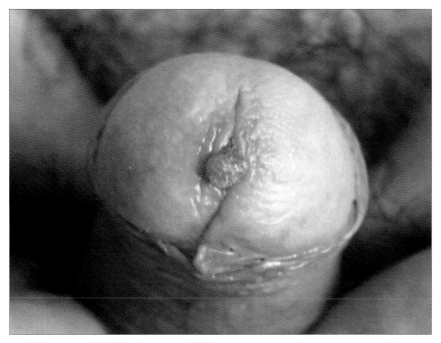

A. 发生在尿道口的粉红色乳头状丘疹

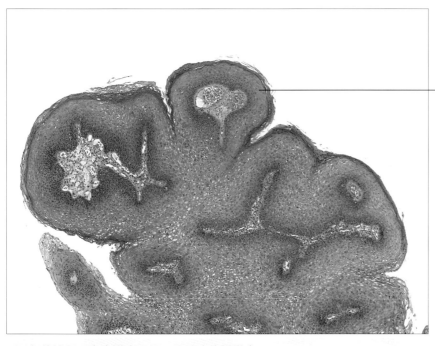

表皮增生肥厚，呈乳头瘤样增生

B. 低倍镜显示表皮增生肥厚，呈乳头瘤样增生

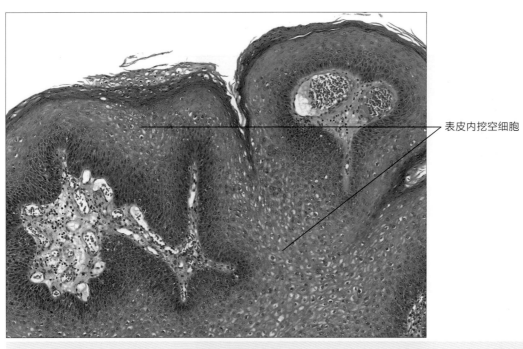

表皮内挖空细胞

C. 中倍镜显示乳头瘤样增生，伴有明显的挖空细胞

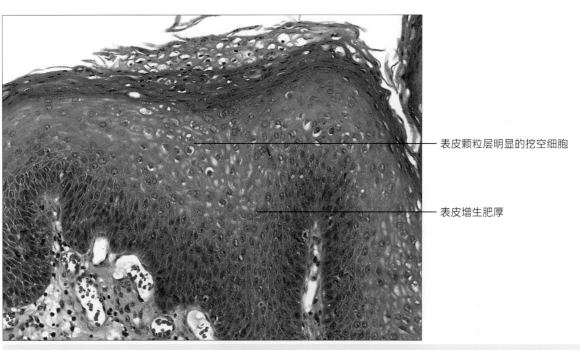

表皮颗粒层明显的挖空细胞

表皮增生肥厚

D. 高倍镜显示表皮增生肥厚，颗粒层有明显的挖空细胞

临床与病理的联系

　　尖锐湿疣往往发生在外生殖器、肛门、口腔等部位，多形成乳头瘤样外观。病理上常表现为乳头瘤样增生或不规则增生，但角化现象往往不明显。挖空细胞往往位于颗粒层所在的位置，是诊断的重要线索。

32.3 扁平疣

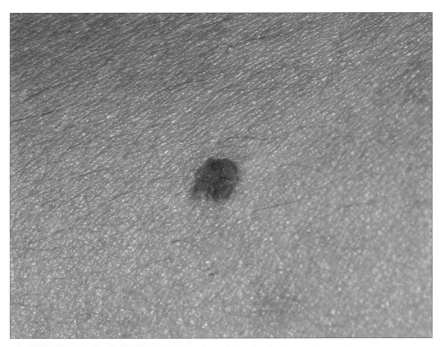

A. 发生在上肢的褐色扁平小丘疹

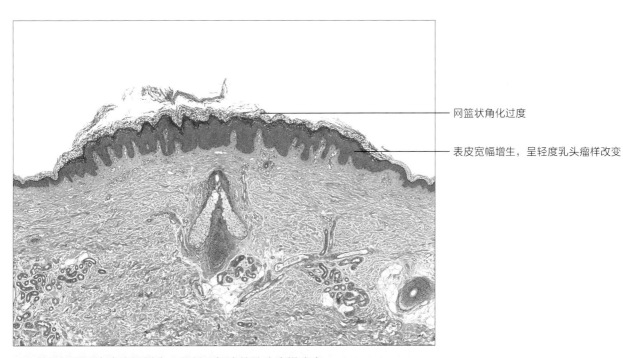

网篮状角化过度

表皮宽幅增生，呈轻度乳头瘤样改变

B. 低倍镜显示表皮宽幅增生，局部呈轻度的乳头瘤样改变

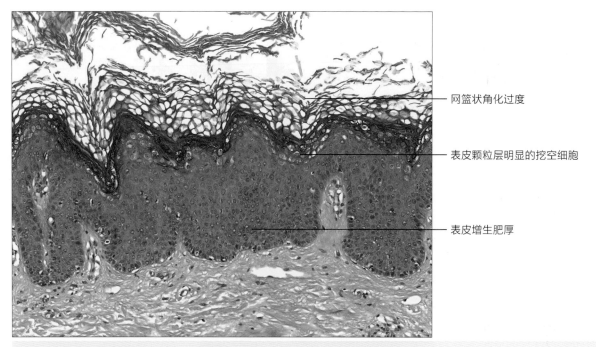

C. 中倍镜显示网篮状角化过度，表皮增生肥厚，颗粒层有明显的挖空细胞

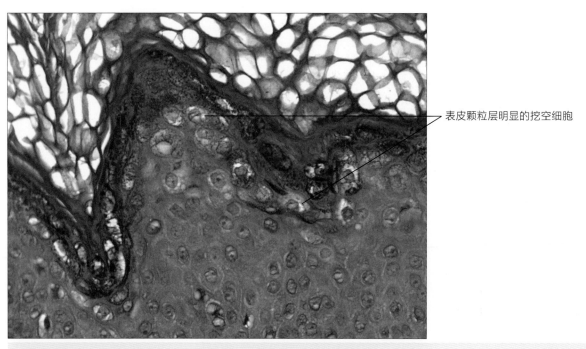

D. 高倍镜显示表皮局部轻微的乳头瘤状外观和颗粒层明显的挖空细胞

临床与病理的联系

　　扁平疣临床通常表现为多发的扁平丘疹，病理表现为表皮宽幅增生和棘层肥厚。典型病例往往有挖空细胞，但也有很多病例挖空细胞不明显。扁平疣可出现苔藓样淋巴细胞浸润，称为苔藓样角化病。苔藓样角化病是一种病理模式而非单一病种，是扁平疣、脂溢性角化病、光线性角化病等增生性病变出现大量淋巴细胞浸润，破坏基底层后形成的类似扁平苔藓的病理改变。

33 光线性角化病
（Actinic Keratosis）

临床特点

- 是一种介于正常表皮与鳞状细胞癌之间的交界性病变
- 以老年人多见，可单发或多发，常见于面部、手背等光暴露部位
- 表现为红色或红褐色鳞屑性斑疹或斑块，边界常不清
- 有时可有明显的角化，甚至形成皮角
- 如果长期不干预，有发展为侵袭性鳞状细胞癌的风险

病理特点

- 表皮增生，或伴有局部萎缩，常呈芽蕾状向下增生
- 基底层细胞有明显的异型性和核分裂象，其上方的角质层可见角化不全
- 毛囊和汗腺上方的表皮常不被累及
- 真皮内可有数量不等的炎细胞浸润及日光弹力纤维变性
- 部分病例可出现类似棘细胞松解的现象
- 部分病例表现为表皮宽幅增生、细胞排列紊乱、有异型性，与鲍温病的病理类似
- 部分病例可出现胞浆内空泡化改变，称为透明细胞型光线性角化病

诊断要点

- 表皮芽蕾状向下增生与细胞异型性是本病的病理特点
- 角化不全下方的表皮分化异常，有细胞异型性和核分裂象
- 本病可进展为皮肤鳞状细胞癌，因此二者之间并无严格的界限

33.1 光线性角化病，典型病变

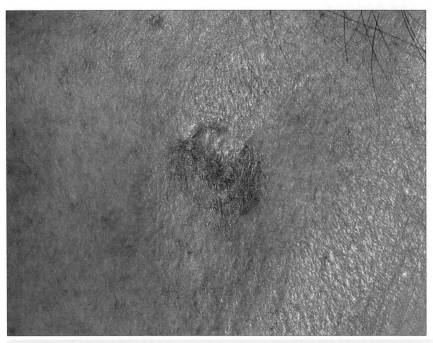

A. 面部有轻微鳞屑的红色斑片

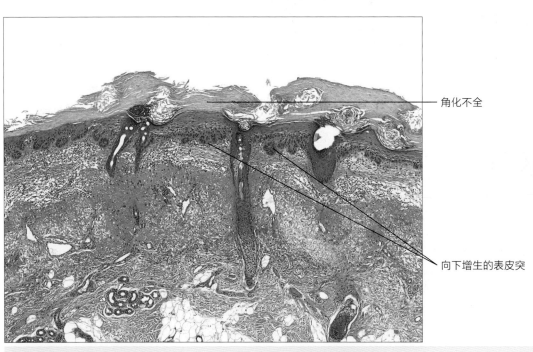

角化不全

向下增生的表皮突

B. 低倍镜显示角化过度及角化不全，表皮增生，可见向下增生的表皮突

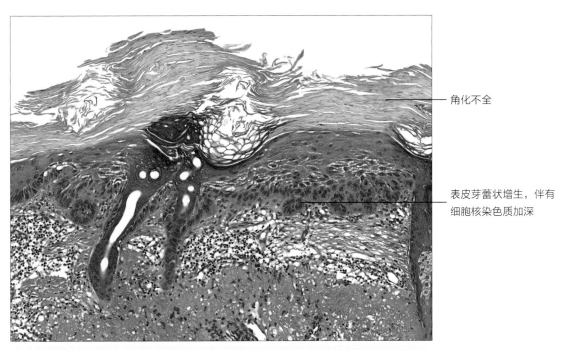

角化不全

表皮芽蕾状增生，伴有
细胞核染色质加深

C. 中倍镜显示表皮下层的细胞增生，向下形成芽蕾状增生，伴有细胞核染色质加深

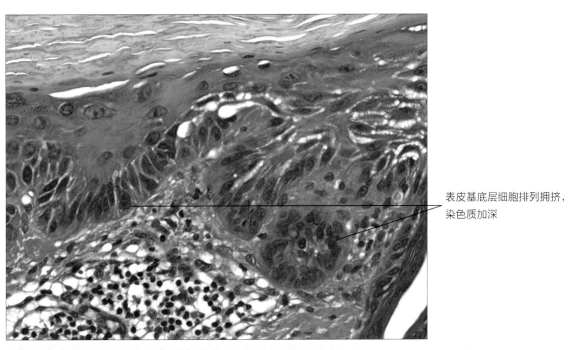

表皮基底层细胞排列拥挤，
染色质加深

D. 高倍镜显示表皮基底层细胞排列拥挤，细胞核染色质加深

临床与病理的联系

　　光线性角化病临床表现为曝光部位的鳞屑性红斑，红斑的形成与表皮的分化异常、真皮内炎症以及毛细血管扩张有关，鳞屑的产生源于表皮的异常分化。光线性角化病有不同程度的表皮细胞分化异常，早期以近基底层的细胞病变为主，后期累及整个表皮，甚至形成侵袭性鳞状细胞癌。

33.2 鲍温病样光线性角化病

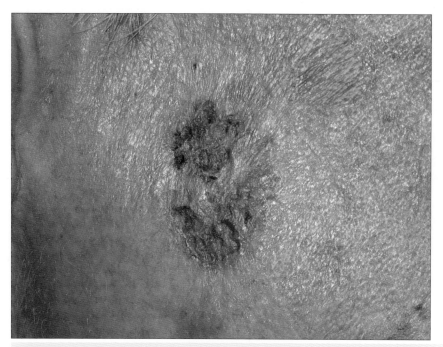

A. 发生在面部的边界轻度不规则的红斑，有轻微痂皮

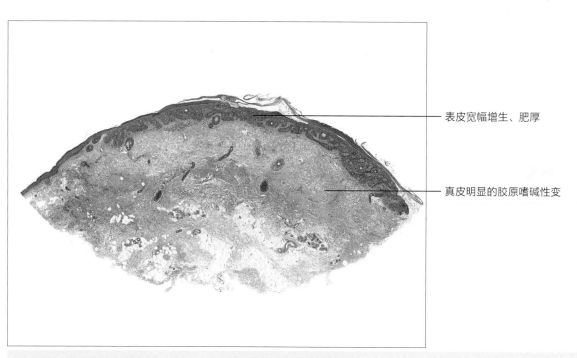

表皮宽幅增生、肥厚

真皮明显的胶原嗜碱性变

B. 低倍镜显示表皮宽幅增生、肥厚，伴有真皮明显的胶原嗜碱性变

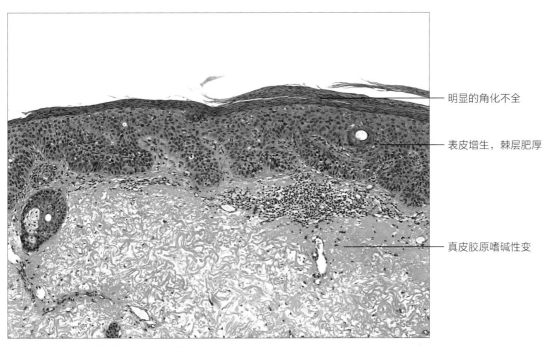

C. 中倍镜显示表皮增生，棘层肥厚，伴有明显的角化不全和真皮胶原嗜碱性变

明显的角化不全

表皮增生，棘层肥厚

真皮胶原嗜碱性变

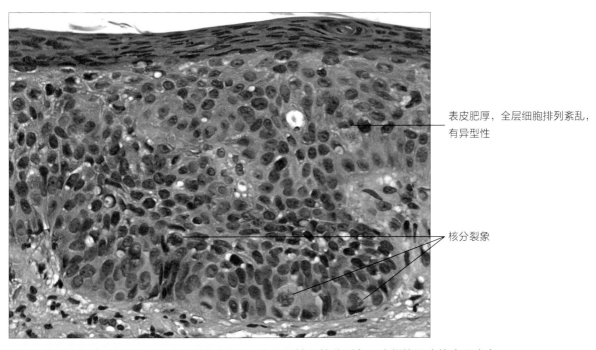

表皮肥厚，全层细胞排列紊乱，
有异型性

核分裂象

D. 高倍镜显示表皮肥厚，全层细胞排列紊乱，有异型性和核分裂象，类似鲍温病的病理改变

临床与病理的联系

鲍温病样光线性角化病临床常表现为斑片或轻度隆起的斑块，病理表现为表皮宽幅增生，增生的表皮细胞排列紊乱，有明显的异型性，与鲍温病的病理类似。

34 皮肤鳞状细胞癌
（Cutaneous Squamous Cell Carcinoma）

临床特点

- 以老年人头面部多见，也可发生于其他人群或其他部位
- 与光老化、HPV 感染、外伤、炎症刺激等有密切关系
- 多表现为结节、肿瘤或溃疡，表面可有程度不等的角化异常，可有分泌物或伴有恶臭
- 可发生于慢性炎症基础上，如硬化性苔藓、扁平苔藓、红斑狼疮、烧伤瘢痕等，表现为局部长期不愈合的斑块或溃疡，或出现生长迅速的结节或肿瘤
- 角化棘皮瘤是低度恶性鳞状细胞癌，表现为孤立的丘疹或结节，中央有角质栓
- 疣状癌发生于口腔、肢端等部位，表现为疣状增生的结节或肿瘤

病理特点

- 鳞状细胞起源的恶性肿瘤，具有侵袭性生长模式和明显的细胞异型性
- 高分化鳞状细胞癌表现为明显的角化现象，形成角珠，鳞状细胞容易辨认，有明显异型性
- 低分化鳞状细胞癌肿瘤细胞不产生明显角化，甚至形成梭形细胞增生、透明样变等特殊现象，不容易辨认，免疫组化如 p63、p40、广谱角蛋白等抗体有利于鉴定组织起源
- 瘢痕或其他炎性病变基础上发生的鳞状细胞癌往往表现为浸润性鳞状细胞癌，但取材不在典型部位时则表现为假上皮瘤样增生
- 角化棘皮瘤的表皮呈梨形向下增生，增生的表皮细胞体积大，胞浆丰富，表皮基底部参差不齐，呈轻度浸润性生长，细胞有异型性和核分裂象，肿瘤的中心有明显角化现象
- 疣状癌有明显的疣状增生和角化过度，基底层细胞增生活跃，核染色质加深，核分裂象增多

诊断要点

- 诊断鳞状细胞癌的重要依据是浸润性生长模式和细胞异型性
- 低分化鳞状细胞癌需通过免疫组化染色如广谱角蛋白、p63、p40 等鉴定组织起源
- 取材不充分的情况下难以给出准确病理诊断

34.1　高分化鳞状细胞癌

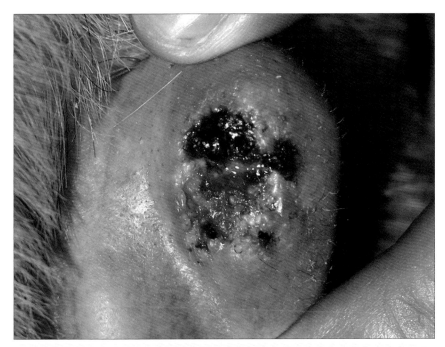

A. 老年人耳郭部位斑块，表面可见明显的溃疡

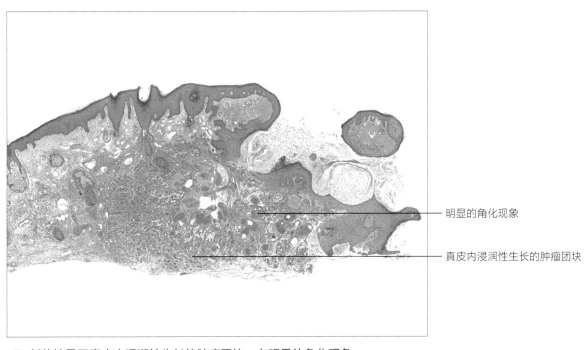

明显的角化现象

真皮内浸润性生长的肿瘤团块

B. 低倍镜显示真皮内浸润性生长的肿瘤团块，有明显的角化现象

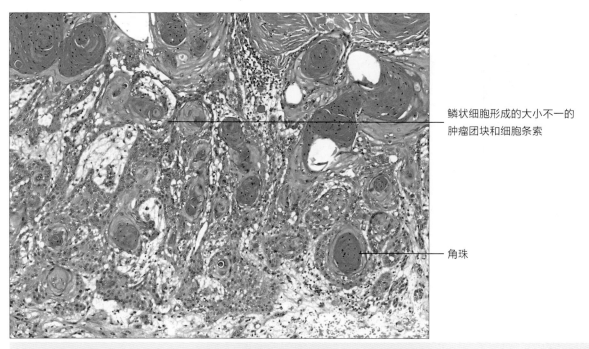

鳞状细胞形成的大小不一的
肿瘤团块和细胞条索

角珠

C. 中倍镜显示由鳞状细胞形成的大小不一的肿瘤团块和细胞条索，伴有明显的角珠

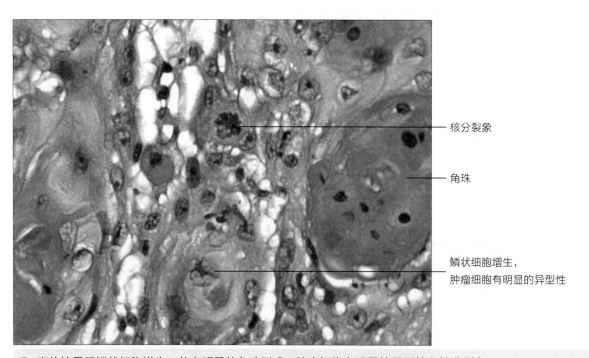

核分裂象

角珠

鳞状细胞增生，
肿瘤细胞有明显的异型性

D. 高倍镜显示鳞状细胞增生，伴有明显的角珠形成，肿瘤细胞有明显的异型性和核分裂象

临床与病理的联系

　　皮肤鳞状细胞癌通常表现为结节、斑块或肿瘤。多数病例为高分化鳞状细胞癌，即肿瘤细胞有明显的鳞状细胞分化现象，常形成角珠。肿瘤细胞呈浸润性生长，有明显的细胞异型性和核分裂象。

34.2 鳞状细胞癌，继发于硬化性苔藓

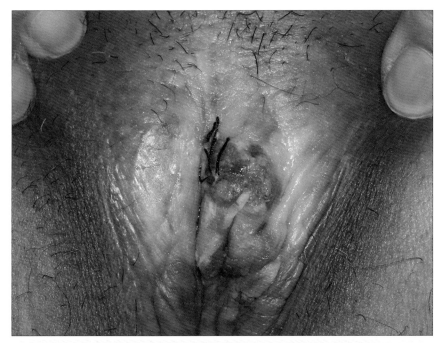

A. 发生在阴蒂部位的红色斑块，伴有阴唇萎缩、色素脱失和苔藓样变

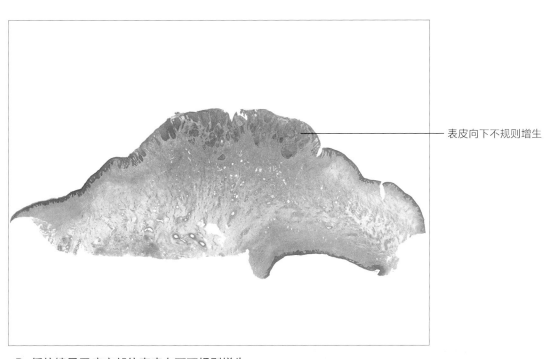

———— 表皮向下不规则增生

B. 低倍镜显示病变部位表皮向下不规则增生

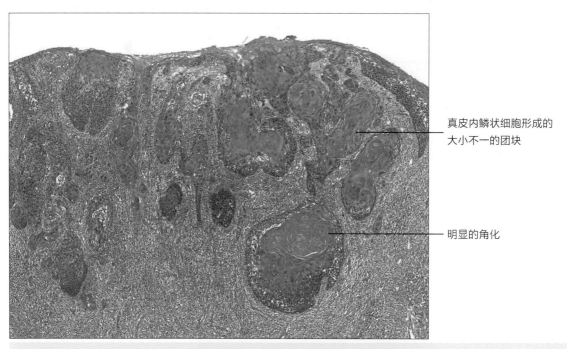

真皮内鳞状细胞形成的
大小不一的团块

明显的角化

C. 中倍镜显示真皮内鳞状细胞形成的大小不一的团块，有明显的角化现象

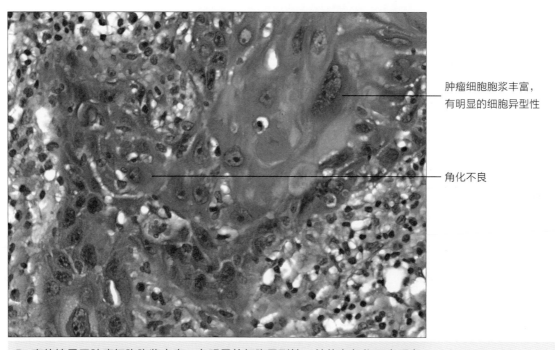

肿瘤细胞胞浆丰富，
有明显的细胞异型性

角化不良

D. 高倍镜显示肿瘤细胞胞浆丰富，有明显的细胞异型性，并伴有角化不良现象

临床与病理的联系

　　鳞状细胞癌可继发于各种慢性炎症，其中外阴硬化性苔藓发生癌变的情况相对常见。外阴硬化性苔藓通常表现为表皮萎缩和炎症浸润，后期因搔抓刺激出现苔藓样变，在此基础上皮疹逐渐增生肥厚，鳞状细胞逐渐增生活跃，形成表皮内不典型增生，随后形成浸润性鳞状细胞癌，这是一个渐变的过程。

34.3 鳞状细胞癌，角化棘皮瘤

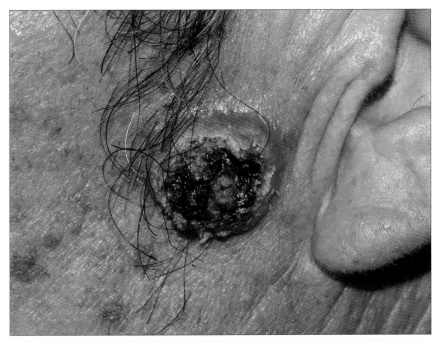

A. 面部疣状斑块，中央有明显的角化物质及痂皮

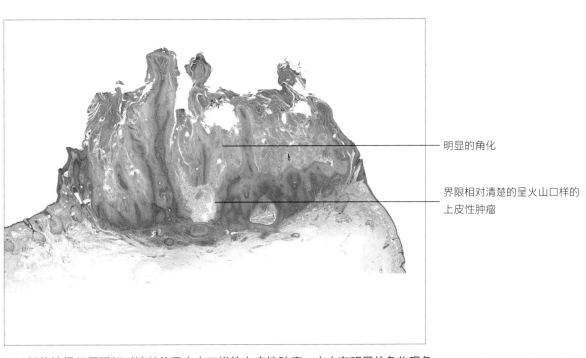

明显的角化

界限相对清楚的呈火山口样的
上皮性肿瘤

B. 低倍镜显示界限相对清楚的呈火山口样的上皮性肿瘤，中央有明显的角化现象

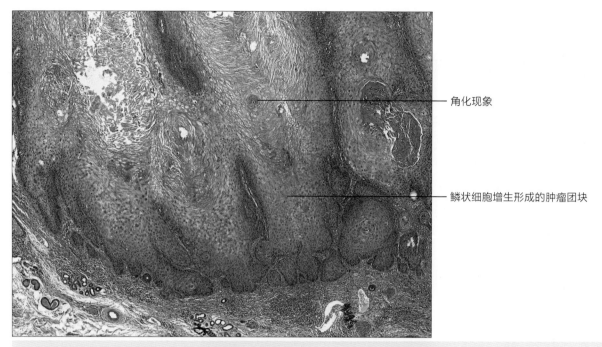

角化现象

鳞状细胞增生形成的肿瘤团块

C. 中倍镜显示鳞状细胞增生形成的肿瘤团块，肿瘤在向上分化的过程中逐渐出现角化现象

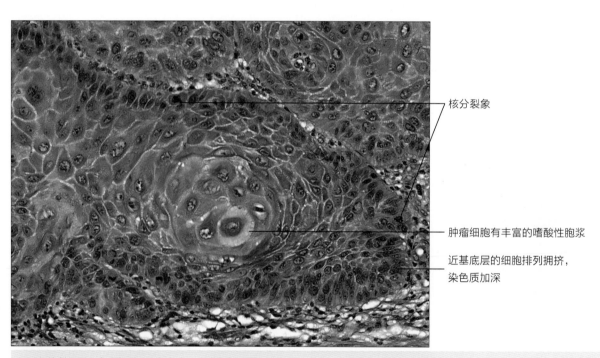

核分裂象

肿瘤细胞有丰富的嗜酸性胞浆

近基底层的细胞排列拥挤，
染色质加深

D. 高倍镜显示肿瘤细胞胞浆丰富，近基底层的细胞排列拥挤，染色质加深，有核分裂象

临床与病理的联系

　　角化棘皮瘤被认为是一种低度恶性的鳞状细胞癌，临床常表现为中央有明显角化的丘疹或结节，常生长迅速，部分皮疹后期可消退。病理表现为呈火山口样的上皮性肿瘤，肿瘤细胞在分化过程中胞浆逐渐丰富，并发生角化现象，通常可在肿瘤的基底层见到肿瘤细胞增生活跃，排列拥挤，有核分裂象，而一些消退期的皮疹因炎细胞破坏而细胞异型性不明显。

34.4 鳞状细胞癌，疣状癌

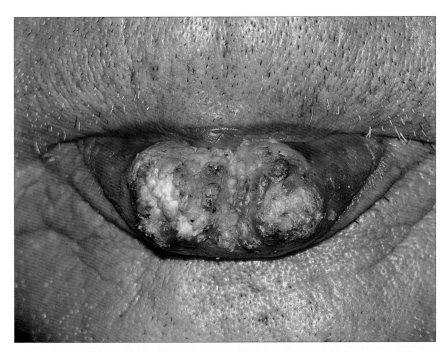

A. 发生在下唇的疣状角化性斑块

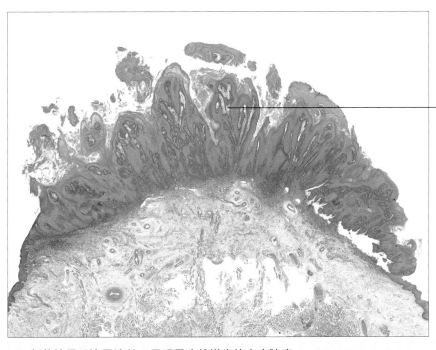

边界清楚，呈明显疣状增生的
表皮肿瘤

B. 低倍镜显示边界清楚，呈明显疣状增生的表皮肿瘤

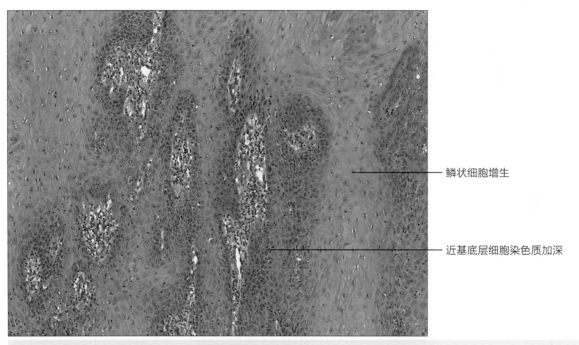

鳞状细胞增生

近基底层细胞染色质加深

C. 中倍镜显示鳞状细胞增生，近基底层细胞染色质加深

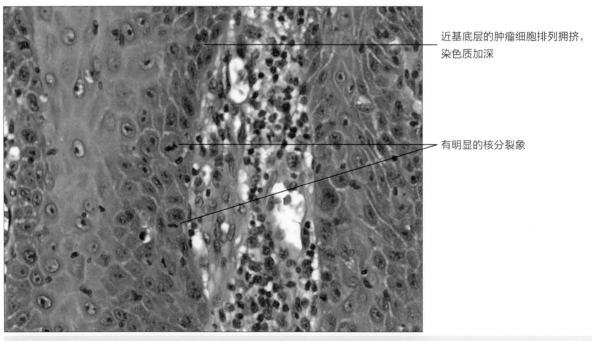

近基底层的肿瘤细胞排列拥挤，染色质加深

有明显的核分裂象

D. 高倍镜显示近基底层的肿瘤细胞排列拥挤，染色质加深，有明显的核分裂象

临床与病理的联系

　　疣状癌常发生于口腔、肢端等部位，表现为直径较大的疣状增生的结节或肿瘤，伴有明显的角化现象。病理上表现为显著的疣状增生和角化过度，通常在增生的表皮基底层见到细胞排列拥挤、增生活跃和核分裂象。一些病例因取材不完整很难做出诊断，往往只能给出描述性诊断。

35 鲍温病
(Bowen's Disease)

- 多数病例是一种表浅的皮肤鳞状细胞癌
- 多见于老年人，表现为红色或红褐色斑片、斑块，直径可达数厘米，表面可有明显痂皮
- 长期不干预的病例后期可发展为浸润性鳞状细胞癌，表现为在原有红斑、斑块上出现增生肥厚，形成结节或肿瘤

病理特点

- 表皮宽幅增生，增生的表皮细胞有程度不等的排列紊乱和细胞异型性，真皮内可出现程度不等的淋巴细胞浸润
- 少数病例肿瘤细胞出现 Paget 样分布，称为 Paget 样鲍温病
- 肿瘤细胞可出现胞浆透明化改变，称为透明细胞型鲍温病
- 后期可出现真皮内浸润性生长，表现为浸润性鳞状细胞癌特征，但肿瘤细胞通常排列紊乱，细胞胞浆相对较少，很少出现显著的角化现象

诊断要点

- 低倍镜下为表皮宽幅增生肥厚，高倍镜下有表皮细胞排列紊乱和细胞异型性
- Paget 样鲍温病 CK7 和 Cam5.2 染色阴性，可区别于 Paget 病

35.1　鲍温病，典型病变

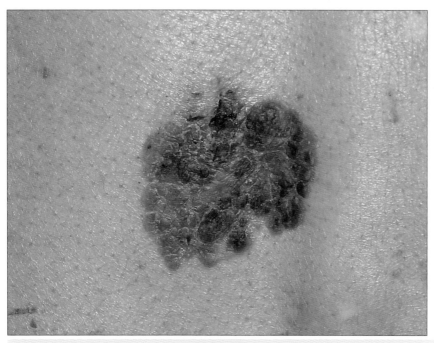

A. 老年患者背部形态不规则的红色鳞屑性斑块

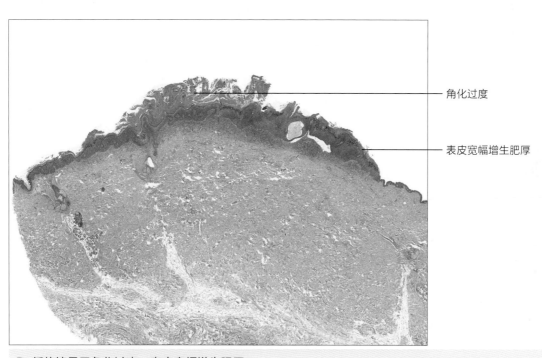

角化过度

表皮宽幅增生肥厚

B. 低倍镜显示角化过度，表皮宽幅增生肥厚

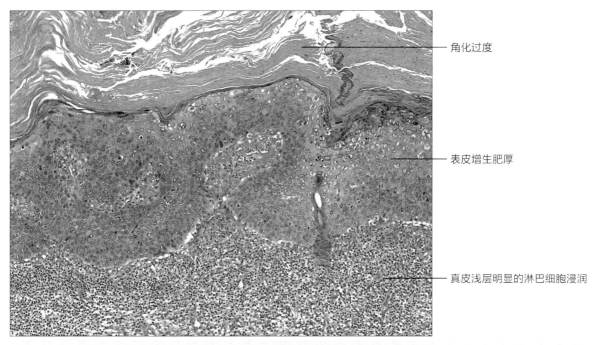

C. 中倍镜显示角化过度，表皮增生肥厚，真皮浅层有明显的淋巴细胞浸润

角化过度

表皮增生肥厚

真皮浅层明显的淋巴细胞浸润

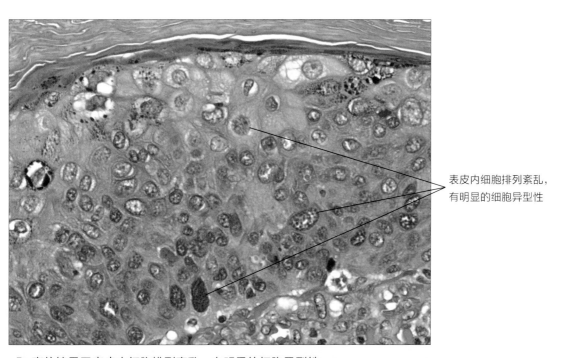

表皮内细胞排列紊乱，
有明显的细胞异型性

D. 高倍镜显示表皮内细胞排列紊乱，有明显的细胞异型性

临床与病理的联系

　　鲍温病是表浅的鳞状细胞癌，临床通常表现为红色斑块，有明显鳞屑，对应于病理上见到的表皮增生肥厚和角化不全。增生的角质形成细胞排列紊乱，有明显的细胞异型性和核分裂象。

35.2　浸润性鲍温病

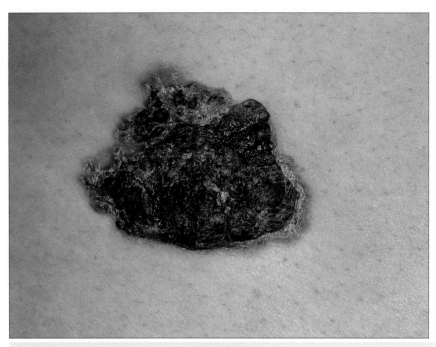

A. 发生在躯干部位的褐色斑块，表面有显著角化

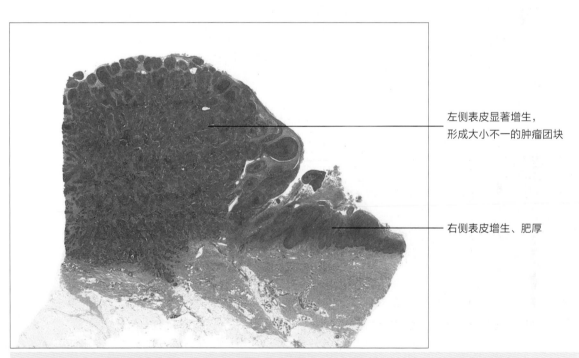

左侧表皮显著增生，
形成大小不一的肿瘤团块

右侧表皮增生、肥厚

B. 低倍镜显示左侧表皮显著增生，形成大小不一的肿瘤团块，右侧仍呈现表皮内宽幅增生的特点

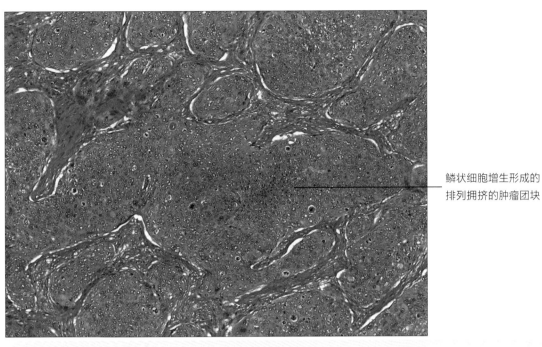

鳞状细胞增生形成的
排列拥挤的肿瘤团块

C. 中倍镜显示鳞状细胞增生形成的排列拥挤的肿瘤团块

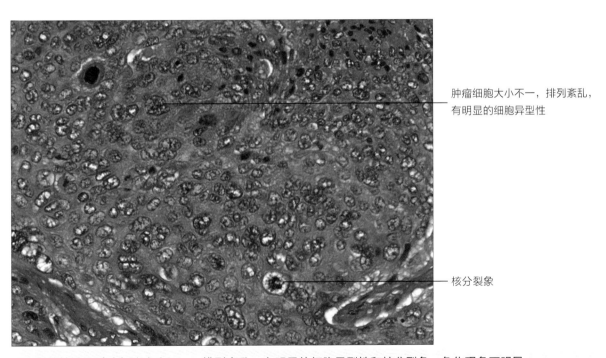

肿瘤细胞大小不一，排列紊乱，
有明显的细胞异型性

核分裂象

D. 高倍镜显示肿瘤细胞大小不一，排列紊乱，有明显的细胞异型性和核分裂象，角化现象不明显

临床与病理的联系

    鲍温病在长期不干预后可形成浸润性鳞状细胞癌，临床上原有的斑片或斑块可出现明显的增生肥厚或形成结节、肿瘤。浸润性鲍温病仍具有明显的肿瘤细胞排列紊乱和异型性，不形成明显的角珠，同时往往在肿瘤的周边还保留有鲍温病表皮宽幅增生的特点。

36 基底细胞癌
（Basal Cell Carcinoma）

临床特点

- 老年人多见，可见于除掌跖之外的全身皮肤，以头面部相对多见
- 结节溃疡型基底细胞癌表现为结节或肿瘤，边缘隆起，中央可有溃疡，伴毛细血管扩张
- 浅表型基底细胞癌表现为边缘略微隆起的环状斑块
- 硬斑病样基底细胞癌表现为类似瘢痕样的皮疹
- 毛囊漏斗部囊性型基底细胞癌（infundibulocystic basal cell carcinoma）表现为头面部数毫米大小的小丘疹
- 痣样基底细胞癌综合征又称为 Gorlin 综合征，表现为多发基底细胞癌、手足点状凹陷、下颌骨牙源性角化囊肿等

病理特点

- 结节型基底细胞癌表现为与表皮局部相连的大小不一的结节，呈浸润性生长，瘤团大小不一，周边细胞呈栅栏状排列，周围可有黏液沉积，但往往缺乏成纤维细胞增生或类似毛乳头的结构
- 浅表型基底细胞癌表现为与表皮相连接的基底细胞团块，周边细胞呈栅栏状排列，周围可有裂隙或黏液沉积
- 硬斑病样基底细胞癌表现为真皮内浸润性生长的肿瘤细胞条索，周围有胶原增生或成纤维细胞增生，肿瘤细胞有时可呈梭形，与周围无明显裂隙
- 毛囊漏斗部囊性型基底细胞癌表现为与表皮相接的小结节，肿瘤形成芽蕾状结构，周边细胞为基底样细胞，中央细胞逐渐向鳞状细胞过渡
- 基底细胞癌可出现向毛母质细胞、外毛根鞘、皮脂腺或顶泌汗腺分化的现象

诊断要点

- 需与毛母细胞瘤相鉴别，后者对称，边界规则，非浸润性生长。毛母细胞瘤具有上皮和间质两种成分，而基底细胞癌通常只有上皮性成分
- 基底细胞癌瘤团通常表达 Bcl-2、CD10 和雄激素受体，缺乏 CK20 阳性的 Merkel 细胞，毛母细胞瘤的免疫组化特征与之相反
- 基底细胞癌 Ber-EP4 阳性，鳞状细胞癌 Ber-EP4 阴性

36.1 结节型基底细胞癌

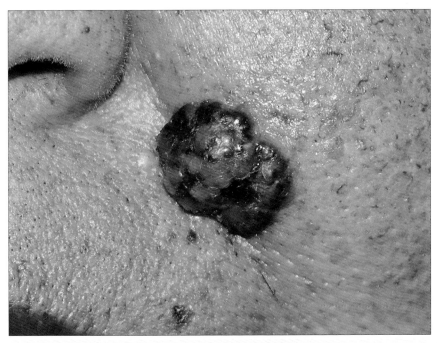

A. 发生在鼻唇沟部位的黑色斑块，表面有毛细血管扩张

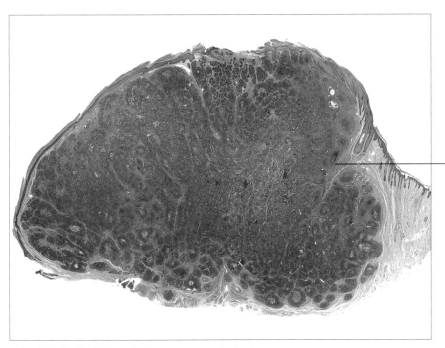

真皮内嗜碱性细胞形成的肿瘤团块

B. 低倍镜显示真皮内嗜碱性细胞形成的肿瘤团块

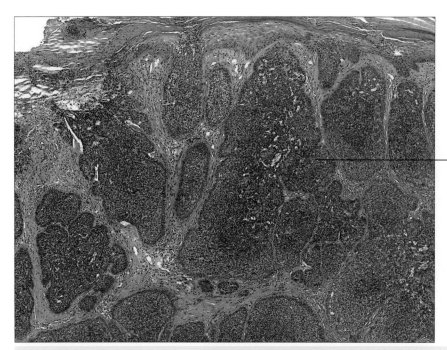

瘤团大小不一、边界不规则

C. 中倍镜显示肿瘤由大小不一、边界不规则的肿瘤团块形成

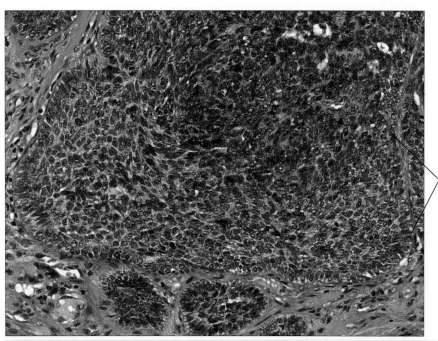

瘤团周边呈栅栏状排列的嗜碱性细胞

D. 高倍镜显示瘤团周边呈栅栏状排列的嗜碱性细胞，周围缺乏成纤维细胞包绕

临床与病理的联系

结节型基底细胞癌常表现为结节、斑块或肿瘤，可以呈皮色或黑色，在肉眼或皮肤镜下可见到毛细血管扩张。临床上见到的隆起性结节和病理上见到的肿瘤团块相对应。基底细胞癌的肿瘤结节常大小不一，边缘不规则，周围缺乏成纤维细胞包绕。

36.2 浅表型基底细胞癌

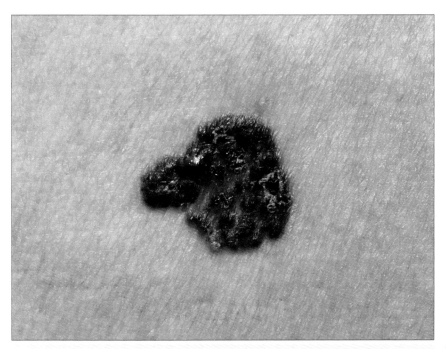

A. 躯干部位边缘轻度隆起的不规则黑色斑块

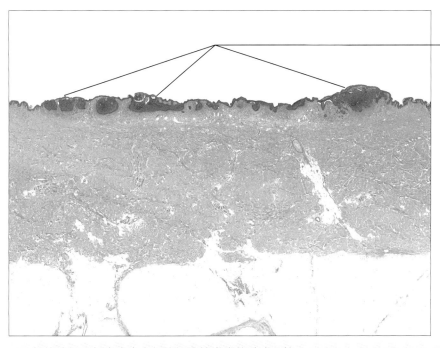

与表皮多个部位相连的肿瘤团块

B. 低倍镜显示与表皮多个部位相连的表浅的肿瘤团块

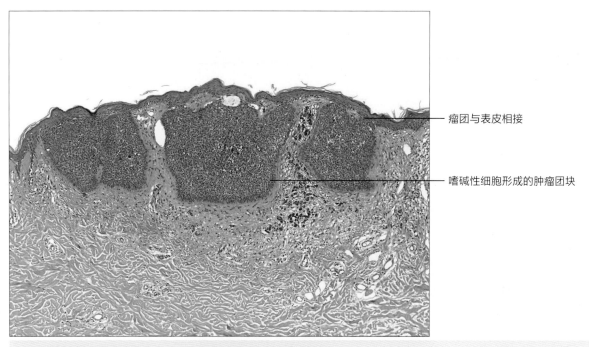

　　瘤团与表皮相接

　　嗜碱性细胞形成的肿瘤团块

C. 中倍镜显示与表皮相接的多个嗜碱性细胞形成的肿瘤团块

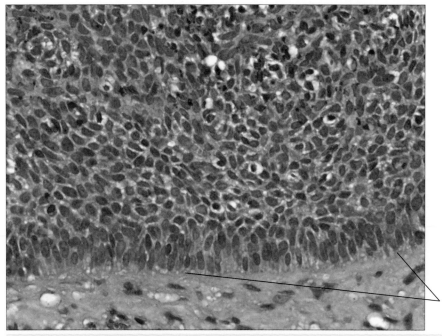

　　瘤团周边细胞呈栅栏状排列

D. 高倍镜显示瘤团周边呈栅栏状排列的嗜碱性细胞，瘤团周围缺乏明显的成纤维细胞包绕

临床与病理的联系

　　浅表型基底细胞癌常表现为黑色的扁平斑块，相应的病理上可见与表皮相连的多个肿瘤结节。浅表型基底细胞癌的肿瘤结节与毛囊发育早期毛母细胞形成的结节非常相似，这也提示基底细胞癌是一种向毛母细胞分化的附属器肿瘤。

36.3 硬斑病样基底细胞癌

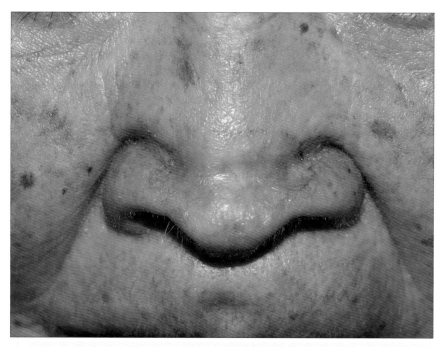

A. 发生在鼻部的萎缩性瘢痕样皮疹，表面有毛细血管扩张

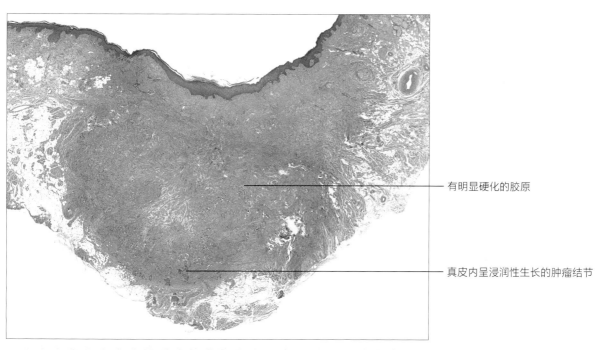

有明显硬化的胶原

真皮内呈浸润性生长的肿瘤结节

B. 低倍镜显示真皮内呈浸润性生长的肿瘤结节，有明显的胶原硬化现象

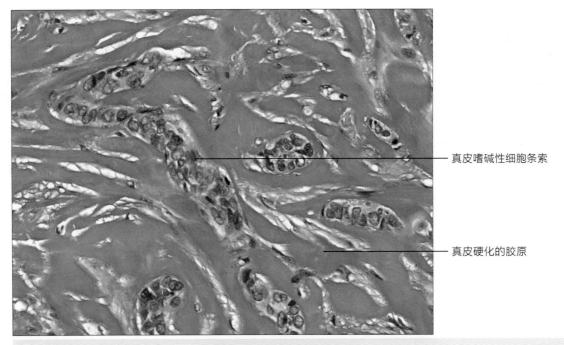

C. 中倍镜显示真皮内散布于硬化的胶原基质中的嗜碱性细胞条索

真皮嗜碱性细胞条索

真皮硬化的胶原

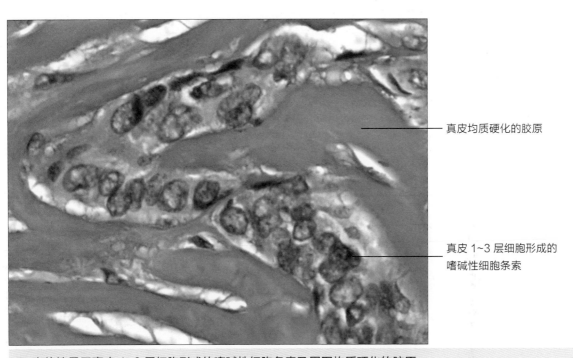

D. 高倍镜显示真皮 1~3 层细胞形成的嗜碱性细胞条索及周围均质硬化的胶原

真皮均质硬化的胶原

真皮 1~3 层细胞形成的
嗜碱性细胞条索

临床与病理的联系

　　硬斑病样基底细胞癌临床上通常表现为无色素的类似于瘢痕的皮疹。病理上往往伴有成纤维细胞和胶原的增生。肿瘤细胞往往形成小的嗜碱性细胞条索，分布于成纤维细胞或胶原形成的基质之间。因为肿瘤细胞条索较小，所以见不到栅栏状排列。硬斑病样基底细胞癌常呈侵袭性生长，容易复发。

37 毛母质瘤
（Pilomatricoma）

临床特点

- 多发生于儿童和青少年
- 面部及上肢多见，常表现为单发质硬的皮下结节
- 有时因钙化可呈现蓝黑色，超声可显示局部有钙化，因此也称为钙化上皮瘤
- 个别病例呈现红色水疱状外观，称为水疱型毛母质瘤

病理特点

- 毛母质瘤的肿瘤细胞为毛母质细胞，具有向毛干分化的特点
- 低倍镜下多呈囊性改变，表现为嗜碱性的毛母质细胞增生，向中央逐渐出现胞浆的红染，细胞核逐渐皱缩直至消失，形成具有嗜酸性细胞轮廓的影细胞
- 一些早期病变的部分囊壁可出现类似表皮囊肿的变化，这类病例也称为杂合囊肿
- 部分病例可出现明显的钙化或骨化现象
- 水疱型毛母质瘤有肿瘤团块周围的基质水肿和淋巴管扩张
- 出现炎症反应时可以在局部形成异物肉芽肿

诊断要点

- 毛母质瘤的发生与毛母质细胞的异常分化相关
- 嗜碱性的毛母质细胞核大，胞浆丰富，不出现栅栏状排列，与基底细胞有明显的区别
- 钙化和骨化现象在毛母质瘤比较常见

37.1　毛母质瘤，典型病变

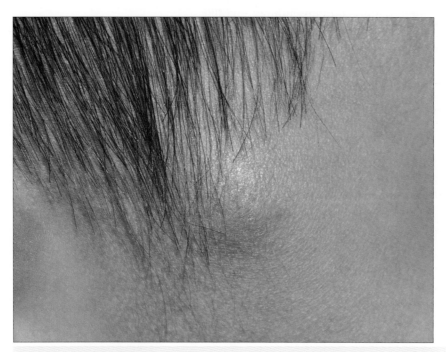

A. 发生在面部的皮下结节

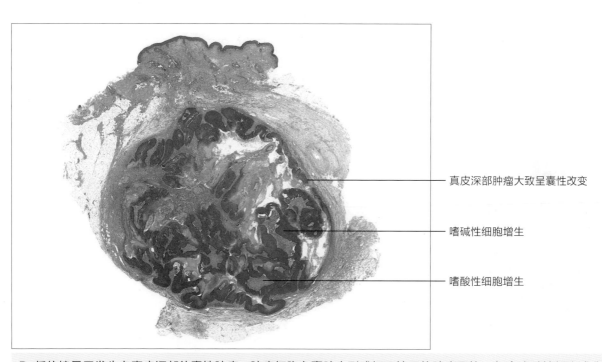

真皮深部肿瘤大致呈囊性改变

嗜碱性细胞增生

嗜酸性细胞增生

B. 低倍镜显示发生在真皮深部的囊性肿瘤，肿瘤细胞在囊腔内形成相互挤压的肿瘤团块，包含嗜碱性细胞成分和嗜酸性成分

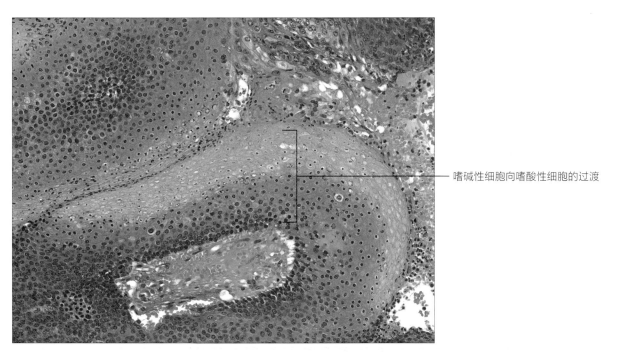

C. 中倍镜显示从嗜碱性细胞向嗜酸性细胞的过渡

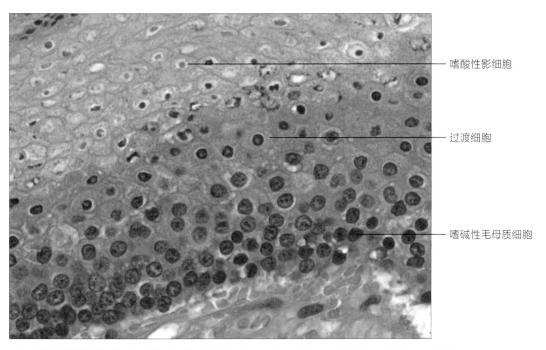

D. 高倍镜显示嗜碱性的毛母质细胞逐渐分化为细胞核消失、胞浆完全嗜酸性的影细胞

临床与病理的联系

　　毛母质瘤是毛母质细胞在向毛干分化过程中出现的异常。完整的毛母质瘤通常呈囊性结构，毛母质细胞增生后形成相互挤压的肿瘤团块。毛母质细胞在向毛干分化的过程中逐渐变为胞浆嗜酸性、无细胞核、仅有细胞轮廓的影细胞。

37.2 毛母质瘤，伴钙化

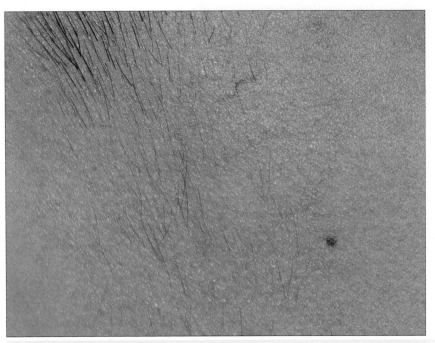

A. 发生在面部的蓝色皮下结节

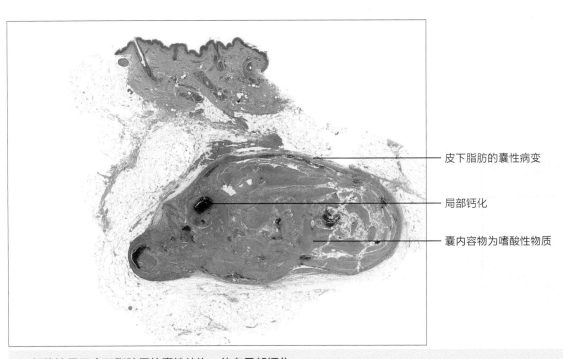

皮下脂肪的囊性病变

局部钙化

囊内容物为嗜酸性物质

B. 低倍镜显示皮下脂肪层的囊性结构，伴有局部钙化

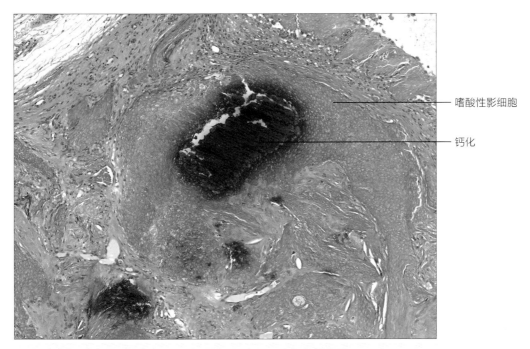

嗜酸性影细胞

钙化

C. 中倍镜显示视野内所见基本为嗜酸性影细胞，局部有钙化现象

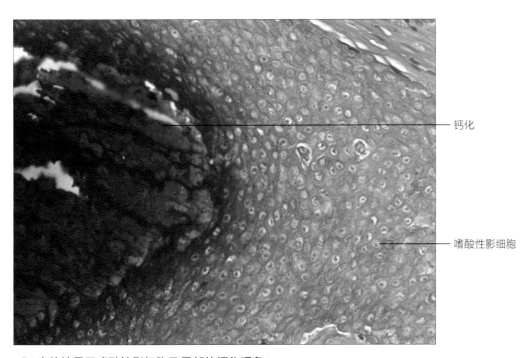

钙化

嗜酸性影细胞

D. 高倍镜显示嗜酸性影细胞及局部的钙化现象

临床与病理的联系

　　钙化是毛母质瘤比较常见的现象，可以通过超声或病理检查看到，因此本病也称为钙化上皮瘤。少数病例甚至可出现骨化等特殊表现。不同的病例嗜碱性细胞和影细胞的比例差别较大，本例几乎所有的细胞成分都是影细胞。

38 汗管瘤
（Syringoma）

- 多见于成年人，最常见的是以眼睑周围为主的多发小丘疹
- 可发生于女性外阴，表现为大阴唇多发丘疹，并伴有瘙痒
- 可发生在面额、躯干等部位，表现为散在的小丘疹

- 表现为三个主要特点：真皮浅层小的汗腺管腔，真皮中层实性的细胞条索，上皮组织之间轻度硬化的胶原
- 外阴汗管瘤可在真皮浅层形成小的表皮囊肿样结构，实际上是扩张的末端汗腺导管
- 少数病例管腔上皮有透明细胞改变，称为透明细胞型汗管瘤

- 汗管瘤临床表现为多发小丘疹，而结缔组织增生性毛发上皮瘤为孤立性环形小丘疹，微囊肿附属器癌为孤立的浸润性斑块
- 病理上汗管瘤是局限的肿瘤，往往位于真皮浅中层，边界清楚，而微囊肿附属器癌的皮疹大而深在，呈明显浸润性生长

244

38.1　汗管瘤，眼睑

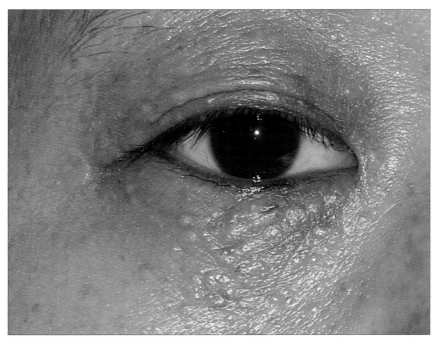

A. 发生在眼睑周围，尤其是下眼睑的多发小丘疹

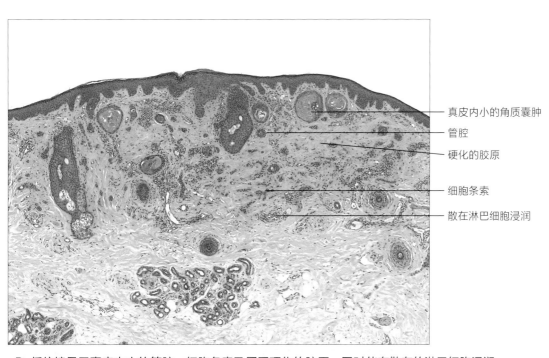

真皮内小的角质囊肿

管腔

硬化的胶原

细胞条索

散在淋巴细胞浸润

B. 低倍镜显示真皮内小的管腔、细胞条索及周围硬化的胶原，同时伴有散在的淋巴细胞浸润

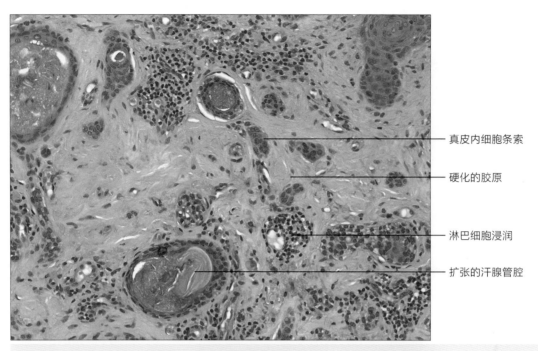

真皮内细胞条索

硬化的胶原

淋巴细胞浸润

扩张的汗腺管腔

C. 中倍镜显示扩张的汗腺管腔、细胞条索及周围硬化的胶原，伴有淋巴细胞浸润

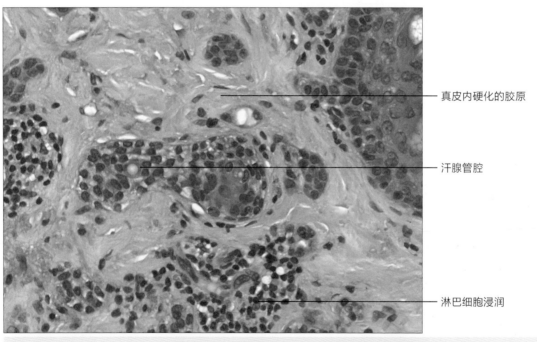

真皮内硬化的胶原

汗腺管腔

淋巴细胞浸润

D. 高倍镜显示汗腺导管，中央有管腔分化，周围胶原硬化，伴有少量淋巴细胞浸润

临床与病理的联系

　　汗管瘤最常见于眼睑周围，表现为多发的小丘疹。病理上主要有三个特征，即汗腺管腔、细胞条索和周围轻度硬化的胶原。汗管瘤区别于微囊肿附属器癌的主要特点是位置表浅、范围小、没有浸润性生长。

38.2 汗管瘤, 外阴

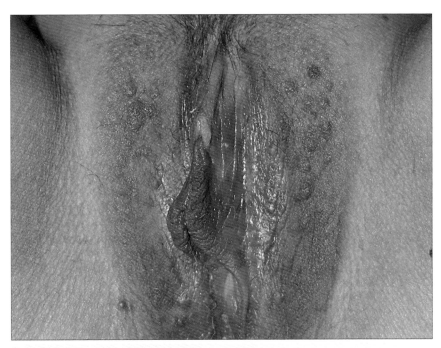

A. 发生在大阴唇的多发褐色小丘疹

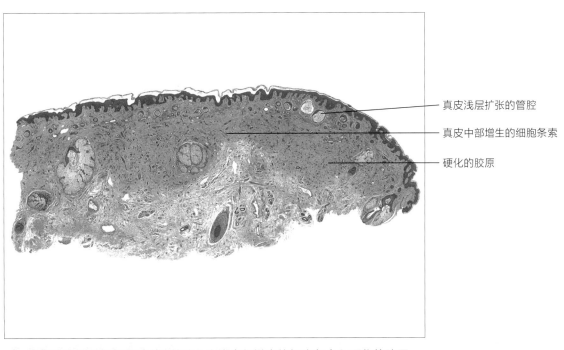

真皮浅层扩张的管腔

真皮中部增生的细胞条索

硬化的胶原

B. 低倍镜显示真皮浅层扩张的管腔, 真皮中部增生的细胞条索和硬化的胶原

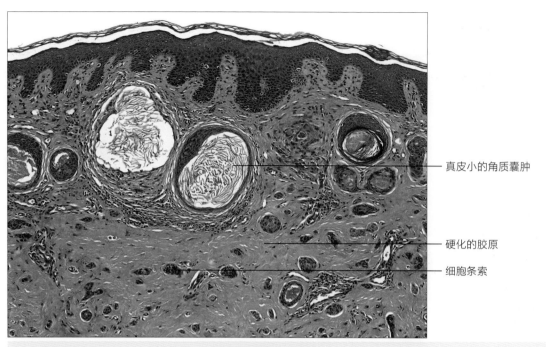

真皮小的角质囊肿

硬化的胶原

细胞条索

C. 中倍镜显示真皮内小的角质囊肿、细胞条索和硬化的胶原

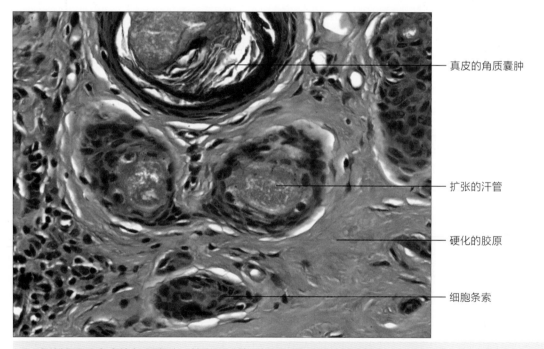

真皮的角质囊肿

扩张的汗管

硬化的胶原

细胞条索

D. 高倍镜显示真皮的角质囊肿、扩张的汗管、细胞条索和硬化的胶原

临床与病理的联系

　　发生在外阴的汗管瘤常表现为多发的小丘疹，伴有瘙痒，病理上常见到小的角质囊肿。这种小的角质囊肿其实是扩张的汗腺末端导管。外阴部位汗管瘤相对而言更深在一些，但也属于小的局限性损害，与微囊肿附属器癌的浸润性生长模式差别较大。

39 汗孔瘤
（Poroma）

- 多发生于足底，但也可见于头皮、躯干等部位
- 表现为孤立性的丘疹、结节或小的斑块
- 发生于足部的皮疹多表现为红色的丘疹、结节
- 部分皮疹有明显的色素，临床类似脂溢性角化病，称为色素性汗孔瘤

病理特点

- 汗孔瘤是向汗腺末端导管分化的肿瘤，按照增生模式区分为四种不同的类型，各型之间可发生重叠
- 经典型汗孔瘤表现为与表皮相连并向真皮内生长的界限清楚的肿瘤，增生的细胞为均匀一致的汗孔细胞，局部可见到管腔分化
- 单纯性汗腺棘皮瘤表现为表皮内多部位巢状增生的细胞，增生的汗孔细胞形态比周围细胞小，有时可见局部管腔分化
- 真皮导管瘤为真皮内多发的结节性损害，界限清楚。细胞形态和其他类型汗孔瘤一致
- 实性囊性汗腺瘤通常位于真皮，肿瘤的一部分为实性增生，类似经典汗孔瘤的细胞形态，另一部分则形成明显的囊性改变
- 色素性汗孔瘤通常在经典汗孔瘤的基础上合并有肿瘤细胞内明显的色素

诊断要点

- 汗孔细胞为均质的圆形小细胞形态，汗孔瘤有时出现局部鳞状细胞分化或管腔形成，是诊断汗孔瘤的线索
- 部分病例可出现肿瘤细胞片状坏死现象，胞浆明显红染，细胞核皱缩，这是诊断的重要线索
- 汗孔瘤可以出现细胞的形态学异常，甚至出现浸润性生长，形成汗孔癌

39.1 汗孔瘤，典型病变

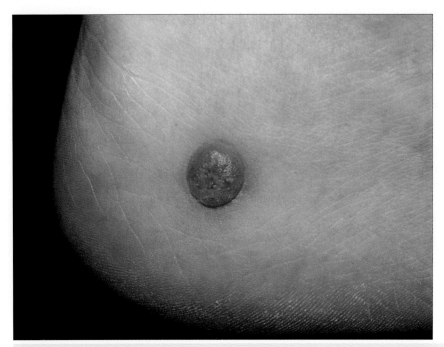

A. 发生在足跟侧缘的红色丘疹

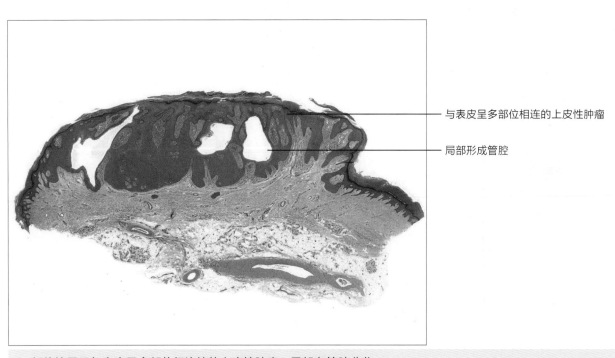

与表皮呈多部位相连的上皮性肿瘤

局部形成管腔

B. 低倍镜显示与表皮呈多部位相连接的上皮性肿瘤，局部有管腔分化

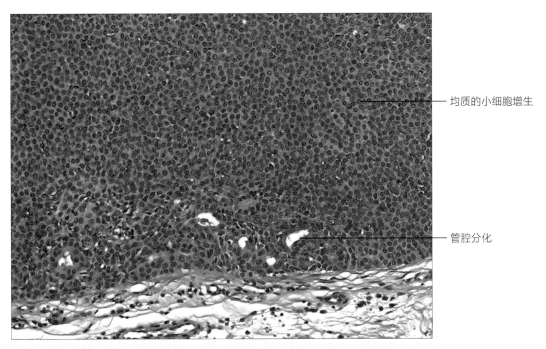

C. 中倍镜显示均质的小细胞增生，局部有管腔分化

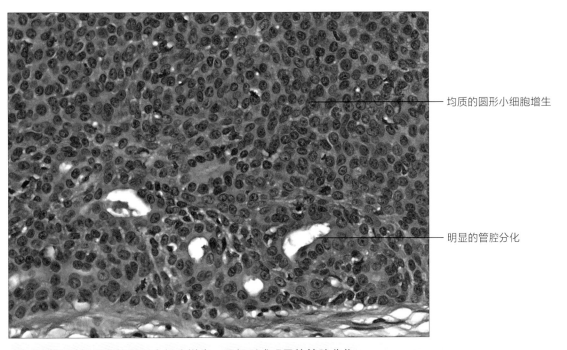

D. 高倍镜显示均质的圆形小细胞增生，局部形成明显的管腔分化

临床与病理的联系

　　汗孔瘤多发生于足底或足侧，但也可见于其他部位。因为汗腺末端导管与表皮或毛囊漏斗部相连，所以汗孔来源的肿瘤往往连接于表皮或位于真皮浅层。汗孔细胞为小而均质的细胞，局部可出现管腔的分化，是诊断汗孔来源肿瘤的重要线索。

39.2　单纯性汗腺棘皮瘤

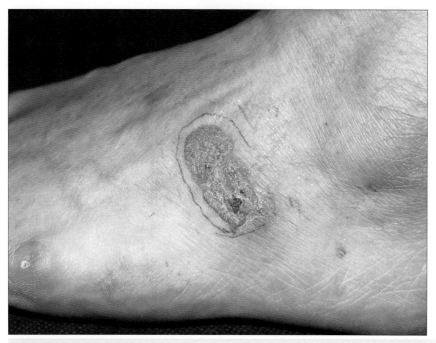

A. 发生在足背的红色斑块

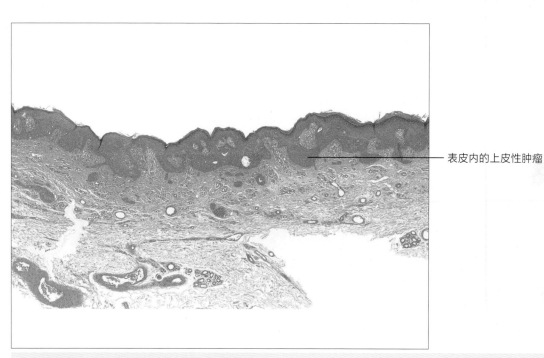

——表皮内的上皮性肿瘤

B. 低倍镜显示与表皮多部位相连的上皮性肿瘤

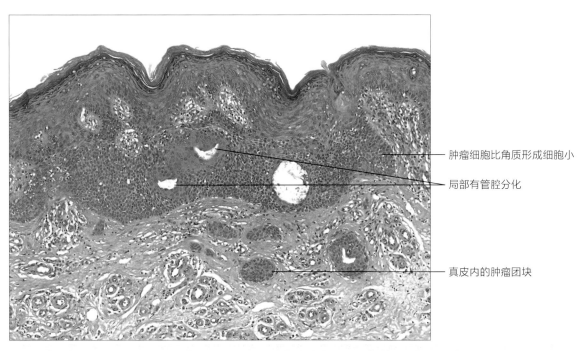

肿瘤细胞比角质形成细胞小

局部有管腔分化

真皮内的肿瘤团块

C. 中倍镜显示与表皮多部位相连的肿瘤，以小细胞增生为主，局部有管腔分化，真皮内也有少量增生的肿瘤团块

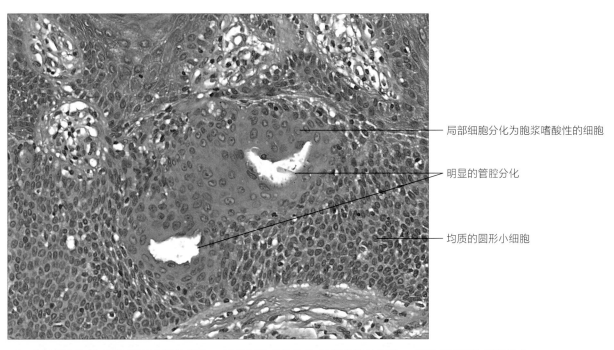

局部细胞分化为胞浆嗜酸性的细胞

明显的管腔分化

均质的圆形小细胞

D. 高倍镜显示均质的圆形小细胞增生，局部细胞分化为胞浆嗜酸性的细胞，并形成明显的管腔分化

临床与病理的联系

　　单纯性汗腺棘皮瘤是汗孔瘤的特殊类型，临床常表现为扁平的斑块，皮疹多为红色。病理上单纯性汗腺棘皮瘤表现为与表皮相连的肿瘤，肿瘤细胞为小的汗孔细胞，伴有管腔分化是重要的诊断线索，有时需连续切片才能见到管腔分化。主要需与克隆型脂溢性角化病鉴别，后者不出现管腔分化。

40 湿疹样癌，Paget 病
（Paget Disease）

临床特点

- 乳房 Paget 病和乳房外 Paget 病是不同的疾病，但都容易误诊为湿疹
- 乳房 Paget 病多见于中年女性，表现为单侧乳头、乳晕部位的红斑、糜烂，严重者发展至乳头破坏
- 乳房外 Paget 病临床多发生于男性阴囊，也可发生于女性大阴唇，表现为长期不愈的浸润性红斑，可有渗出性改变，容易误诊为湿疹
- 乳房外 Paget 病可发生于腋下，少数情况下可在腋下和外生殖器部位同时发生

病理特点

- 乳房 Paget 病表现为表皮内散在分布的肿瘤细胞，肿瘤细胞位于表皮全层。肿瘤细胞体积大，有轻度嗜碱性胞浆，有时可在表皮内形成腺管样分化
- 乳房 Paget 病在多数情况下合并有真皮内乳腺导管癌或浸润性癌，这部分病例可认为是乳腺癌在表皮内的扩散。少数情况下起源于乳头部位 Toker 细胞，此时不伴有浸润性乳腺癌
- 乳房外 Paget 病表现为表皮内散在的肿瘤细胞增生，有时可在表皮内形成结节性或腺样增生，严重病例可形成浸润性肿瘤
- CK7、Cam5.2、EMA 等可标记乳房 Paget 病和乳房外 Paget 病

诊断要点

- 乳房 Paget 病多数由乳腺导管癌浸润至表皮所致，少数为原发于乳头部位 Toker 细胞的肿瘤
- 乳房外 Paget 病需要与肠道、泌尿系统肿瘤转移至皮肤的病变鉴别，结合临床特征容易做出诊断。肠癌通常 CK20 阳性、CK7 阴性

40.1 乳房湿疹样癌，典型病变

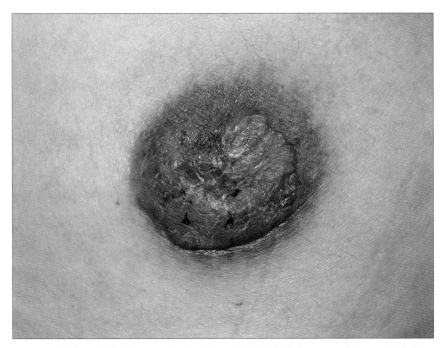

A. 中年女性患者左侧乳头、乳晕糜烂和轻度痂皮形成

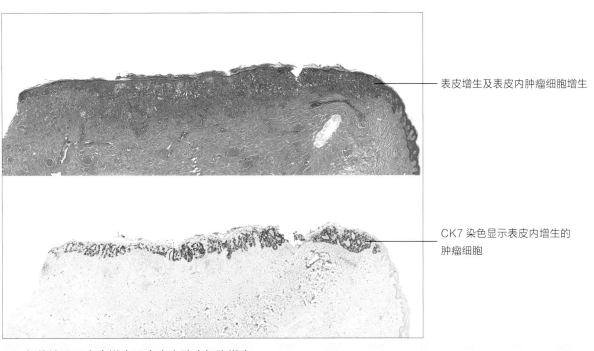

表皮增生及表皮内肿瘤细胞增生

CK7 染色显示表皮内增生的
肿瘤细胞

B. 低倍镜显示表皮增生及表皮内肿瘤细胞增生

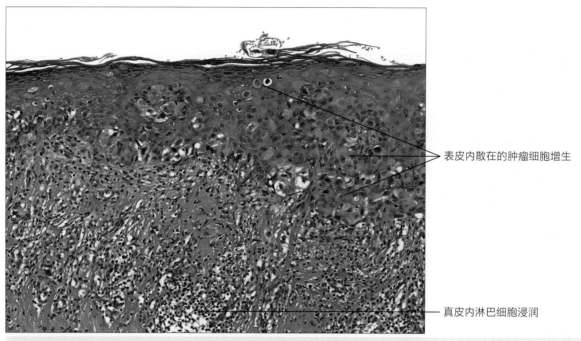

表皮内散在的肿瘤细胞增生

真皮内淋巴细胞浸润

C. 中倍镜显示表皮内散在的肿瘤细胞增生，伴有真皮内淋巴细胞浸润

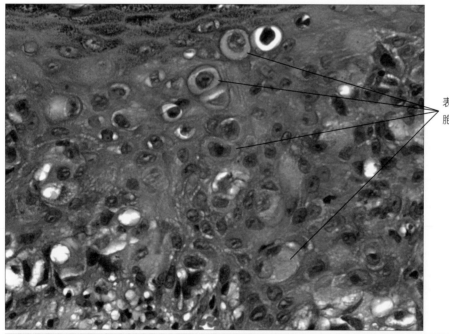

表皮全层散在分布的体积较大、胞浆淡染的肿瘤细胞

D. 高倍镜显示表皮全层散在分布的肿瘤细胞，肿瘤细胞体积大，胞浆丰富，细胞核大，染色质深染，有异型性

临床与病理的联系

　　乳房 Paget 病临床上表现为红斑、渗液，这也是其被称为湿疹样癌的原因。病理表现为表皮内肿瘤细胞增生，呈散在细胞增生，这种增生模式因在 Paget 病中非常常见，因此被称为 Paget 样增生模式。Paget 病的肿瘤细胞往往体积大，胞浆淡染，具有异型性。

40.2 乳房湿疹样癌，合并乳腺导管癌

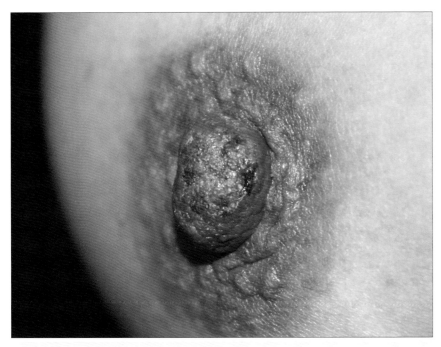

A. 发生在成年女性乳头的红斑、糜烂

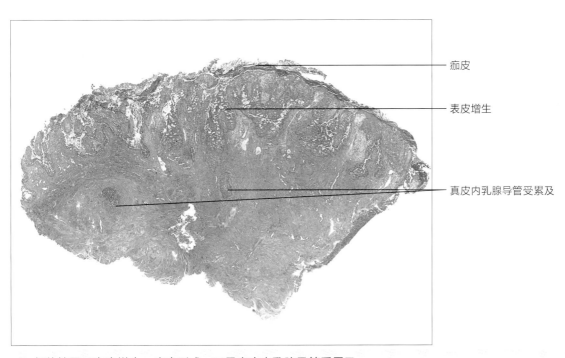

痂皮

表皮增生

真皮内乳腺导管受累及

B. 低倍镜显示表皮增生，痂皮形成，可见真皮内乳腺导管受累及

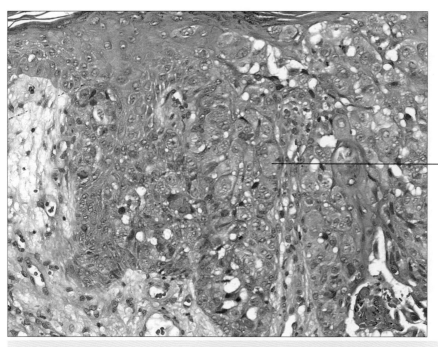

表皮内片状胞浆轻度嗜碱性
染色的肿瘤细胞

C. 高倍镜显示表皮增生，表皮内片状胞浆轻度嗜碱性染色的肿瘤细胞

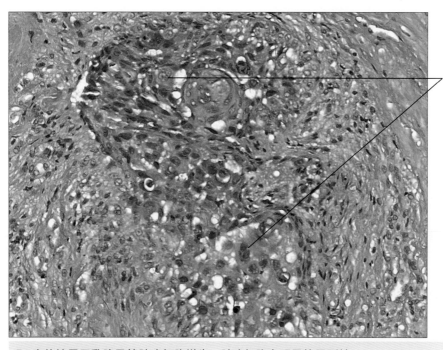

乳腺导管肿瘤细胞增生，
肿瘤细胞有明显的异型性

D. 高倍镜显示乳腺导管肿瘤细胞增生，肿瘤细胞有明显的异型性

临床与病理的联系

　　本例展示了合并有乳腺导管癌的乳房 Paget 病，病理表现为表皮内的肿瘤细胞增生，同时还伴有乳腺导管的累及。这一类病例通常代表了乳腺导管癌的肿瘤细胞扩散到表皮内。

40.3 乳房外湿疹样癌

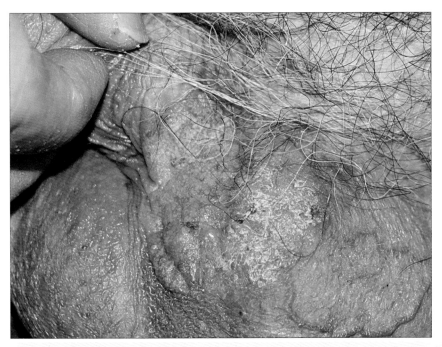

A. 发生在阴囊左侧的鳞屑性红斑

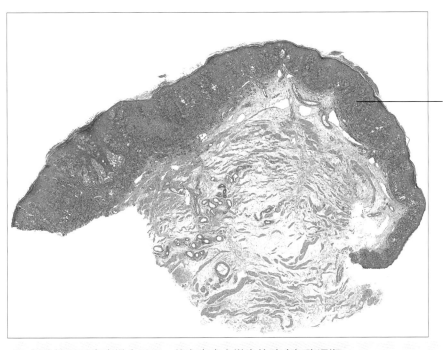

表皮增生肥厚，伴有表皮内增生的
肿瘤细胞浸润

B. 低倍镜显示表皮增生肥厚，伴有表皮内增生的肿瘤细胞浸润

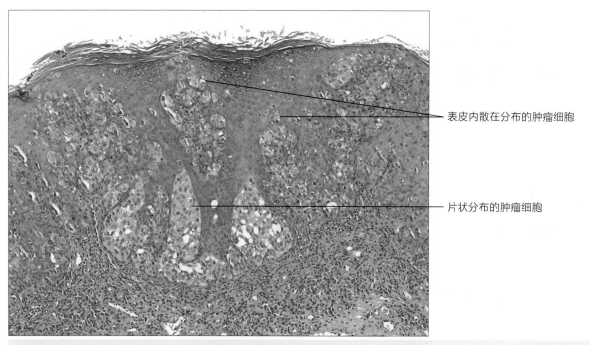

C. 中倍镜显示表皮全层散在或片状分布的肿瘤细胞

表皮内散在分布的肿瘤细胞

片状分布的肿瘤细胞

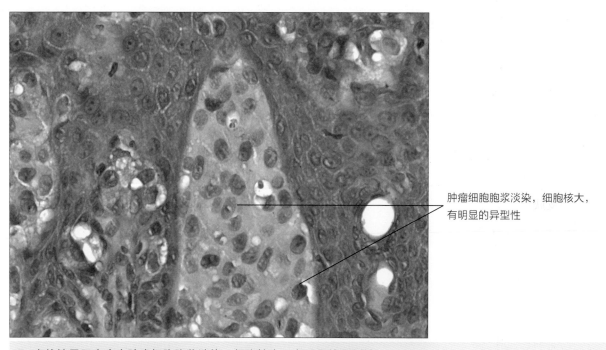

D. 高倍镜显示表皮内肿瘤细胞胞浆淡染，细胞核大，有明显的异型性

肿瘤细胞胞浆淡染，细胞核大，有明显的异型性

临床与病理的联系

　　本病例展示了发生在阴囊的乳房外 Paget 病，临床表现为阴囊部位的红斑、鳞屑，类似阴囊湿疹，但通常发生在单侧或不对称发生于双侧。病理特征与乳房 Paget 病类似，表现为表皮内淡染的肿瘤细胞浸润。

41 皮肤纤维瘤
（Dermatofibroma）

- 常发生在四肢和躯干，头面部较少累及，常单发，也可多发
- 表现为小丘疹，表面有色素沉着，质地相对坚实，可有瘙痒、紧张或疼痛
- 晚期皮疹因肿瘤发生部分消退可形成小凹陷
- 部分皮疹表现为外生性结节

病理特点

- 通常为发生于真皮的由成纤维细胞和组织细胞形成的良性肿瘤
- 表皮增生，基底层平齐，基底层色素增加，部分病例可因真皮内微环境诱导产生毛囊或皮脂腺
- 肿瘤通常位于真皮，与表皮之间往往有无浸润带，完整切除的皮疹往往边界清楚，无浸润性生长现象
- 早期病变由组织细胞及成纤维细胞组成，可有噬含铁血黄素细胞、泡沫样组织细胞，少数病例可出现形态怪异的组织细胞
- 成熟期病变由成纤维细胞及胶原纤维组成，组织细胞成分减少，常伴随程度不同的纤维化，有时在肿瘤内可见硬化的胶原束
- 消退期病变细胞成分进一步减少，有时形成类似瘢痕样的纤维化改变
- 细胞型皮肤纤维瘤由均匀一致的梭形或小椭圆形细胞组成，有一定程度的胶原形成
- 特殊病理亚型包括黏液型皮肤纤维瘤、透明细胞型皮肤纤维瘤、颗粒细胞型皮肤纤维瘤、上皮样细胞型皮肤纤维瘤等

诊断要点

- 边界清楚的良性肿瘤，早期可有组织细胞增生，晚期以成纤维细胞增生为主
- 缺乏浸润性生长模式，可区别于其他恶性肿瘤，如隆突性皮肤纤维肉瘤

41.1 皮肤纤维瘤，典型病变

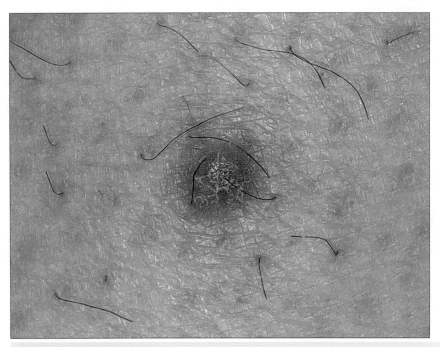

A. 发生在下肢的褐色丘疹

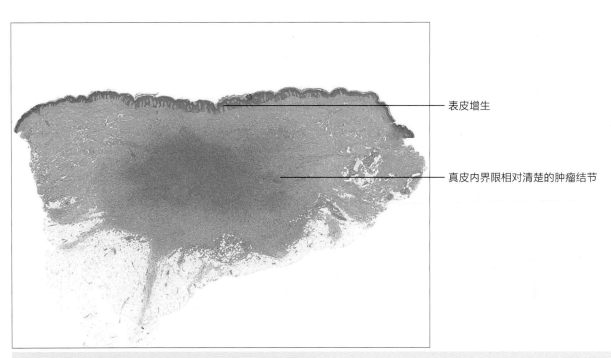

表皮增生

真皮内界限相对清楚的肿瘤结节

B. 低倍镜显示表皮增生，真皮内界限相对清楚的肿瘤结节

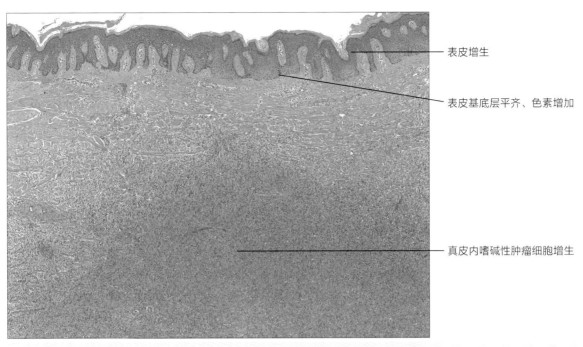

C. 中倍镜显示表皮增生，表皮基底层平齐，色素增加，真皮内嗜碱性肿瘤细胞增生

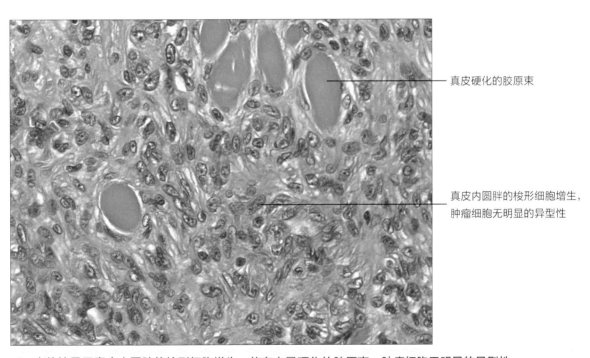

D. 高倍镜显示真皮内圆胖的梭形细胞增生，伴有少量硬化的胶原束，肿瘤细胞无明显的异型性

临床与病理的联系

　　皮肤纤维瘤临床通常表现为质硬的褐色丘疹。病理上表现为表皮增生和基底层色素增加，真皮内梭形细胞增生。早期病变含有较多的组织细胞，成熟期和消退期病变以成纤维细胞增生和纤维化为主。

41.2 出血性皮肤纤维瘤

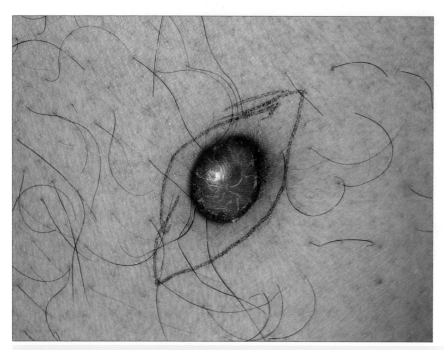

A. 下肢黑色结节，边界清楚，颜色均一

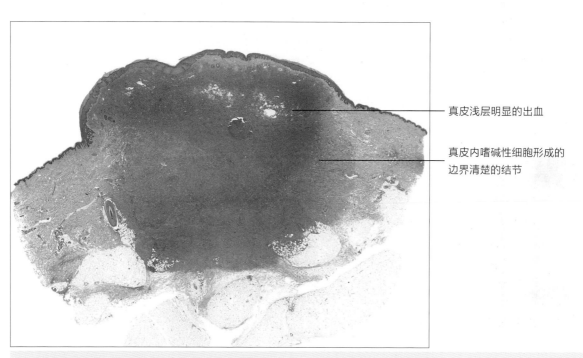

真皮浅层明显的出血

真皮内嗜碱性细胞形成的边界清楚的结节

B. 低倍镜显示真皮内嗜碱性细胞形成的边界清楚的结节，肿瘤浅部有明显的出血

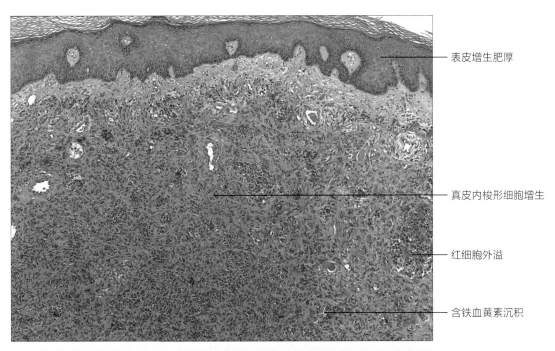

表皮增生肥厚

真皮内梭形细胞增生

红细胞外溢

含铁血黄素沉积

C. 中倍镜显示表皮增生肥厚，真皮内梭形细胞增生，伴有明显的含铁血黄素沉积和红细胞外溢

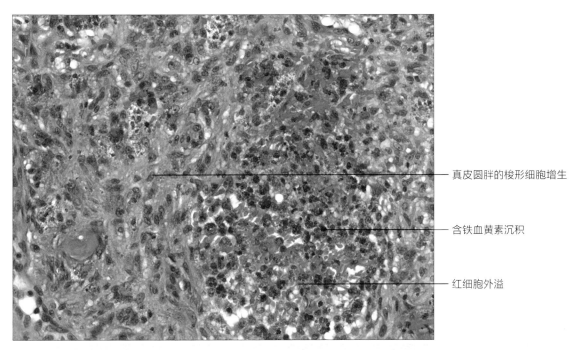

真皮圆胖的梭形细胞增生

含铁血黄素沉积

红细胞外溢

D. 高倍镜显示真皮圆胖的梭形细胞增生，伴有红细胞外溢和含铁血黄素沉积

临床与病理的联系

出血性皮肤纤维瘤常表现为黑色丘疹或结节，黑色源于肿瘤内的出血。病理表现为真皮内梭形细胞增生形成的结节，因出血导致大量含铁血黄素沉积以及吞噬含铁血黄素的组织细胞增生，有时有多核巨细胞增生。

41.3 皮肤纤维瘤伴泡沫样组织细胞

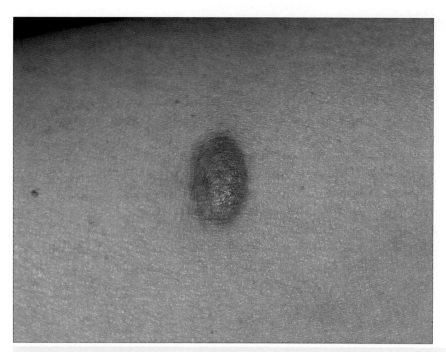

A. 发生在上肢的红褐色丘疹

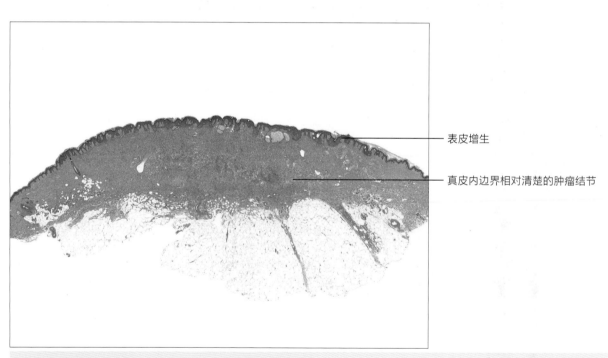

表皮增生

真皮内边界相对清楚的肿瘤结节

B. 低倍镜显示表皮增生，真皮内边界相对清楚的肿瘤结节

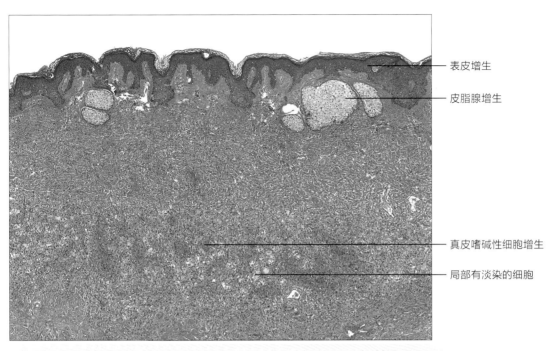

C. 中倍镜显示表皮增生，伴有皮脂腺增生，真皮内淡染的细胞和嗜碱性细胞混合增生

（图中标注：表皮增生、皮脂腺增生、真皮嗜碱性细胞增生、局部有淡染的细胞）

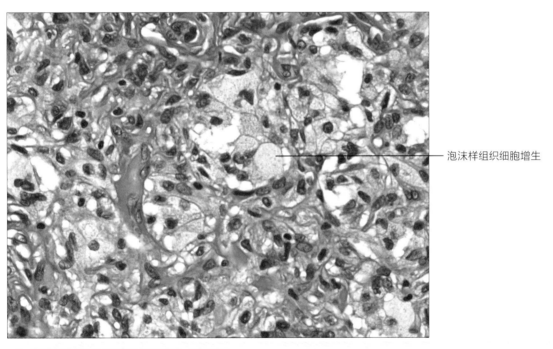

D. 高倍镜显示泡沫样组织细胞为主的增生

（图中标注：泡沫样组织细胞增生）

临床与病理的联系

　　皮肤纤维瘤可形成多种病理变异，包括泡沫样组织细胞增生。本例病理上具有皮脂腺的增生，这是皮肤纤维瘤的一种常见病理现象，可能与真皮内肿瘤细胞形成的微环境诱导毛囊和皮脂腺增生相关。需与本例鉴别诊断的是黄色肉芽肿，后者也含有泡沫样组织细胞，但是黄色肉芽肿的表皮往往萎缩，组织细胞增生的范围更局限。

42 化脓性肉芽肿
（Pyogenic Granuloma）

- 多与创伤有一定的关系，是一种反应性增生性改变
- 表现为四肢、面部、口唇等部位出现的红色小丘疹、结节
- 可因外伤导致反复出血、渗液和痂皮形成
- 部分病例可在鲜红斑痣的基础上发生
- 部分皮疹继发于靶向治疗药物（如表皮生长因子受体拮抗剂）的使用

病理特点

- 通常呈外生性息肉状结构，早期以水肿性基质为主，伴有内皮细胞的增生
- 成熟期皮疹表现为分叶状毛细血管增生，可有明显的纤维间隔
- 晚期皮疹血管内皮细胞发生部分消退，遗留纤维化
- 部分皮疹在真皮内可见到滋养血管，提示本病与血管损伤有关
- 个别病例增生的血管内皮细胞位于血管腔内，称为血管内化脓性肉芽肿

诊断要点

- 典型病理改变为具有纤维间隔的分叶状毛细血管瘤
- 部分病例可在深部发现滋养血管，提示本病与血管外伤有关
- 免疫缺陷患者出现的杆菌性血管瘤病有类似的病理改变，但往往在增生的内皮细胞之间存在中性粒细胞浸润，免疫组化或 PCR 能检测到巴尔通体

42.1　化脓性肉芽肿，典型病变

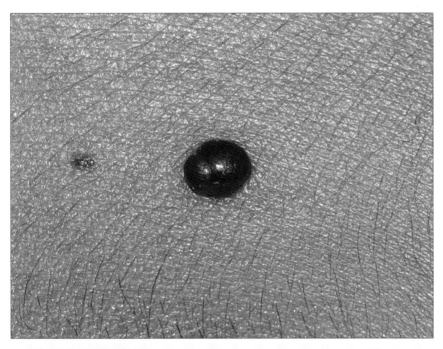

A. 发生在额部的红色丘疹

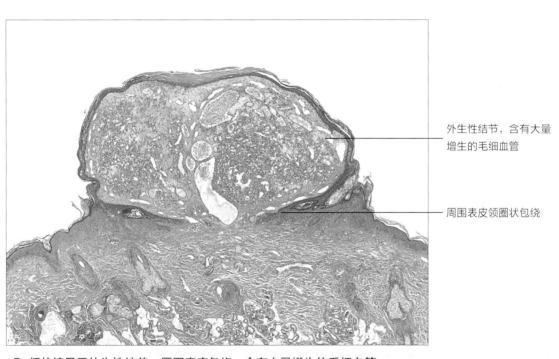

外生性结节，含有大量
增生的毛细血管

周围表皮领圈状包绕

B. 低倍镜显示外生性结节，周围表皮包绕，含有大量增生的毛细血管

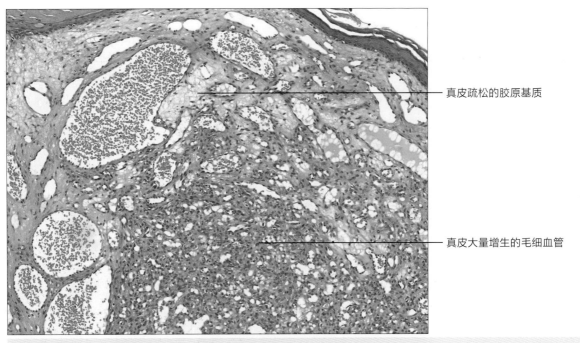

真皮疏松的胶原基质

真皮大量增生的毛细血管

C. 中倍镜显示真皮大量增生的毛细血管，周围有相对疏松的胶原基质

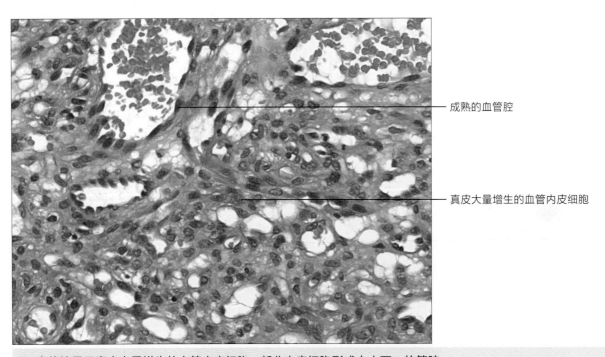

成熟的血管腔

真皮大量增生的血管内皮细胞

D. 高倍镜显示真皮大量增生的血管内皮细胞，部分内皮细胞形成大小不一的管腔

临床与病理的联系

　　化脓性肉芽肿多呈外生性生长，表现为红色的丘疹或结节，对应于病理上所见到的局限性血管内皮细胞增生。化脓性肉芽肿的发生可能与血管内皮细胞的损伤有一定的关系。

42.2　化脓性肉芽肿，消退期

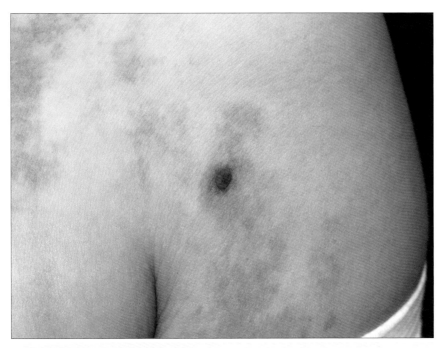

A. 发生在鲜红斑痣基础上的红色丘疹

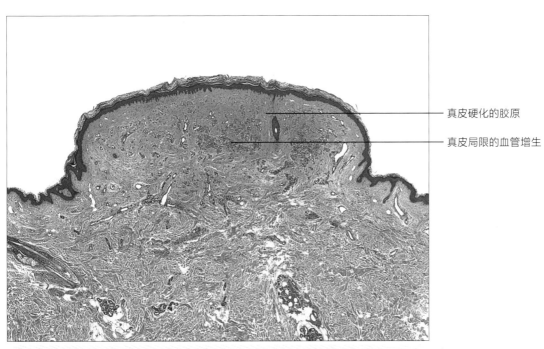

真皮硬化的胶原

真皮局限的血管增生

B. 低倍镜显示外生性肿瘤，伴有真皮局限的血管增生和周围硬化的胶原

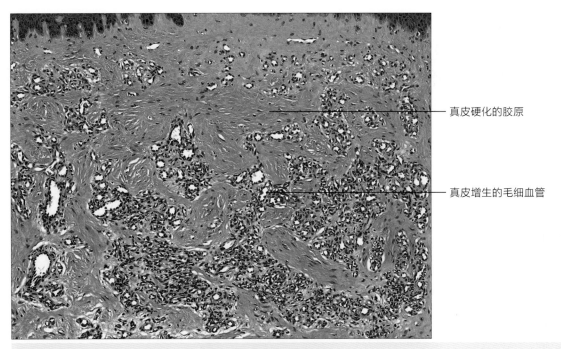

真皮硬化的胶原

真皮增生的毛细血管

C. 中倍镜显示真皮内大量增生的毛细血管和周围硬化的胶原

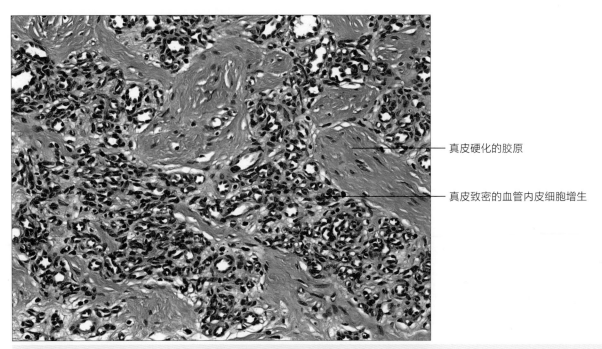

真皮硬化的胶原

真皮致密的血管内皮细胞增生

D. 高倍镜显示真皮致密的血管内皮细胞增生和周围硬化的胶原

临床与病理的联系

　　在鲜红斑痣的基础上出现化脓性肉芽肿是比较常见的临床现象。本例病理出现了明显的胶原硬化、纤维化的现象。化脓性肉芽肿消退期会出现明显的纤维化现象，同时血管内皮细胞增生的现象也会部分消退。

43 神经纤维瘤
（Neurofibroma）

- 可单独发生或合并神经纤维瘤病
- 神经纤维瘤常表现为单个或多个肤色丘疹或结节，皮疹质软，常无自觉症状
- 神经纤维瘤病常有家族史，躯干部位及四肢有多发咖啡斑，腋下、口周有多发雀斑，伴有多发大小不一的丘疹、结节、肿瘤
- 部分神经纤维瘤病患者肿瘤巨大，可造成肢体残疾或毁容性改变
- 可合并有眼、口腔、骨骼或其他系统损害

病理特点

- 单发的神经纤维瘤常表现为真皮浅中层孤立性肿瘤。肿瘤由混合性细胞成分组成，包括施万细胞、成纤维细胞、丰富的血管以及夹杂其间的肥大细胞，其中增生的施万细胞呈梭形、S形或扭曲细胞核
- 神经纤维瘤病皮疹往往更大更深在，累及真皮全层及皮下脂肪间隔。肿瘤细胞形态与单发神经纤维瘤一致
- 丛状神经纤维瘤可在真皮或皮下脂肪内形成大小不一的条索，条索周围有神经束膜细胞包绕
- 部分神经纤维瘤伴有黑素细胞分化，甚至出现色素，称为色素性神经纤维瘤

诊断要点

- 神经纤维瘤由混合性细胞成分组成，低倍镜下染色较淡
- 病理表现为以施万细胞为主的混合细胞增生，其中施万细胞 S100 染色阳性
- 需与隆突性皮肤纤维肉瘤和梭形细胞黑素瘤鉴别

43.1 神经纤维瘤，典型病变

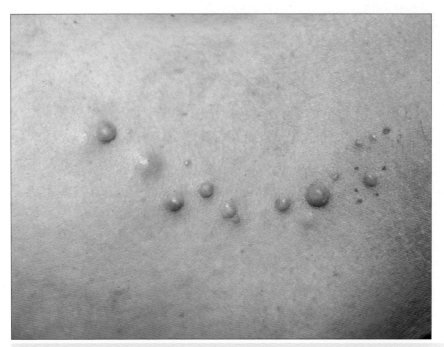

A. 发生在成年人颈部的多发肤色丘疹，此患者没有咖啡斑和其他系统表现

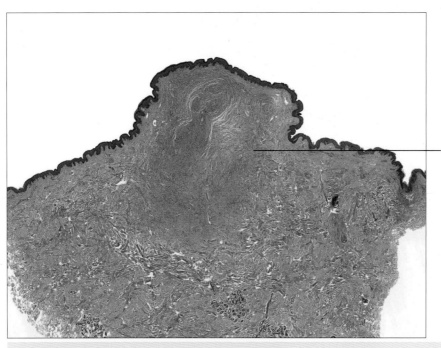

真皮内边界相对清楚的肿瘤团块

B. 低倍镜显示真皮内边界相对清楚的淡染的肿瘤团块

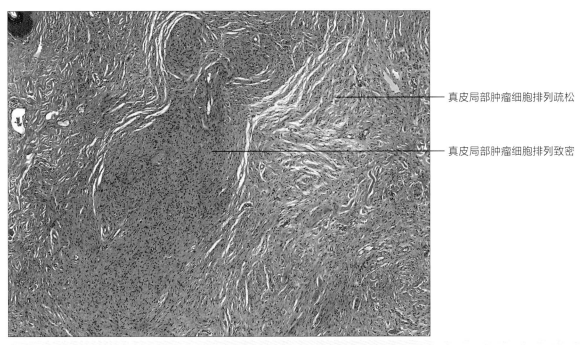

真皮局部肿瘤细胞排列疏松

真皮局部肿瘤细胞排列致密

C. 中倍镜显示真皮内肿瘤细胞增生，细胞密度不均一，局部排列较为疏松

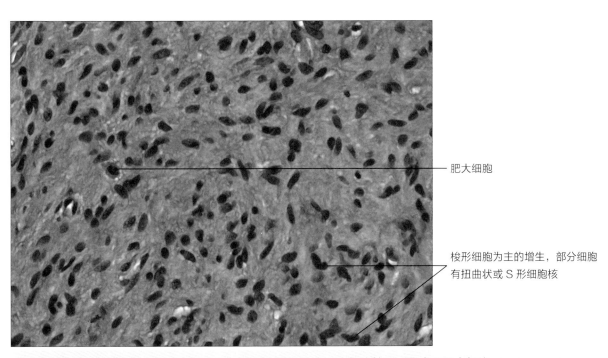

肥大细胞

梭形细胞为主的增生，部分细胞
有扭曲状或 S 形细胞核

D. 高倍镜显示梭形细胞为主的增生，部分细胞有扭曲状或 S 形细胞核，可见少量肥大细胞

临床与病理的联系

　　本病例表现为多发带状分布的皮疹，但没有神经纤维瘤病相关的系统症状。病理上神经纤维瘤可见局限的梭形细胞为主的增生，扭曲状或 S 形细胞核提示为施万细胞分化。

43.2　丛状神经纤维瘤

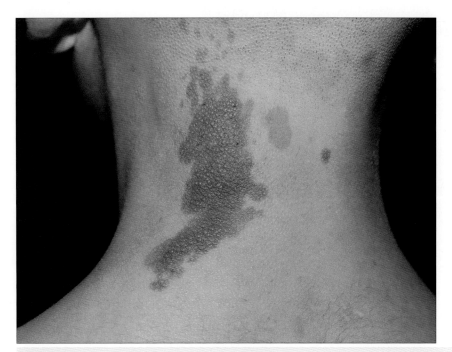

A. 发生在成年人颈部的咖啡斑及其下的质软肿瘤

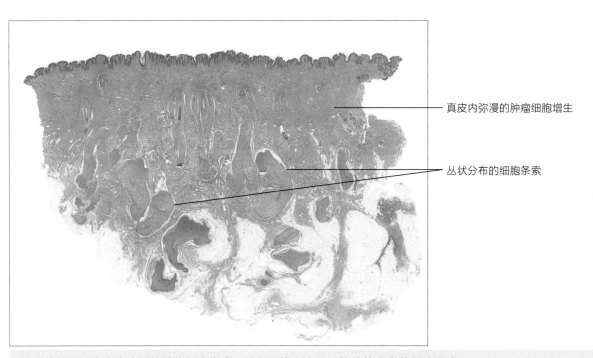

真皮内弥漫的肿瘤细胞增生

丛状分布的细胞条索

B. 低倍镜显示真皮内弥漫的肿瘤细胞增生，局部形成大小不一的丛状分布的细胞条索

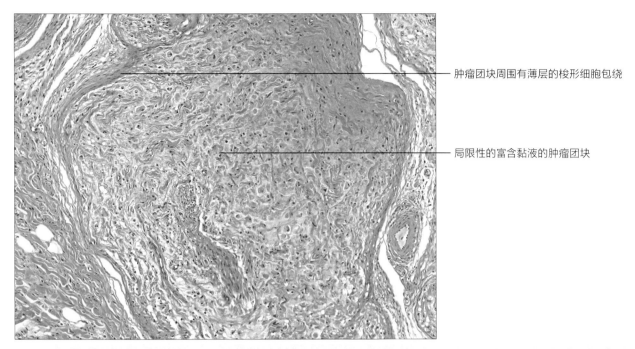

肿瘤团块周围有薄层的梭形细胞包绕

局限性的富含黏液的肿瘤团块

C. 中倍镜显示局限性的肿瘤团块，在肿瘤团块周围有薄层的梭形细胞包绕

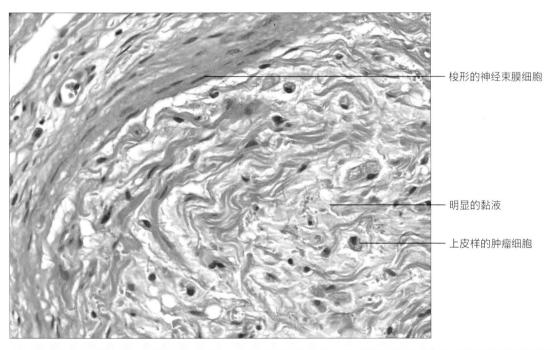

梭形的神经束膜细胞

明显的黏液

上皮样的肿瘤细胞

D. 高倍镜显示梭形及上皮样的肿瘤细胞，周围有明显的黏液，在肿瘤团块周围有几层梭形的神经束膜细胞包绕

临床与病理的联系

丛状神经纤维瘤是神经纤维瘤的变异，临床上往往形成大的肿瘤，有时触诊可触及有条索。病理表现为弥漫增生的肿瘤细胞，同时混杂有一些丛状分布的细胞条索，丛状细胞条索的产生与周围神经束膜细胞的包裹有关。

44 神经鞘瘤
（Schwannoma）

- 临床多表现为光滑的外生性或皮下结节
- 皮疹可有局部紧张、疼痛等表现
- 单纯依靠临床特征往往难以诊断

- 真皮或皮下脂肪光滑的结节性增生
- 肿瘤细胞形成富含细胞的区域和富含黏液或纤维化基质的区域
- 局部视野可见到肿瘤细胞核呈平行排列的现象，即 Verocay 小体
- 丛状神经鞘瘤表现为真皮内丛状分布的结节
- 细胞型神经鞘瘤表现为相对均一的梭形细胞增生，排列致密，无明显的 Verocay 小体
- 上皮样神经鞘瘤的肿瘤细胞为均一的上皮样形态
- 古老型神经鞘瘤（ancient form schwannoma）可出现胶原硬化、细胞轻度异型等表现
- 肿瘤细胞为单一的施万细胞，S100 阳性

- 神经鞘瘤是单一的施万细胞增生形成的肿瘤，也称为施万细胞瘤
- Verocay 小体在部分病例不是非常典型
- 需与栅栏状有包膜神经瘤相鉴别，后者往往呈现较明显的裂隙，免疫组化染色可显示瘤团之间的神经轴突和周围的少量神经束膜细胞

44.1 神经鞘瘤，典型病变

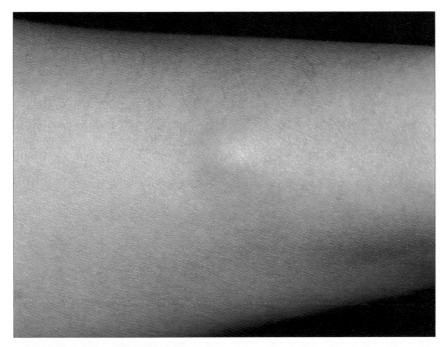

A. 发生在上臂的疼痛性皮下结节

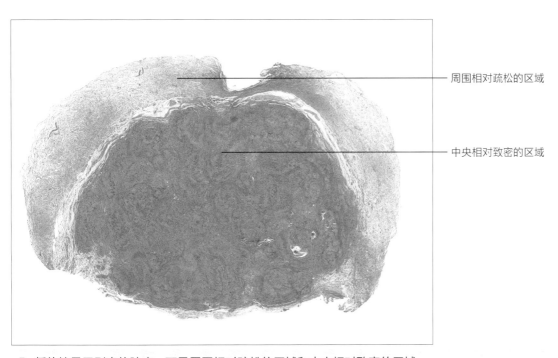

周围相对疏松的区域

中央相对致密的区域

B. 低倍镜显示剥离的肿瘤，可见周围相对疏松的区域和中央相对致密的区域

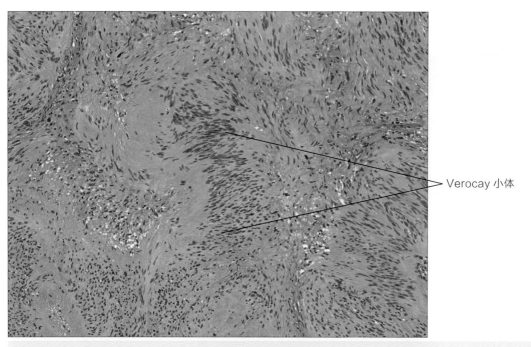

C. 中倍镜显示局部细胞核呈平行排列，形成 Verocay 小体

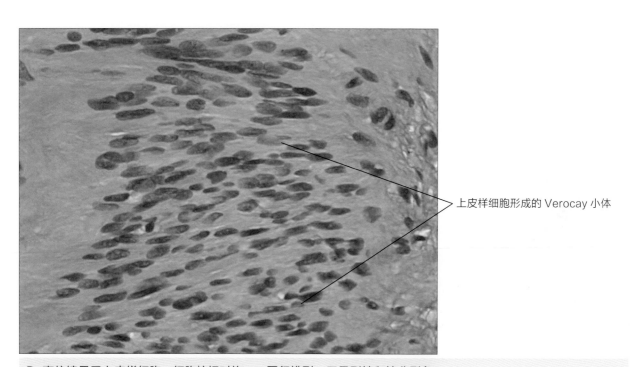

D. 高倍镜显示上皮样细胞，细胞核相对均一，平行排列，无异型性和核分裂象

临床与病理的联系

　　神经鞘瘤临床常表现为皮下结节，通常难以诊断，病理表现为单一的施万细胞增生，在局部形成 Verocay 小体。本病例展示了典型的 Verocay 小体，但有的病例 Verocay 小体可能并不十分典型。

44.2 丛状神经鞘瘤

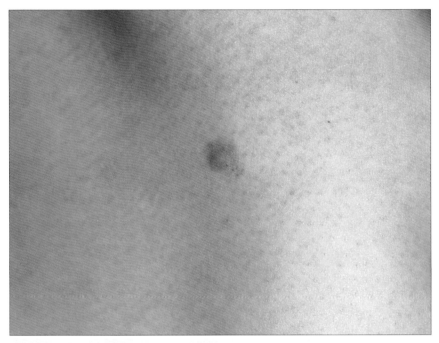

A. 发生在腋下的红色丘疹

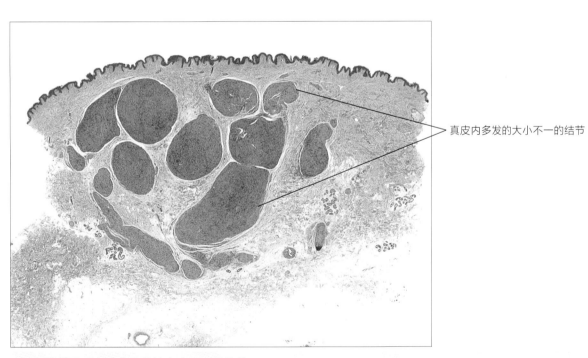

真皮内多发的大小不一的结节

B. 低倍镜显示真皮内多发的大小不一的结节

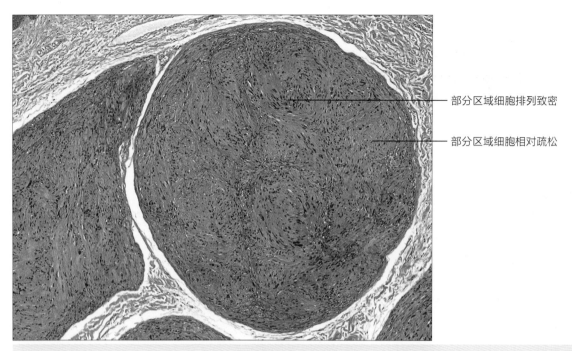

部分区域细胞排列致密

部分区域细胞相对疏松

C. 中倍镜显示边界清楚的圆形结节，由梭形细胞组成，细胞密度不均，部分区域细胞排列致密，部分区域细胞相对疏松

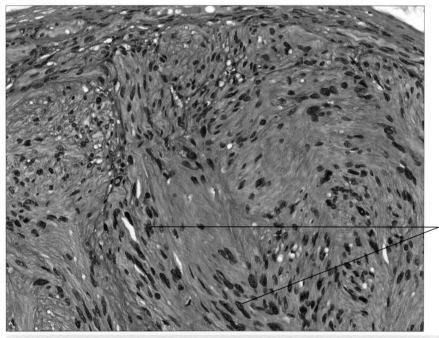

部分细胞核呈轻度平行排列，形成不典型的 Verocay 小体

D. 高倍镜显示部分细胞核呈轻度平行排列，形成不典型的 Verocay 小体

临床与病理的联系

　　丛状神经鞘瘤表现为真皮内多发的散在分布的小结节，这也是命名中带有"丛状"二字的原因。每一个肿瘤结节均由施万细胞所形成，可形成 Verocay 小体，与典型的神经鞘瘤的病理一致。

45 平滑肌瘤
（Leiomyoma）

临床特点

- 皮肤组织中的平滑肌包括立毛肌、血管平滑肌、生殖器部位（阴囊、大阴唇）和乳腺的平滑肌，相应的在这些部位容易发生平滑肌瘤
- 立毛肌平滑肌瘤见于成年人，表现为多发丘疹，常局限性分布或呈带状分布
- 血管平滑肌瘤多见于四肢，常见于下肢，表现为单个丘疹、结节，可有疼痛
- 乳房平滑肌瘤常见于青年女性，表现为乳晕周围的单发丘疹或结节
- 外阴平滑肌瘤多见于成年男性阴囊和女性大阴唇，可表现为丘疹、结节或斑块

病理特点

- 立毛肌平滑肌瘤表现为真皮内条索状或束状增生的平滑肌，部分瘤团类似立毛肌形态
- 血管平滑肌瘤表现为真皮内边界清楚、周围光滑的孤立性结节
- 生殖器部位平滑肌瘤表现为真皮内结节性增生，可结合临床解剖部位诊断
- 增生的平滑肌细胞在纵切面上表现为杆状核，嗜伊红胞浆，在横切面上表现为圆形细胞核，嗜酸性胞浆，可有胞浆内空泡
- 肿瘤细胞表达 SMA 和 Desmin

诊断要点

- 平滑肌细胞是具有杆状核，明显嗜酸性胞浆的细胞，与成纤维细胞、肌纤维母细胞有明显差异
- 平滑肌瘤的具体分型与发生部位、临床特征以及在低倍镜下的增生模式相关
- 免疫组化染色有助于诊断

45.1 立毛肌平滑肌瘤

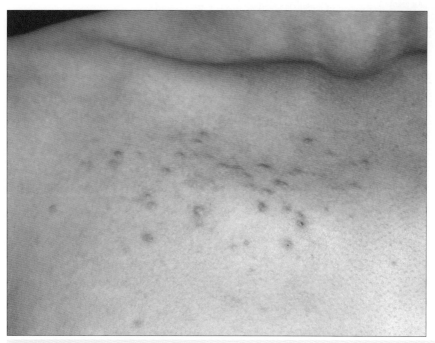

A. 发生在前胸的多发簇集性小丘疹

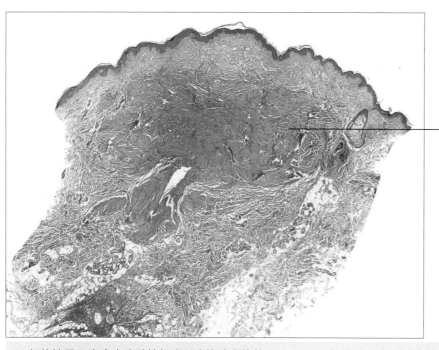

真皮内嗜酸性细胞形成的肿瘤结节

B. 低倍镜显示真皮内嗜酸性细胞形成的肿瘤结节

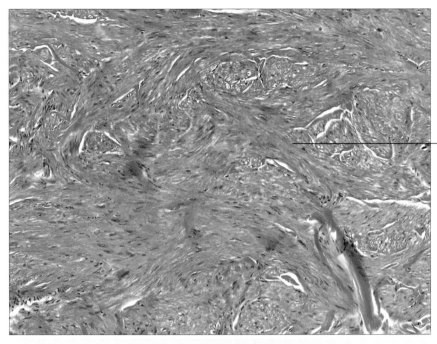

真皮内嗜酸性梭形细胞形成的
交织排列的细胞条索

C. 中倍镜显示真皮内嗜酸性梭形细胞形成交织排列的细胞条索

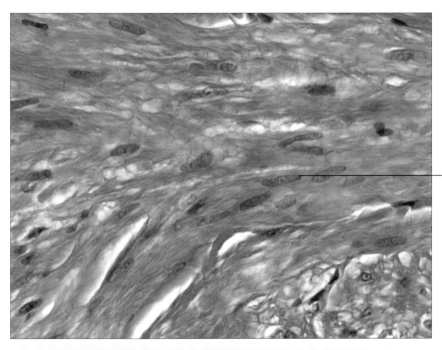

增生的细胞为胞浆嗜酸性的
梭形细胞，细胞核呈杆状

D. 高倍镜显示增生的细胞为胞浆嗜酸性的梭形细胞，有杆状细胞核

临床与病理的联系

立毛肌平滑肌瘤多表现为局部解剖区域内簇集性的小丘疹，在受到寒冷刺激的情况下可出现疼痛。病理上立毛肌平滑肌瘤表现为束状增生的平滑肌细胞，接近立毛肌的形态。

45.2　血管平滑肌瘤

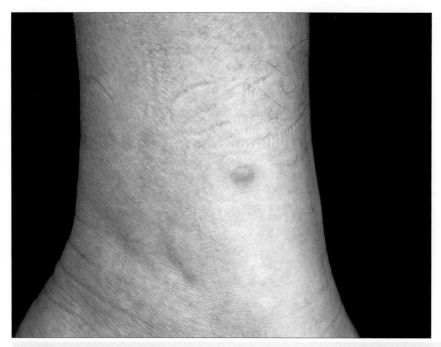

A. 发生于下肢的暗红色丘疹

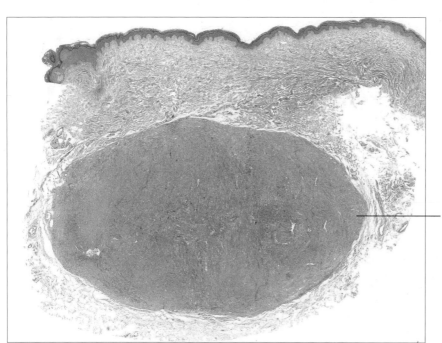

真皮深部界限清楚的肿瘤结节，
呈嗜酸性着色

B. 低倍镜显示真皮深部界限清楚的肿瘤结节，呈嗜酸性着色

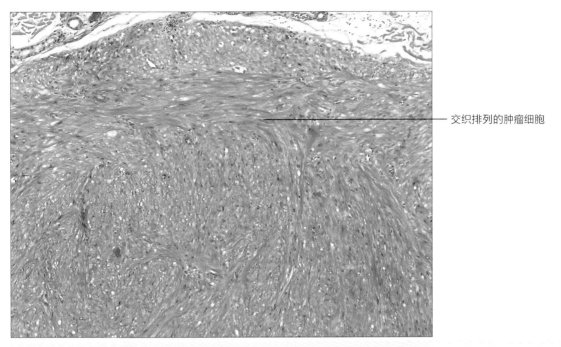

C. 中倍镜显示呈交叉排列的梭形细胞增生，部分区域显示肿瘤细胞的横切面

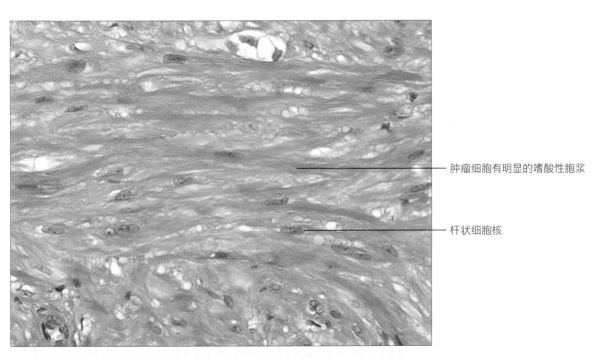

D. 高倍镜显示肿瘤细胞有明显的嗜酸性胞浆和杆状细胞核

临床与病理的联系

　　血管平滑肌瘤往往表现为孤立性的丘疹或结节。血管平滑肌瘤起源于血管壁的平滑肌细胞，因此其低倍镜下形态表现为真皮内嗜酸性肿瘤细胞形成的界限清楚的结节。

46 脂肪瘤
（Lipoma）

临床特点

- 脂肪瘤多见于成年人，表现为单发或多发的质软结节
- 脂肪瘤直径通常在数厘米，偶有巨大脂肪瘤，直径可达 10 厘米以上
- 血管脂肪瘤常见于成年人，可单发或多发，表现为皮下结节，但多有局部紧张、疼痛等不适

病理特点

- 脂肪瘤为界限相对清楚的结节，由成熟的脂肪细胞组成，无细胞异型性
- 如为部分取材，则往往难见到完整包膜，镜下结构类似正常脂肪组织
- 增生的脂肪细胞形态类似正常脂肪细胞，表现为体积较大的空腔，难见到细胞核
- 血管脂肪瘤为脂肪层内界限清楚的结节，有程度不等的血管内皮细胞增生
- 增生的血管主要分布于肿瘤组织的周边或局限于某一区域，个别病例血管增生占主要组分。增生的血管为毛细血管，常见微血栓现象

诊断要点

- 脂肪瘤和血管脂肪瘤多依据临床特征和超声检查进行诊断
- 对于单发的直径较大、生长迅速的肿瘤应该行病理检查确诊
- 脂肪瘤是单一的脂肪细胞增生
- 血管脂肪瘤同时合并有脂肪细胞和血管内皮细胞的增生

46.1 脂肪瘤

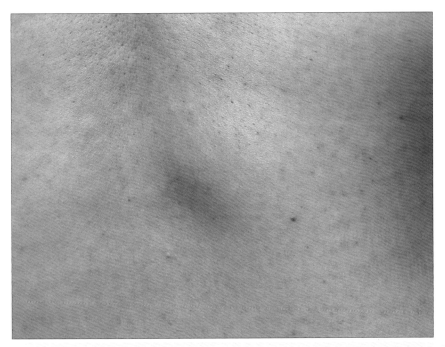

A. 发生在后背的质地柔软的皮下结节

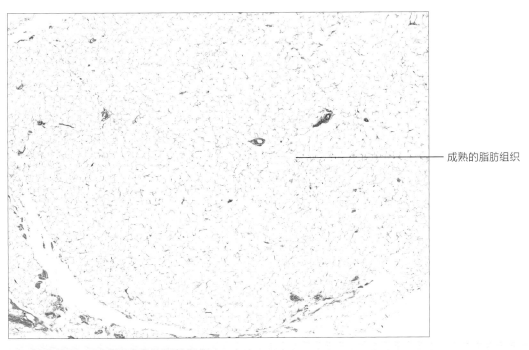

成熟的脂肪组织

B. 低倍镜显示剥离的成熟的脂肪组织

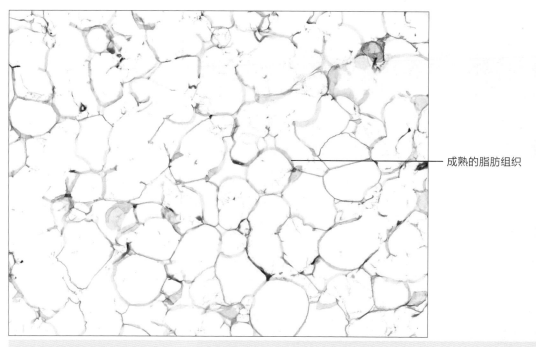

成熟的脂肪组织

C. 中倍镜显示成熟的脂肪组织

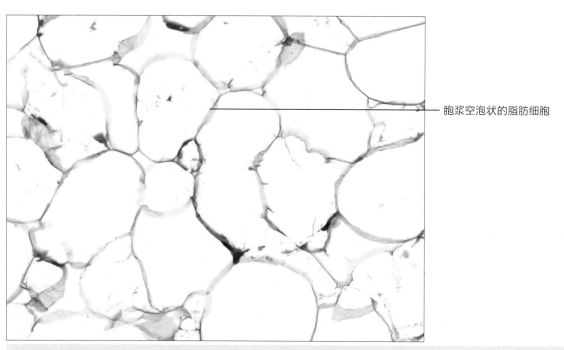

胞浆空泡状的脂肪细胞

D. 高倍镜显示胞浆空泡状的脂肪细胞，难以见到脂肪细胞的细胞核

临床与病理的联系

脂肪瘤为成熟的脂肪细胞增生，因此在临床上表现为质地柔软的肿瘤结节，多数情况下依据临床和超声检查可以确诊，对于单发的直径较大的肿瘤，最好是手术切除后行病理检查，以明确诊断。

46.2　血管脂肪瘤

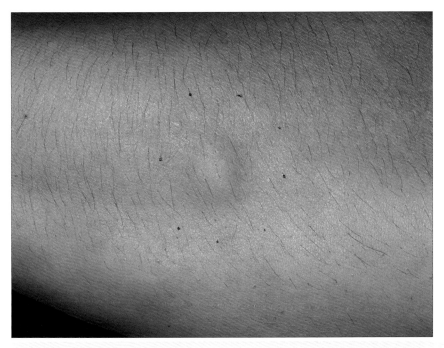

A. 发生于上肢的局限性皮下结节

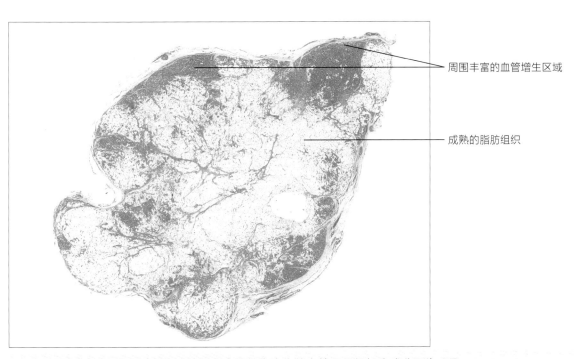

周围丰富的血管增生区域

成熟的脂肪组织

B. 低倍镜显示剥离的脂肪组织，局部因含有较为丰富的血管而显得细胞成分更为明显

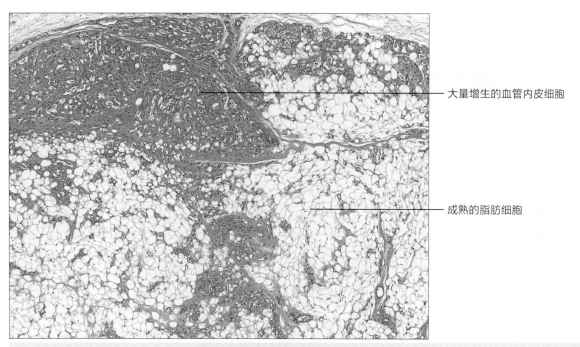

C. 中倍镜显示大量增生的血管内皮细胞与成熟的脂肪细胞混合增生，增生的血管内皮细胞多位于脂肪小叶的周边

大量增生的血管内皮细胞

成熟的脂肪细胞

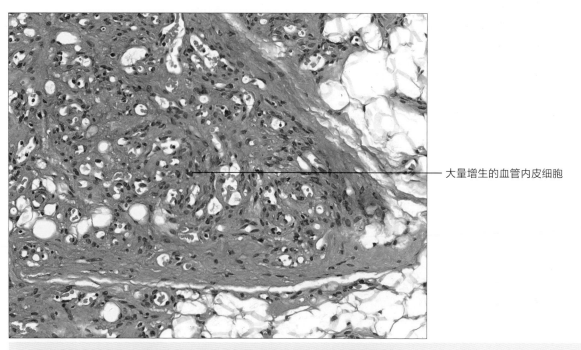

D. 高倍镜显示视野内大量增生的血管内皮细胞及混合增生的成熟脂肪细胞

大量增生的血管内皮细胞

临床与病理的联系

　　血管脂肪瘤通常表现为血管内皮细胞和脂肪细胞的混合增生，在不同的病例甚至同一病例的不同视野，血管增生的程度不一，个别的病例甚至以血管内皮细胞增生为主，仅在少数视野保留有脂肪细胞，这类病例容易误诊为血管瘤。

47 黄色肉芽肿
（Xanthogranuloma）

临床特点

- 最常见的非朗格汉斯细胞组织细胞增生症
- 可发生于儿童和成年人，好发于头面部
- 表现为单发或多发的黄色、红色、褐色的丘疹或结节
- 部分黄色肉芽肿有系统性损害，如眼部、垂体、肝脏等部位的累及

病理特点

- 常表现为真皮内界限清楚的肿瘤，不侵犯表皮，常因挤压而致表皮萎缩
- 表现为多形性组织细胞为主的增生，包括单核组织细胞、泡沫样组织细胞、多核巨细胞、多核泡沫样组织细胞、梭形细胞等
- 可伴有其他炎症细胞浸润，如淋巴细胞、嗜酸性粒细胞等
- 不同的病期增生的细胞形态有较大差异。早期以小的上皮样组织细胞为主，成熟期以多核组织细胞、泡沫样细胞、Touton 巨细胞为主，晚期以梭形、纤维化的组织细胞为主
- 组织细胞表达 CD68 标记，CD1a 和 S100 阴性

诊断要点

- 以多形性组织细胞为主的良性增生性病变
- 黄色肉芽肿的组织细胞无亲表皮性，区别于朗格汉斯细胞组织细胞增生症
- 黄色肉芽肿以混合性组织细胞增生为主，黄瘤病以单一的泡沫样组织细胞增生为主
- 结合临床特征容易得出相对特异性的诊断

47.1 黄色肉芽肿，典型病变

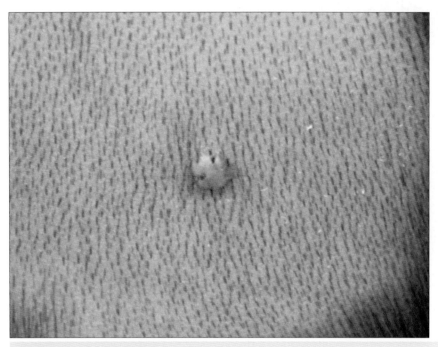

A. 发生在儿童头皮的黄色丘疹

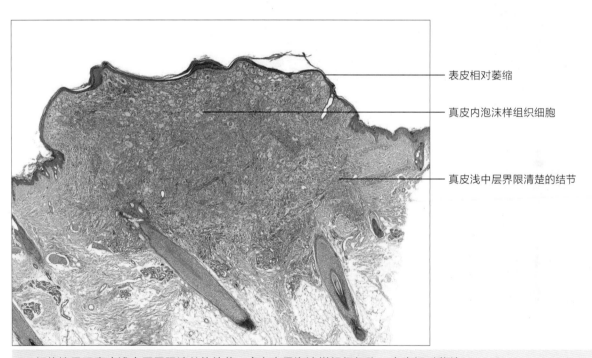

表皮相对萎缩

真皮内泡沫样组织细胞

真皮浅中层界限清楚的结节

B. 低倍镜显示真皮浅中层界限清楚的结节，含有大量泡沫样组织细胞，表皮相对萎缩

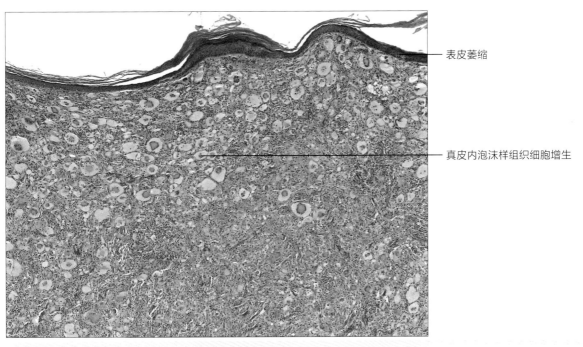

表皮萎缩

真皮内泡沫样组织细胞增生

C. 中倍镜显示表皮萎缩，真皮内泡沫样组织细胞增生

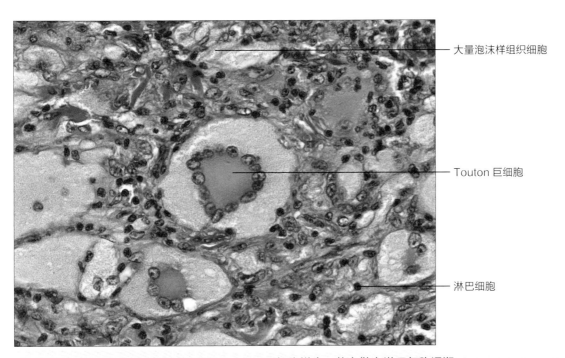

大量泡沫样组织细胞

Touton 巨细胞

淋巴细胞

D. 高倍镜显示大量泡沫样组织细胞和 Touton 巨细胞增生，伴有散在淋巴细胞浸润

临床与病理的联系

　　典型黄色肉芽肿表现为黄红色丘疹或结节，黄红色的产生与大量含脂质的泡沫样组织细胞增生相关。黄色肉芽肿常表现为边界清楚的结节性增生，以多形性组织细胞增生为主，区别于黄瘤病以血管为中心的单一泡沫状组织细胞增生。

47.2 黄色肉芽肿，梭形细胞增生为主

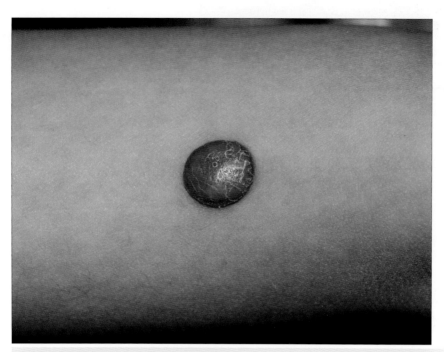

A. 发生在成年人上肢的外生性褐黄色结节

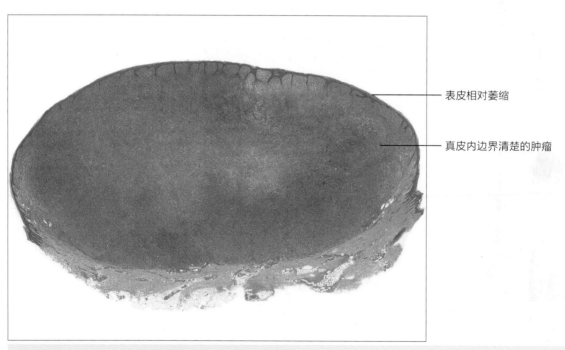

表皮相对萎缩

真皮内边界清楚的肿瘤

B. 低倍镜显示真皮内边界清楚的肿瘤，表皮相对萎缩

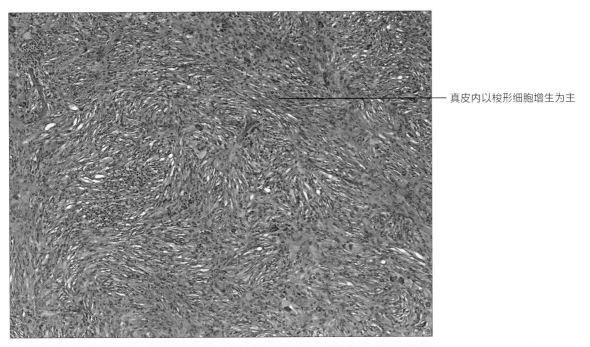

真皮内以梭形细胞增生为主

C. 中倍镜显示真皮内以梭形细胞增生为主，有少量上皮样细胞增生

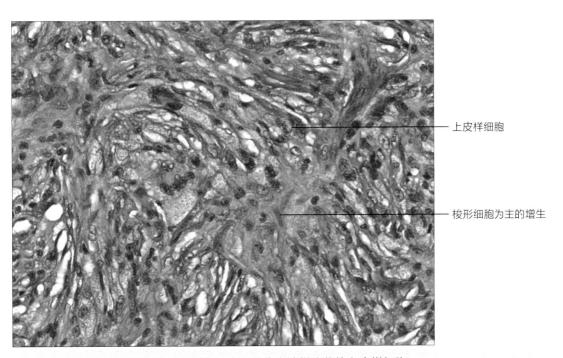

上皮样细胞

梭形细胞为主的增生

D. 高倍镜显示以梭形细胞为主的增生，有少数含泡沫样胞浆的上皮样细胞

临床与病理的联系

梭形细胞增生为主的黄色肉芽肿表现为丘疹或结节。病理上往往以梭形细胞增生为主，夹杂有少量泡沫样组织细胞增生，文献中称为梭形细胞黄色肉芽肿。主要是与皮肤纤维瘤鉴别，后者也可出现泡沫状组织细胞，皮肤纤维瘤常伴有表皮反应性增生和胶原的硬化现象。

48 色素痣
(Melanocytic Nevus)

临床特点

- 一组良性黑素细胞增生性疾病，可以是先天或后天发生，直径为数毫米至数十厘米
- 多数色素痣具有一定的共性，如直径较小、颜色均一、边界清晰、对称性良好，但很多巨痣或先天性色素痣不符合这一标准
- 特殊类型的色素痣包括 Spitz 痣、蓝痣、晕痣，发生在特殊解剖部位如肢端、甲、黏膜的色素痣等
- Spitz 痣可表现为红色、红褐色或黑色丘疹、结节
- 蓝痣可表现为蓝黑色丘疹或结节
- 色素痣具有较小的恶变风险，其中面积巨大的先天性巨痣恶变风险略高一些

病理特点

- 增生的黑素细胞可位于表皮、真皮或二者均有，分别称为交界痣、皮内痣和混合痣
- 色素痣多具有良好的对称性，表皮内的痣细胞界限清楚、聚集成巢或呈均匀分布
- 皮内痣和混合痣的黑素细胞多具有成熟现象，如真皮浅部黑素细胞成巢，细胞体积大，含有色素，而深部的黑素细胞呈单个分布，细胞体积小，无色素
- Spitz 痣以梭形细胞或大的上皮样黑素细胞增生为主要特征
- 蓝痣表现为真皮内富含色素的长梭形或椭圆形的黑素细胞增生
- 色素痣增生的黑素细胞无异型性和核分裂象
- 免疫组化染色提示 Ki67 低增殖指数，HMB45 仅表皮内黑素细胞阳性，真皮黑素细胞阴性，PRAME 多阴性

诊断要点

- 临床上 ABCD 标准（对称性、边界、颜色、直径）可以对色素痣和黑素瘤进行初步区分
- 色素痣病理上通常对称性良好，痣细胞形态温和，具有黑素细胞成熟现象
- 免疫组化特征有助于鉴别

48.1 交界痣

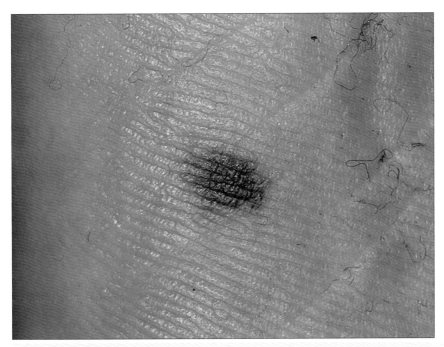

A. 发生在足底的黑褐色扁平斑疹

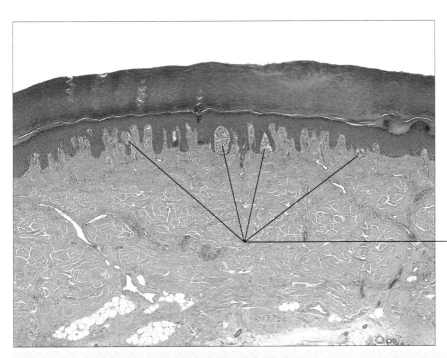

表皮内增生的黑素细胞巢

B. 低倍镜显示表皮内增生的黑素细胞巢，范围较局限

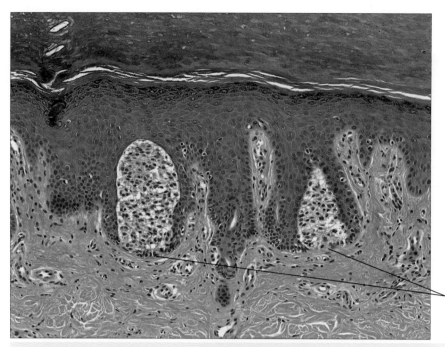

边界清楚的位于表皮近基底层的黑素细胞巢

C. 中倍镜显示边界清楚的位于表皮近基底层的黑素细胞巢

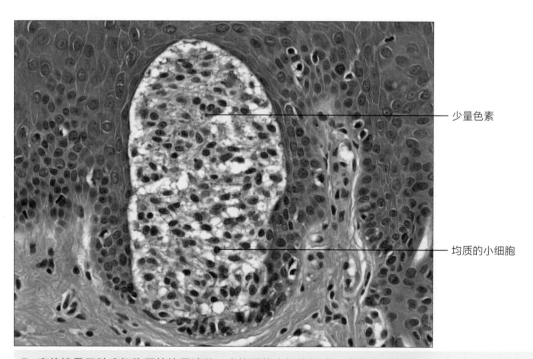

少量色素

均质的小细胞

D. 高倍镜显示肿瘤细胞团块边界清楚，由均质的小细胞组成，含有少量色素

临床与病理的联系

交界痣通常是直径较小的扁平丘疹，可发生在任何部位，肢端比较常见。交界痣增生的黑素细胞局限于表皮内，可以形成明显的细胞巢。一些早期病变或小的皮疹可以表现为单个黑素细胞的增生，没有明显的黑素细胞巢，但增生的黑素细胞通常范围较小，分布均一，没有 Paget 样分布。

48.2 混合痣

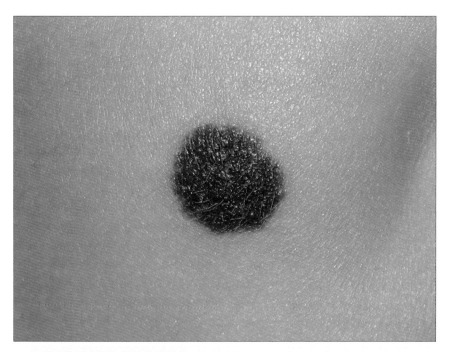

A. 面部边界清楚的黑色扁平斑块

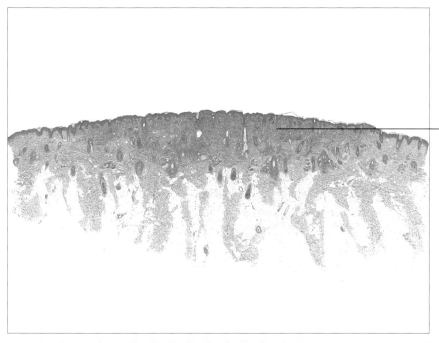

真皮浅中层部位的边界清楚的
增生性病变

B. 低倍镜显示主要位于真皮浅中层部位的增生性病变

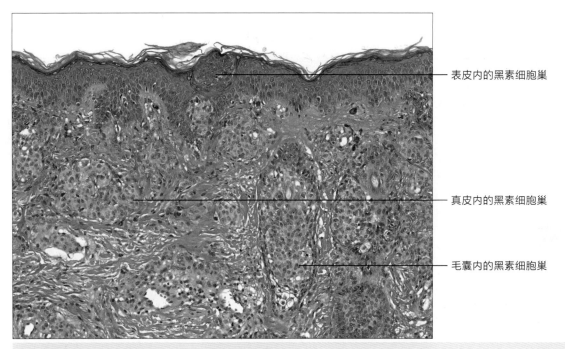

表皮内的黑素细胞巢

真皮内的黑素细胞巢

毛囊内的黑素细胞巢

C. 中倍镜显示发生在表皮和真皮内的成巢的黑素细胞

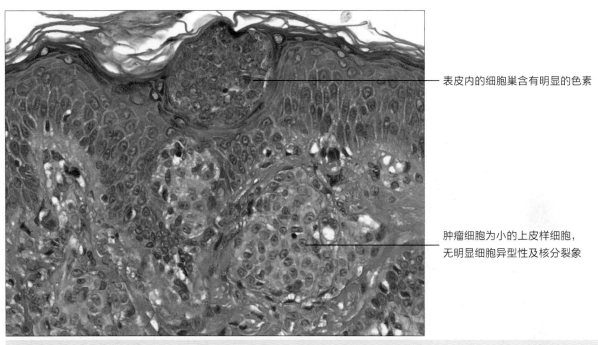

表皮内的细胞巢含有明显的色素

肿瘤细胞为小的上皮样细胞，无明显细胞异型性及核分裂象

D. 高倍镜显示表皮和真皮内均有明显的黑素细胞巢，其中位于表皮内的细胞巢含有明显的色素，肿瘤细胞为小的上皮样细胞，无明显细胞异型性和核分裂象

临床与病理的联系

　　混合痣可以表现为斑片、斑块或丘疹，病理上表皮和真皮均受到累及，其中表皮内可以形成明显的黑素细胞巢，而真皮内的表现则和皮内痣一致，具有黑素细胞成熟现象，增生的黑素细胞无异型性和核分裂象。

48.3　皮内痣

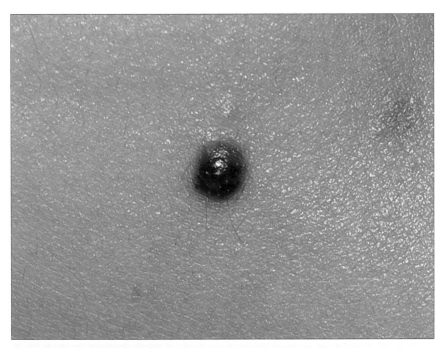

A. 面部边界清楚的褐色丘疹

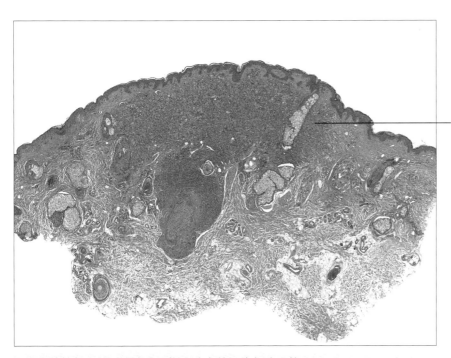

真皮内呈楔形分布的黑素细胞团块

B. 低倍镜显示位于真皮内呈楔形分布的黑素细胞团块

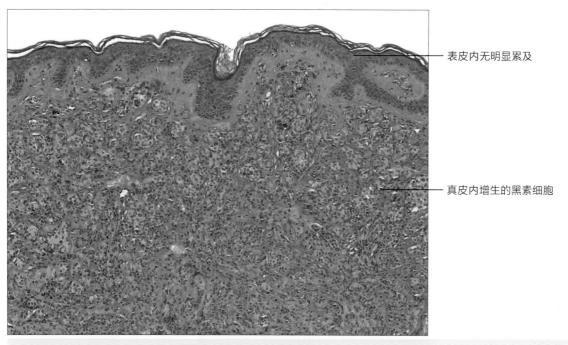

表皮内无明显累及

真皮内增生的黑素细胞

C. 中倍镜显示真皮内增生的黑素细胞，表皮内无明显累及

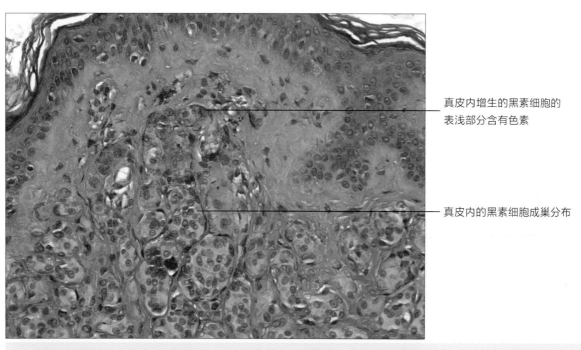

真皮内增生的黑素细胞的
表浅部分含有色素

真皮内的黑素细胞成巢分布

D. 高倍镜显示真皮内成巢的黑素细胞，其中表浅部分含有色素，增生的黑素细胞无明显的细胞异型性和核分裂象

临床与病理的联系

　　皮内痣通常表现为丘疹、结节或斑块。病理上表现为真皮内黑素细胞增生，增生的黑素细胞范围相对局限，具有成熟现象，黑素细胞形态温和，无明显的异型性和核分裂象。

48.4 先天性巨痣

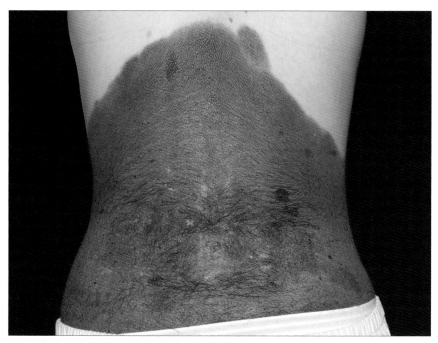

A. 先天发生的位于背部的巨大黑色斑片，表面多毛

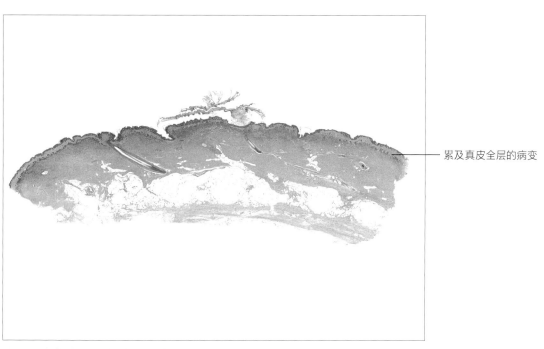

累及真皮全层的病变

B. 低倍镜显示累及真皮全层的病变

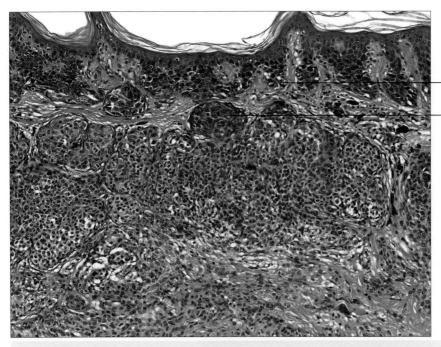

表皮内明显的黑素细胞增生，色素明显

真皮浅中层明显的黑素细胞增生，有明显的色素

C. 中倍镜显示真皮浅中层和表皮内明显的黑素细胞增生，有明显的色素

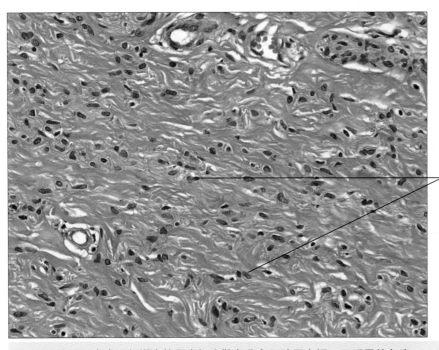

真皮深部增生的黑素细胞散在分布于胶原之间，无明显的色素

D. 高倍镜显示真皮深部增生的黑素细胞散在分布于胶原之间，无明显的色素

临床与病理的联系

先天性巨痣往往累及体表较大范围的皮肤，表现为斑片或斑块，部分病例在大皮疹周围有散在的小斑片或斑块。先天性巨痣在病理上往往表现为混合痣或皮内痣，具有成熟现象，细胞无增生活跃，无细胞异型性和核分裂象。部分先天性巨痣具有向神经分化的特点，深部痣细胞形态类似施万细胞。

48.5 Spitz 痣

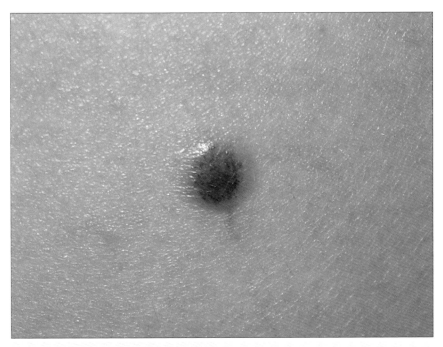

A. 发生在面部的边界清楚的红褐色丘疹

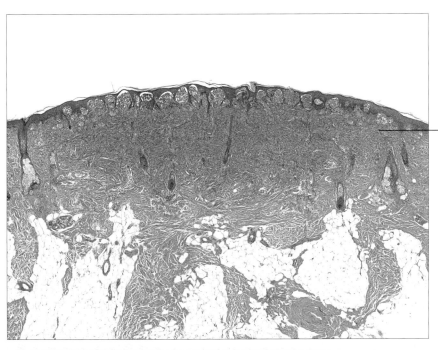

表皮和真皮浅中层的边界清楚的楔形病变

B. 低倍镜显示累及表皮和真皮浅中层的边界清楚的楔形病变

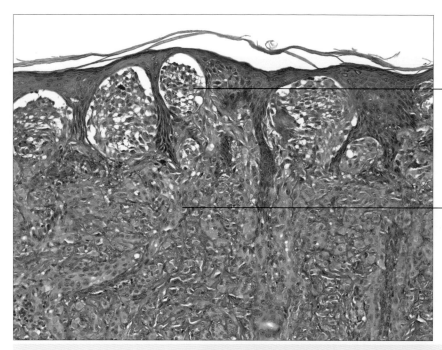

表皮内上皮样细胞增生，形成明显的黑素细胞巢

真皮浅中层明显的上皮样细胞增生

C. 中倍镜显示真皮浅中层和表皮内明显的上皮样细胞增生，表皮内形成明显的黑素细胞巢

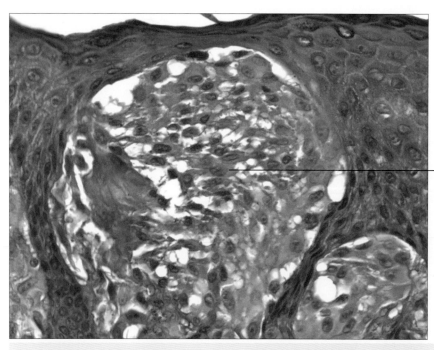

肿瘤细胞为上皮样细胞，含有丰富的胞浆和少量色素

D. 高倍镜显示上皮样肿瘤细胞增生，有丰富的胞浆和明显的细胞核，无明显细胞异型性和核分裂象

临床与病理的联系

　　Spitz 痣可以表现为红色、红褐色或黑色斑疹、丘疹或结节。病理可以是交界痣、混合痣或皮内痣。肿瘤细胞为体积较大的上皮样或梭形黑素细胞，可形成明显的痣细胞巢。Spitz 痣具有良性黑素细胞肿瘤的基本特点，如边界清楚、对称性良好、具有成熟现象等。

48.6　蓝痣

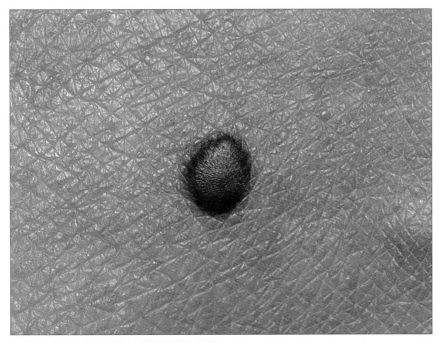

A. 发生于足背的边界清楚的深黑色丘疹

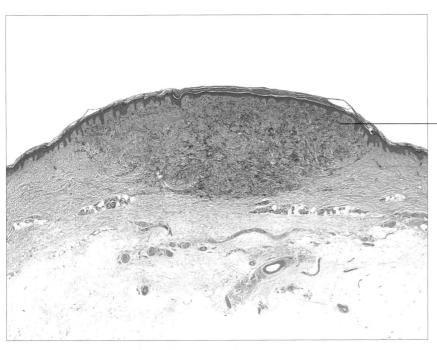

真皮浅中层边界清楚、
富含色素的病变

B. 低倍镜显示发生于真皮浅中层的黑素细胞增生，边界清楚，色素明显

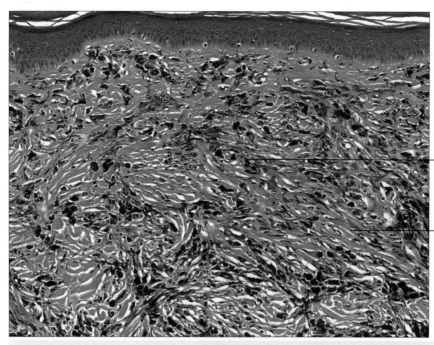

真皮内散在的含有明显色素的黑素细胞增生

胶原轻微硬化

C. 中倍镜显示真皮内含有明显色素的黑素细胞增生，伴有胶原的轻微硬化

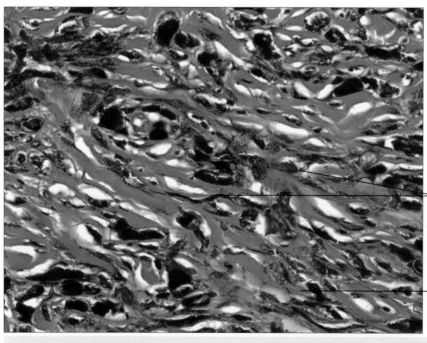

真皮胶原间散在的长条状至上皮样富含色素的黑素细胞

胶原有轻微的硬化现象

D. 高倍镜显示真皮胶原间散在的长条状至上皮样富含色素的黑素细胞，周围胶原有轻微的硬化现象

临床与病理的联系

　　蓝痣常表现为蓝黑色丘疹、结节，边界清楚。病理上常表现为皮内痣，通常边界清楚，肿瘤细胞富含色素，散布于胶原之间，不形成明显的黑素细胞巢。肿瘤细胞形态为梭形或长条状，因色素丰富，常难以观察细胞形态。

49 黑素瘤
(Melanoma)

临床特点

- 多发生于皮肤，也可见于黏膜（如鼻腔、眼、生殖器、肠道）等部位
- 多数单独发生，少数由色素痣恶变所致
- 常见的类型包括恶性雀斑样痣、浅表扩散型黑素瘤、肢端黑素瘤、黏膜黑素瘤等
- 多数黑素瘤形态不对称，边界不规则，颜色不均一，直径大于 6 毫米
- 浸润性黑素瘤可形成溃疡、结节或肿瘤
- 少数皮疹为无色素性改变
- 后期可发生局部、淋巴结或全身其他部位转移

病理特点

- 通常分为原位黑素瘤（仅累及表皮和黏膜上皮）和浸润性黑素瘤（浸润至真皮）
- 原位黑素瘤表现为上皮内黑素细胞增生，早期以散在单个细胞增生为主，有 Paget 样分布，在此基础上可形成表皮内大小不一的肿瘤团块
- 浸润性黑素瘤除了表皮内病变之外，侵犯真皮或皮下，形成浸润性生长的肿瘤团块
- 肿瘤细胞可侵犯毛囊、汗腺等附属器，部分可侵犯血管、神经
- 黑素瘤的肿瘤细胞多具有异型性和核分裂象，但也有病例此现象不明显
- 多数病例肿瘤细胞具有高增殖指数，HMB45 和 PRAME 多为阳性

诊断要点

- 胶原嗜碱性变的基础上出现的黑素细胞增生性病变需警惕黑素瘤的可能
- 黑素瘤的表皮和黏膜上皮可出现局部萎缩，或增生与萎缩相交替，可作为诊断线索
- 黑素瘤病理上不对称，表皮和黏膜上皮内瘤细胞具有 Paget 样分布
- 黑素瘤肿瘤细胞具有明显的细胞异型性和核分裂象
- 肿瘤细胞多具有高增殖指数，HMB45 和 PRAME 多为阳性

49.1 面部原位黑素瘤，恶性雀斑样痣

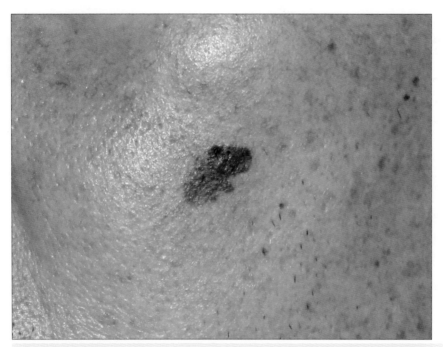

A. 发生在面部的褐色斑片，边界不规则，颜色不均一

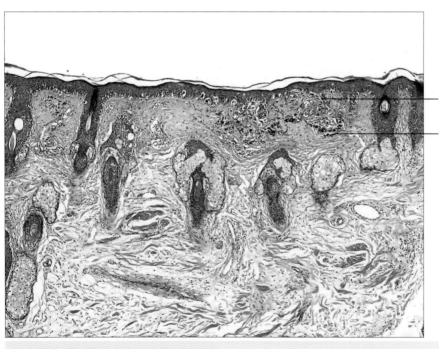

累及表皮的黑素细胞增生

噬黑素细胞

B. 低倍镜显示累及表皮的黑素细胞增生

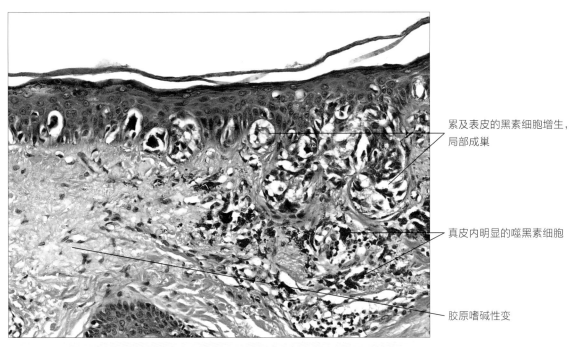

累及表皮的黑素细胞增生，局部成巢

真皮内明显的噬黑素细胞

胶原嗜碱性变

C. 中倍镜显示表皮内异常增生的黑素细胞，部分成巢，真皮内有明显的噬黑素细胞

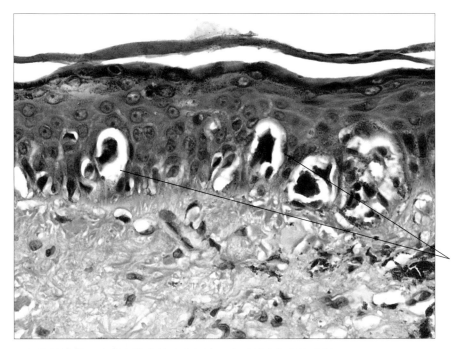

表皮内肿瘤细胞有明显的异型性

D. 高倍镜显示表皮内增生的黑素细胞，有明显的细胞异型性

临床与病理的联系

　　恶性雀斑样痣常表现为老年人面部缓慢增大的斑片，颜色不均一，边界不规则。病理表现为表皮内黑素细胞增生，早期阶段增生的黑素细胞往往以单个黑素细胞为主，后期可形成大小不一的黑素细胞巢，部分早期病例肿瘤细胞的异型性不明显。累及毛囊、皮脂腺是面部黑素瘤的重要诊断线索，真皮内胶原嗜碱性变也具有重要提示作用。

49.2　面部浸润性黑素瘤

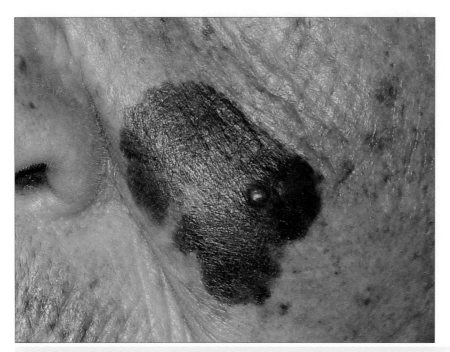

A. 面部不规则黑褐色斑片，局部隆起形成斑块

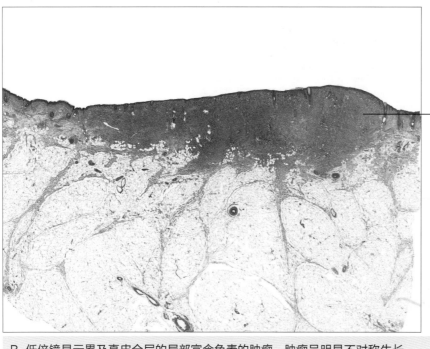

病变累及真皮全层，
肿瘤呈明显的不对称生长

B. 低倍镜显示累及真皮全层的局部富含色素的肿瘤，肿瘤呈明显不对称生长

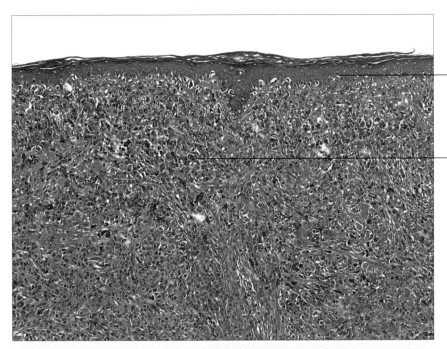

表皮内散在的黑素细胞增生

真皮内明显的富含色素的
黑素细胞增生

C. 中倍镜显示表皮和真皮层有明显的富含色素的黑素细胞增生

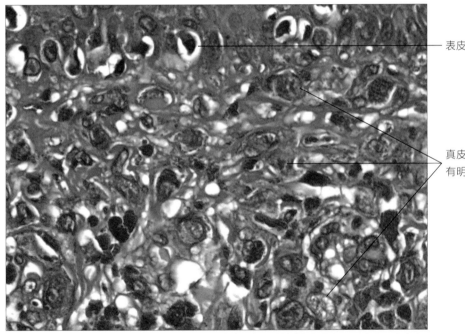

表皮内富于色素的上皮样黑素细胞

真皮内富于色素的上皮样黑素细胞，
有明显的异型性

D. 高倍镜显示表皮和真皮内富含色素的上皮样黑素细胞，细胞有明显的异型性

临床与病理的联系

　　本病例展示了面部原位黑素瘤（恶性雀斑样痣）进展为浸润性黑素瘤，浸润性黑素瘤部分临床表现为隆起的丘疹或斑块。病理表现为位于表皮和真皮浅层的肿瘤，高倍镜可见上皮样肿瘤细胞，细胞核/细胞浆比例明显增大，肿瘤细胞有明显的异型性。

49.3 肢端原位黑素瘤

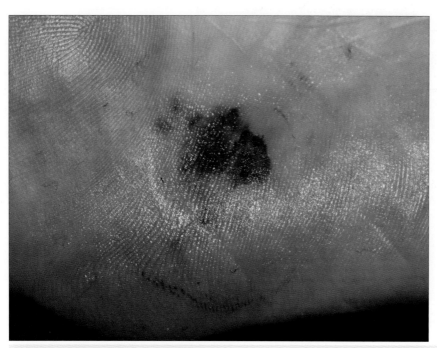

A. 发生在足底的边界不规则的黑色斑片

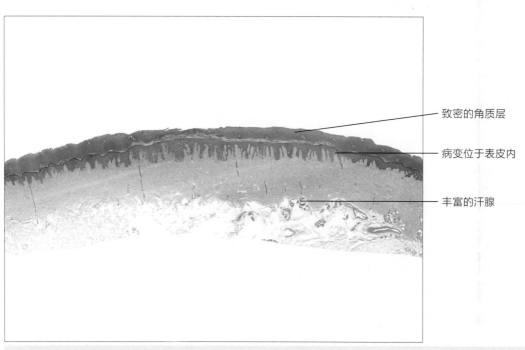

致密的角质层

病变位于表皮内

丰富的汗腺

B. 低倍镜显示发生在表皮内的病变，可见致密的角质层和丰富的汗腺，提示为掌跖部位皮肤

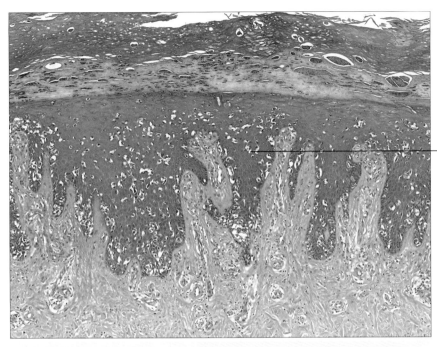

表皮内散在的黑素细胞增生，形成明显的 Paget 样分布模式

C. 中倍镜显示表皮内散在的黑素细胞增生，形成明显的 Paget 样分布模式

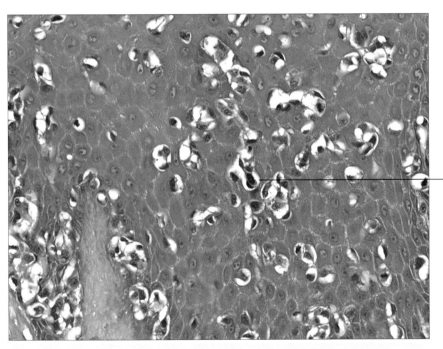

增生的黑素细胞在表皮全层散在分布，核周有明显的空晕，细胞核深染

D. 高倍镜显示增生的黑素细胞在表皮全层散在分布，核周有明显的空晕

临床与病理的联系

肢端黑素瘤是中国人最高发的黑素瘤类型。肢端原位黑素瘤表现为边界不规则的黑色斑片，病理上表现为表皮内黑素细胞增生，形成 Paget 样分布，这是肢端原位黑素瘤较为明显的特征。部分早期黑素瘤细胞异型性和核分裂象并不明显。

49.4 肢端浸润性黑素瘤

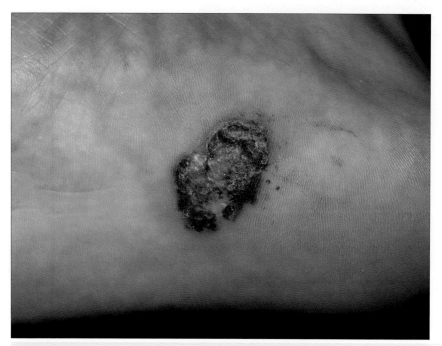

A. 发生在足底的边界不规则、颜色不均一的斑块，表面有溃疡

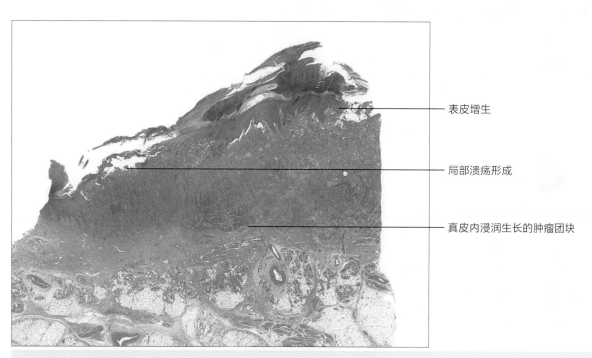

表皮增生

局部溃疡形成

真皮内浸润生长的肿瘤团块

B. 低倍镜显示表皮增生与萎缩相交替，局部溃疡形成，真皮内片状肿瘤细胞增生

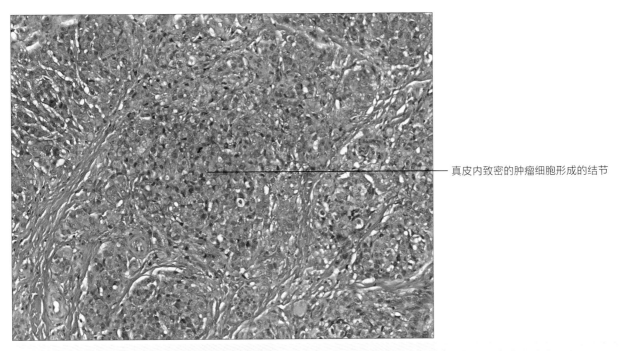

C. 中倍镜显示真皮内致密的肿瘤细胞形成的结节

真皮内致密的肿瘤细胞形成的结节

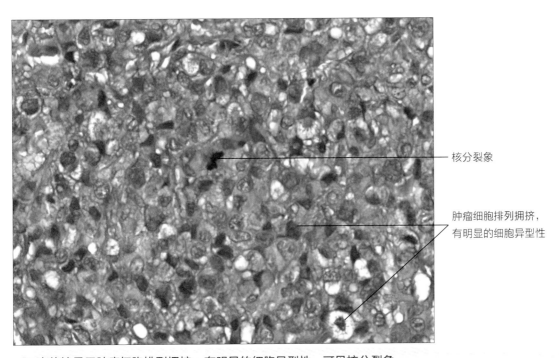

核分裂象

肿瘤细胞排列拥挤，
有明显的细胞异型性

D. 高倍镜显示肿瘤细胞排列拥挤，有明显的细胞异型性，可见核分裂象

临床与病理的联系

　　肢端浸润性黑素瘤往往表现为结节、斑块，可出现溃疡。病理上可见到表皮增生与萎缩相交替的现象。肿瘤细胞往往在真皮内形成大小不一的结节，细胞排列拥挤，缺乏成熟现象，有明显的细胞异型性。黑素瘤可不出现明显的色素，此时结合临床特征或免疫组化结果容易确诊。

49.5 黏膜原位黑素瘤

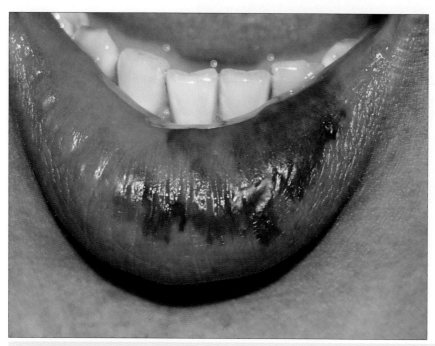

A. 下唇部位边界不规则、颜色不均一的直径约 4 cm 的黑色斑片

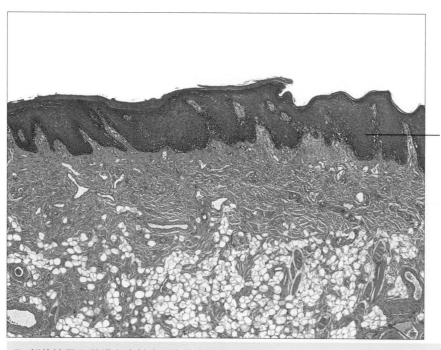

黏膜上皮基底层有较多黑素细胞增生

B. 低倍镜显示黏膜上皮基底层有较多黑素细胞增生

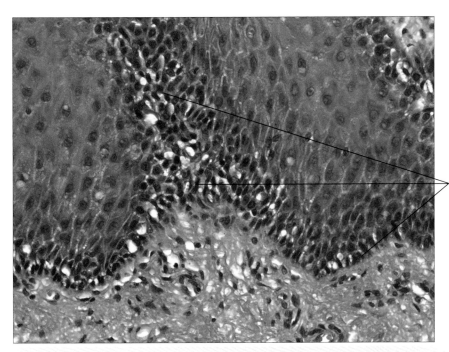

C. 高倍镜显示黏膜上皮基底层较多散在的黑素细胞增生，细胞异型性不明显

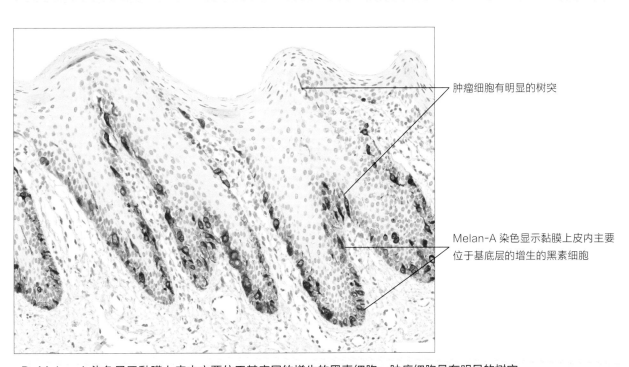

D. Melan-A 染色显示黏膜上皮内主要位于基底层的增生的黑素细胞，肿瘤细胞具有明显的树突

临床与病理的联系

　　本病例展示了黏膜的原位黑素瘤，皮疹直径较大，颜色和边界均不规则。病理与发生在其他部位的原位黑素瘤类似，表现为黑素细胞数量明显增多，以散在细胞增生为主，不形成明显细胞巢。早期原位黑素瘤可以没有明显的 Paget 样分布，仅表现为基底层为主的散在黑素细胞增生，免疫组化染色如 Melan-A 有助于显示表皮或黏膜上皮内黑素细胞的分布。

49.6 躯干浸润性黑素瘤

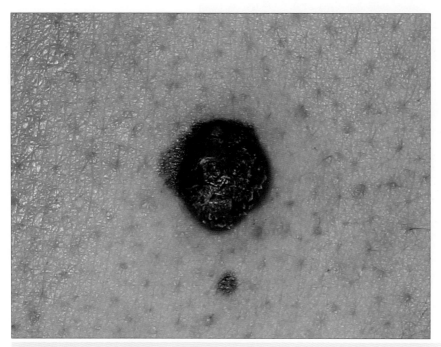

A. 发生在背部的黑色斑块，形态不规则，颜色不均一

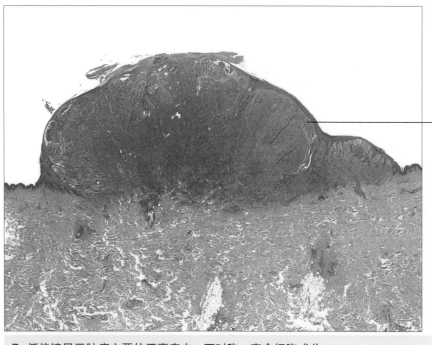

肿瘤主要位于真皮内，不对称

B. 低倍镜显示肿瘤主要位于真皮内，不对称，富含细胞成分

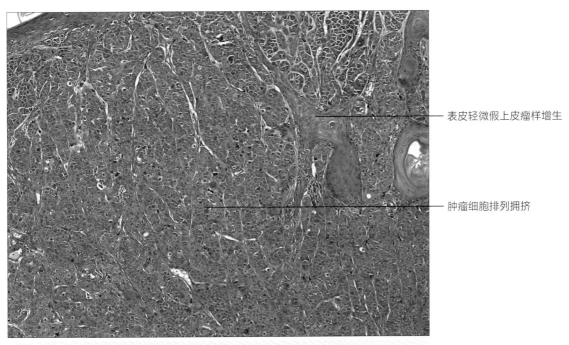

表皮轻微假上皮瘤样增生

肿瘤细胞排列拥挤

C. 中倍镜显示致密的肿瘤细胞，伴有局部轻微的表皮假上皮瘤样增生

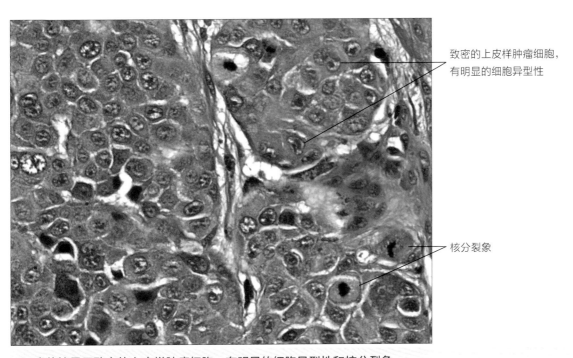

致密的上皮样肿瘤细胞，
有明显的细胞异型性

核分裂象

D. 高倍镜显示致密的上皮样肿瘤细胞，有明显的细胞异型性和核分裂象

临床与病理的联系

　　躯干部位黑素瘤通常被称为浅表扩散型黑素瘤，可以是原位黑素瘤或浸润性黑素瘤。本病例展示了浸润性黑素瘤，临床表现为颜色不均一的黑色斑块，病理表现为真皮为主的黑素细胞增生，低倍镜下缺乏对称性和成熟现象，增生的黑素细胞排列拥挤，有明显的异型性和核分裂象。

50 蕈样肉芽肿
（Mycosis Fungoides）

- 多发生于成年人，好发于非曝光部位，通常分为斑片期、斑块期和肿瘤期
- 斑片期蕈样肉芽肿通常发生于大腿内侧、臀部、上肢内侧等非曝光部位，表现为长期持续存在的斑片，有时可表现为色素增加或色素减退性斑片，部分皮疹表面皱缩形成羊皮纸样外观
- 斑块期蕈样肉芽肿通常由斑片期皮疹发展而来，表现为皮疹增厚，突出皮面
- 肿瘤期皮疹表现为单个或多发的结节性改变，隆起于皮面，表面可继发溃疡
- 肿瘤期往往表现为斑片、斑块和肿瘤期皮疹共存的现象
- 亲毛囊型蕈样肉芽肿多发生于头面部，表现为局限性毛发缺失或形成多发粟丘疹样皮疹
- 罕见类型包括肉芽肿性蕈样肉芽肿、肉芽肿性皮肤松弛症和 Paget 样网状细胞增生症等

病理特点

- 斑片期和斑块期皮疹往往具有亲表皮性，表现为表皮内或基底膜带部位分布的淋巴细胞，同时缺乏明显的海绵水肿，少数病例可形成表皮内局灶性淋巴细胞聚集，即 Pautrier 微脓疡
- 斑块期皮疹同时伴有真皮浅中层的肿瘤细胞浸润，有时肿瘤细胞体积略增大
- 肿瘤期皮疹多数亲表皮性不明显，表现为真皮全层甚至皮下脂肪的片状肿瘤细胞浸润，可伴有肿瘤细胞体积增大
- 亲毛囊型蕈样肉芽肿表现为毛囊黏蛋白沉积，伴有毛囊周围和毛囊上皮内淋巴细胞浸润
- 肿瘤细胞通常表达 CD3，单一表达 CD4 或 CD8

诊断要点

- 早期的蕈样肉芽肿多具有亲表皮性，临床结合病理有助于诊断
- 免疫组化染色如 CD3 可更清晰地显示表皮内的肿瘤细胞。CD4 和 CD8 的单一表达，或者 CD5 和 CD7 的缺失往往提示为淋巴瘤
- TCR 基因重排有助于辅助诊断

50.1 蕈样肉芽肿斑片期，躯干

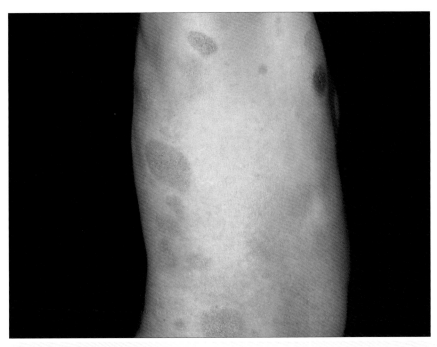

A. 躯干部位多发暗红色斑片

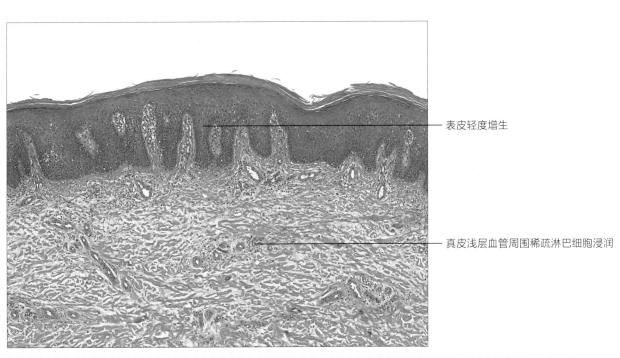

表皮轻度增生

真皮浅层血管周围稀疏淋巴细胞浸润

B. 低倍镜显示表皮轻度增生，表皮内有散在淋巴细胞浸润，真皮浅层血管周围稀疏淋巴细胞浸润

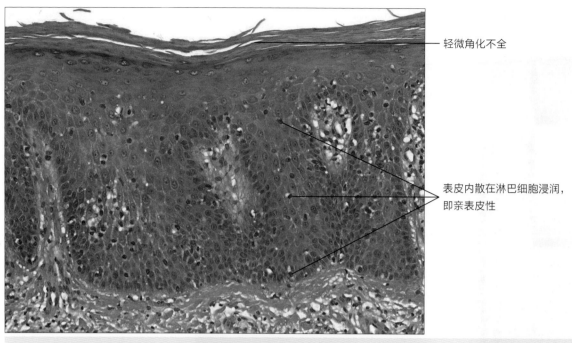

轻微角化不全

表皮内散在淋巴细胞浸润，
即亲表皮性

C. 中倍镜显示轻微的角化不全，表皮内有较多的散在淋巴细胞浸润，即亲表皮性

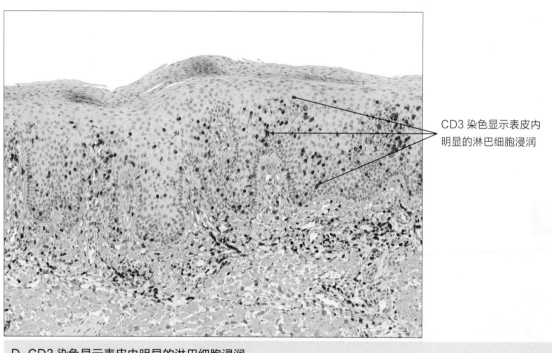

CD3 染色显示表皮内
明显的淋巴细胞浸润

D. CD3 染色显示表皮内明显的淋巴细胞浸润

临床与病理的联系

　　斑片期蕈样肉芽肿常表现为非曝光部位的斑片，皮疹常持续存在，表面略皱缩。病理上斑片期蕈样肉芽肿最显著的特征是亲表皮性，即表皮内或表皮的基底层有较多散在的淋巴细胞浸润，相应的海绵水肿并不明显。Pautrier 微脓疡在斑片期蕈样肉芽肿相对少见，不应作为诊断的必要条件。免疫组化如 CD3 染色往往能更清楚地显示淋巴细胞的亲表皮性。

50.2 蕈样肉芽肿斑片期，臀部

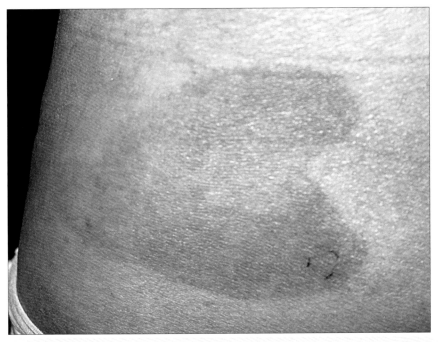

A. 发生于股臀部不规则红色斑片，直径为 7~8 cm

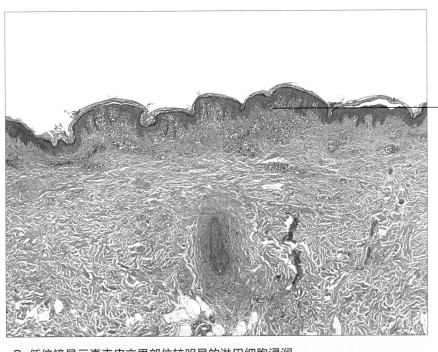

真表皮交界部位较明显的
淋巴细胞浸润

B. 低倍镜显示真表皮交界部位较明显的淋巴细胞浸润

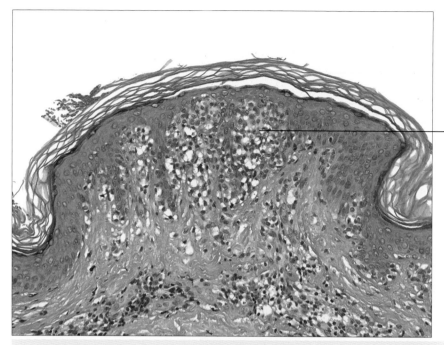

表皮内较多淋巴细胞浸润

C. 中倍镜显示表皮局部有较多的散在淋巴细胞浸润

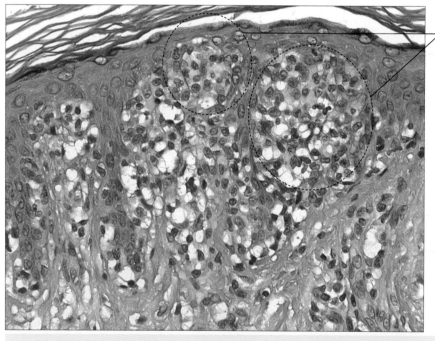

Pautrier 微脓疡，可见肿瘤细胞比正常淋巴细胞体积大

D. 高倍镜显示表皮内较多淋巴细胞的聚集，细胞体积比正常淋巴细胞大，即 Pautrier 微脓疡

临床与病理的联系

    本病例展示了一个典型的斑片期蕈样肉芽肿，既往类似的病例被称为大斑块型副银屑病。Ackerman 教授最早提出大斑块型副银屑病是早期蕈样肉芽肿，这一观点被学术界广泛接受。Ackerman 教授也曾提出小斑块型副银屑病（指状皮炎）也是早期蕈样肉芽肿，这一点在学术界仍存在争议，从临床随访看，仅有少数小斑块型副银屑病后期会发展成典型的蕈样肉芽肿。

50.3　蕈样肉芽肿斑块期

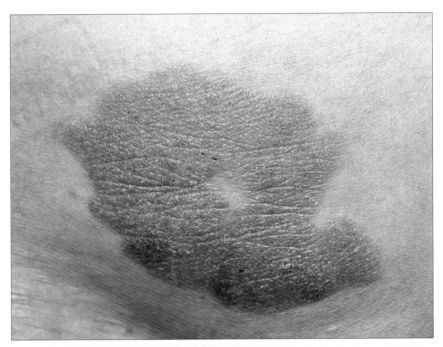

A. 下腹部不规则的红色斑块，表面有轻微鳞屑

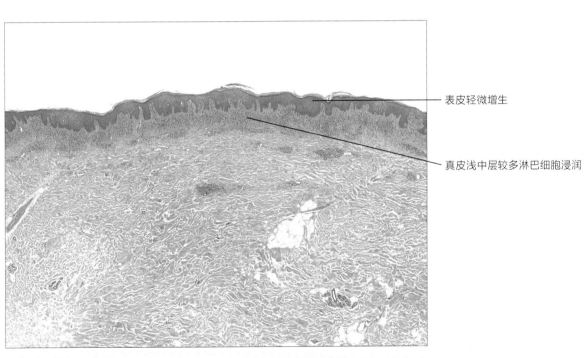

表皮轻微增生

真皮浅中层较多淋巴细胞浸润

B. 低倍镜显示表皮轻微增生，真皮浅中层有较多的淋巴细胞浸润

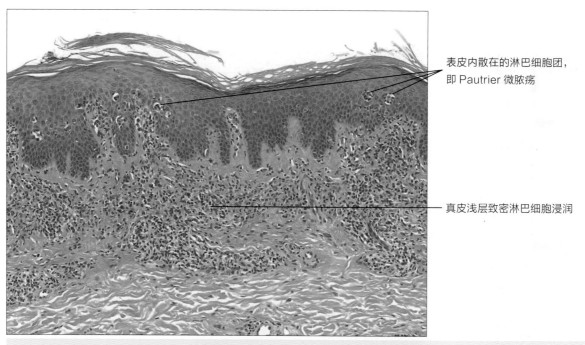

表皮内散在的淋巴细胞团，
即 Pautrier 微脓疡

真皮浅层致密淋巴细胞浸润

C. 中倍镜显示表皮内有散在的淋巴细胞团，同时真皮浅层有致密的淋巴细胞浸润

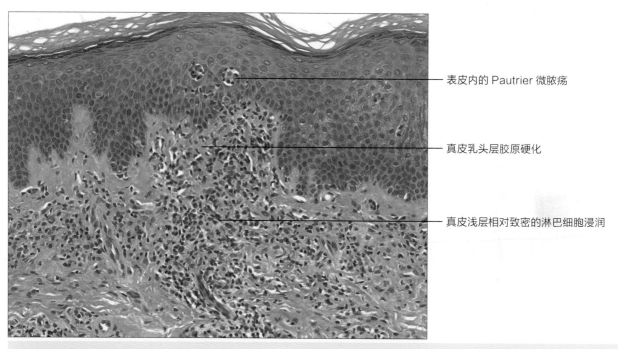

表皮内的 Pautrier 微脓疡

真皮乳头层胶原硬化

真皮浅层相对致密的淋巴细胞浸润

D. 高倍镜显示表皮内可见淋巴细胞浸润并形成 Pautrier 微脓疡，真皮浅层相对致密的淋巴细胞浸润

临床与病理的联系

斑块期蕈样肉芽肿往往在斑片的基础上发生，病理上斑块期蕈样肉芽肿往往表现为表皮和真皮浅中层均有肿瘤性淋巴细胞浸润。此时表皮内往往能观察到淋巴细胞亲表皮现象，同时真皮内也有相对较多的肿瘤性淋巴细胞。

50.4 蕈样肉芽肿肿瘤期

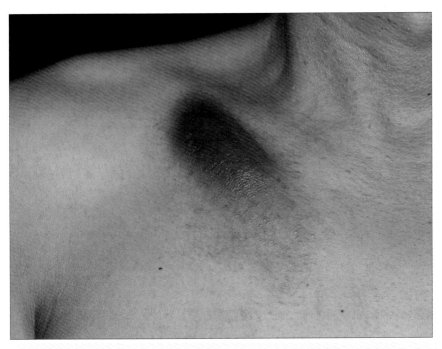

A. 前胸部位斑块基础上发生的肿瘤结节

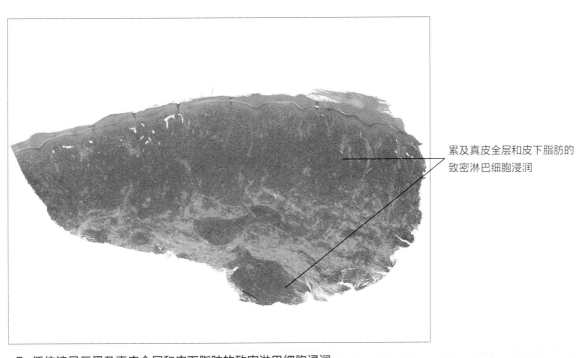

累及真皮全层和皮下脂肪的
致密淋巴细胞浸润

B. 低倍镜显示累及真皮全层和皮下脂肪的致密淋巴细胞浸润

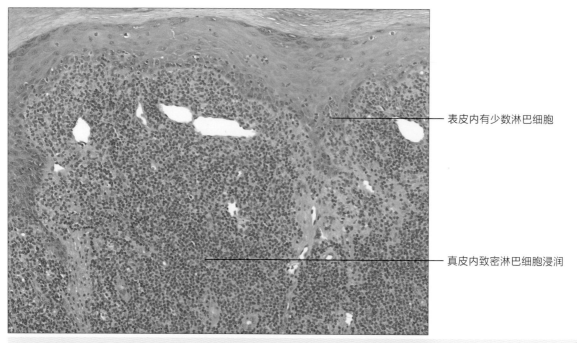

—— 表皮内有少数淋巴细胞

—— 真皮内致密淋巴细胞浸润

C. 中倍镜显示发生于真皮内致密淋巴细胞浸润，同时表皮内也有少数淋巴细胞

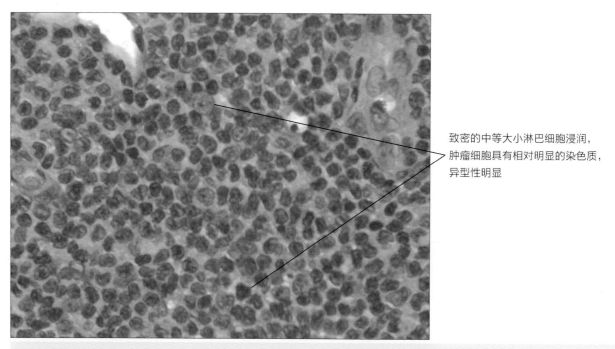

致密的中等大小淋巴细胞浸润，
肿瘤细胞具有相对明显的染色质，
异型性明显

D. 高倍镜显示致密的中等大小淋巴细胞浸润，肿瘤细胞染色质致密深染，有明显的细胞异型性

临床与病理的联系

　　肿瘤期蕈样肉芽肿临床表现为结节或肿瘤，病理上表现为累及真皮乃至皮下脂肪的肿瘤细胞浸润，肿瘤细胞可出现大细胞转化，甚至出现 CD30 的表达。结合临床特征往往容易明确诊断，而忽略临床特征则容易误诊为其他类型的淋巴瘤。